I0043214

XIIIᵉ CONGRÈS INTERNATIONAL DE MÉDECINE

———

PARIS-MÉDICAL

42973. — PARIS, IMPRIMERIE LAHURE

9, rue de Fleurus, 9

PARIS-MÉDICAL

ASSISTANCE ET ENSEIGNEMENT

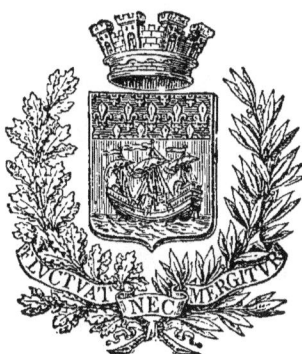

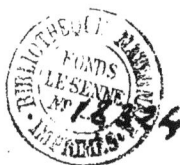

PARIS

MASSON ET Cⁱᵉ, ÉDITEURS

LIBRAIRES DE L'ACADÉMIE DE MÉDECINE

120, BOULEVARD SAINT-GERMAIN

—

1900

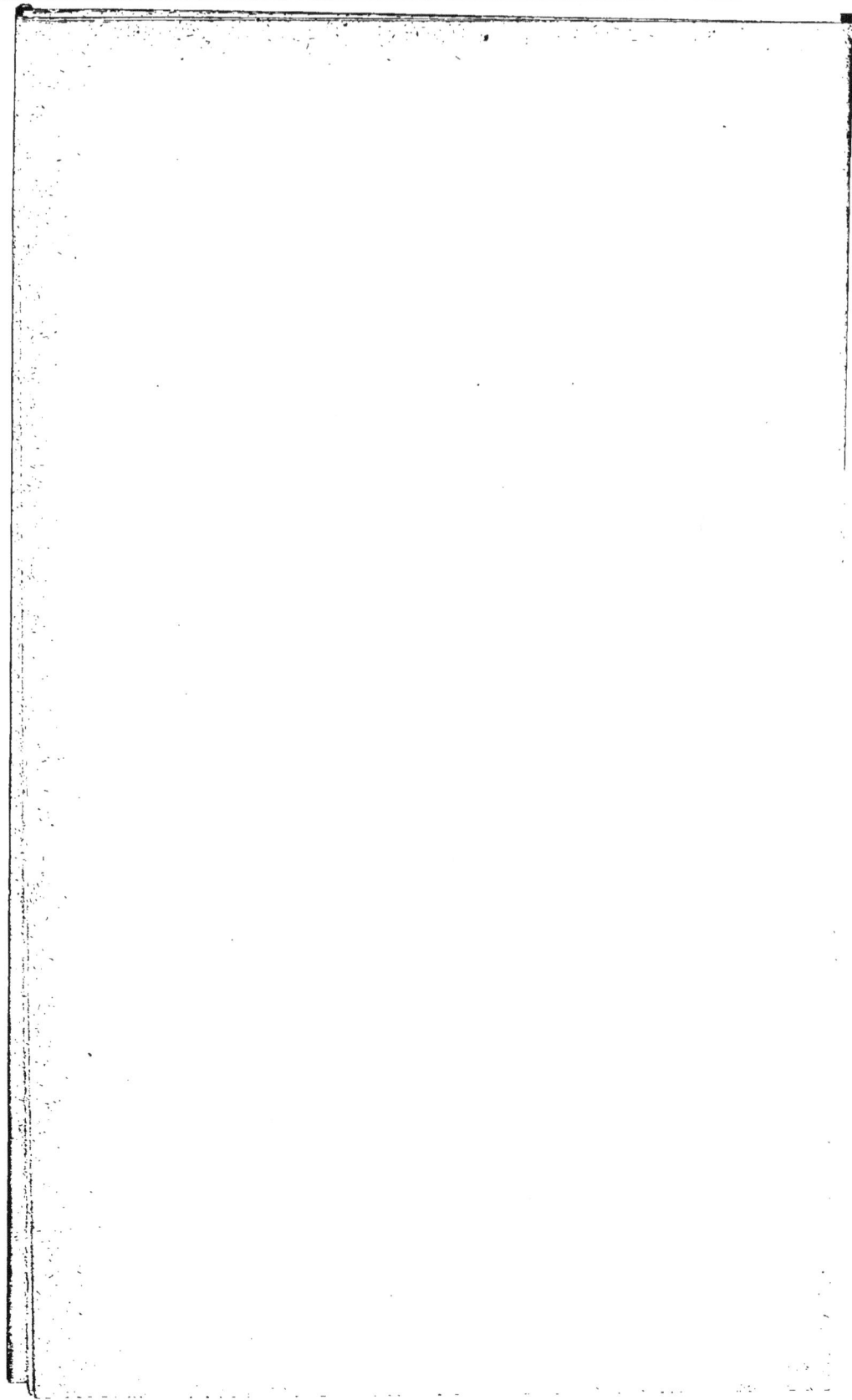

INTRODUCTION

Dans l'essor scientifique qui fera l'honneur du dix-neuvième siècle, le groupe des Sciences biologiques est un de ceux dont les progrès ont été les plus rapides et les plus éclatants. Chaque jour la médecine voit s'étendre son champ d'action en même temps que s'accroissent ses devoirs, ses engagements et ses responsabilités. La science médicale a aujourd'hui un rôle difficile à remplir, celui de former des médecins par une instruction forte et disciplinée, celui aussi de veiller à la conservation de la race et à son amélioration continue. Elle doit donc être non seulement éducatrice, mais aussi bienfaisante par l'assistance et protectrice par l'hygiène. De là, l'utilité d'une organisation aussi large qu'ordonnée, pour répondre à tant de besoins.

Paris possède les plus grandes ressources à cet égard. Par ses centres d'enseignement, par la multiplicité de ses hôpitaux et de ses institutions d'assistance, il nous montre bien qu'à côté des très consolants résultats obtenus, d'autres progrès sont encore en pleine évolution, semblables à ceux d'un organisme qui se perfectionne chaque jour.

L'occasion nous a paru bonne et l'heure propice pour donner une idée d'ensemble de toutes ces grandes questions, pour établir comme le bilan du *Paris Médical en* 1900.

Nous n'aurions pu ni aborder, ni réaliser cette œuvre si le Conseil Municipal de Paris, toujours dévoué aux grandes entreprises scientifiques, ne nous avait donné son concours généreux. C'est à lui que revient tout l'honneur de ce livre. Nous le lui dédions avec reconnaissance.

M. le docteur Dureau, bibliothécaire de l'Académie de médecine de Paris, a bien voulu se charger de réunir les matériaux de cette publication, de leur donner un corps, et de faire ainsi une œuvre, qui, nous en sommes sûrs, sera très consultée. Qu'il nous permette de lui en exprimer tous nos remerciements.

Le Secrétaire général,
A. Chauffard.

Le Président du Congrès,
Lannelongue.

ENSEIGNEMENT

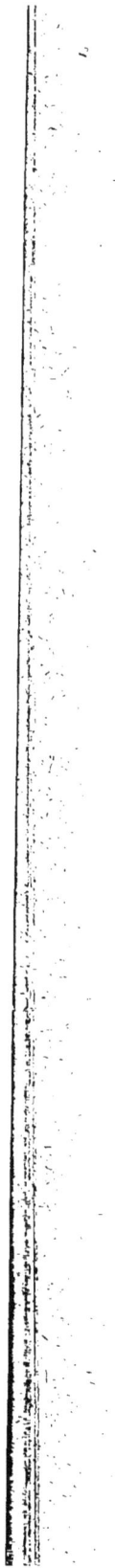

LÉGISLATION

(Tout ce qui concerne l'enseignement de la médecine est du ressort du Ministère de l'instruction publique.)

CONSEIL SUPÉRIEUR DE L'INSTRUCTION PUBLIQUE

Le Conseil supérieur de l'instruction publique, présidé par le Ministre, donne son avis sur les programmes, méthodes d'enseignement, modes d'examens, règlements administratifs et disciplinaires relatifs aux écoles publiques, le tarif des droits d'inscription d'examen et de diplôme à percevoir dans les établissements d'enseignement supérieur, chargés de la collation des grades, ainsi que les conditions d'âge pour l'admission aux grades.

Le Conseil statue en appel et en dernier ressort sur les jugements rendus par les Universités en matière contentieuse et disciplinaire.

Il statue également en appel et en dernier ressort sur les jugements rendus par les universités lorsque ces jugements prononcent l'interdiction absolue d'enseigner contre un instituteur public ou libre.

Lorsqu'il s'agit : 1° de la révocation, du retrait d'emploi, de la suppression des professeurs de l'enseignement public, supérieur, secondaire ou primaire, ou de la mutation pour emploi inférieur des professeurs titulaires de l'enseignement public supérieur ; 2° de l'interdiction du droit d'enseigner ou de diriger un établissement, prononcée contre un membre de l'enseignement public ou libre ; 3° de l'exclusion des étudiants de l'enseignement public ou libre de toutes les Académies ; la décision du Conseil supérieur doit être prise aux deux tiers des suffrages.

Le Conseil est composé comme suit :

1° *De membres nommés par le Président de la République* :
MM. Bayet, directeur de l'enseignement primaire au Ministère
de l'instruction publique ; Bouchard, membre de l'Institut et de
l'Académie de médecine ; Mme Dejean de la Bâtie, directrice
de l'École normale de Fontenay-aux-Roses ; Esmein, professeur
à la Faculté de droit ; Gréard, vice-recteur de l'Académie de
Paris ; L Liard, directeur de l'enseignement supérieur au Ministère de l'instruction publique ; M. Darlu, professeur à l'École
normale à Sèvres ; G. Perrot, directeur de l'École normale supérieure ; Rabier, directeur de l'enseignement secondaire.

2° *De membres élus* : MM. E. Lavisse, Jules Girard, Faye, G.
Larroumet, délégués de l'Institut ; Gaston Paris et Berthelot,
délégués du Collège de France ; M. Gaudry, délégué du
Muséum ; Sabatier, délégué des Facultés de théologie protestante ; Villey, Glasson, délégués des Facultés de droit ; Brouardel,
Abelous, délégués des Facultés de médecine ; Darboux, Bichat,
délégués des Facultés des sciences ; A. Croiset, Jullian, délégués
des Facultés des lettres ; M. Moissan, délégué de l'École de
pharmacie ; G. Boissier, Violle, délégués de l'École normale
supérieure ; P. Meyer, délégué de l'École des chartes ; Barbier
de Meynard, délégué de l'École des langues orientales vivantes ;
Mercadier, délégué de l'École polytechnique ; G. Thomas, délégué de l'École des beaux-arts ; colonel Laussedat, délégué du
Conservatoire des arts et métiers ; P. Buquet, délégué de
l'École centrale des arts et manufactures ; Risler, délégué de
l'Institut agronomique ; Clairin, Bernès, Belot, Chalamet,
P. Mathieu, Mangin, Sigwalt, Lhomme, Arrousez, Barthélemy,
délégués des agrégés et licenciés des Lycées et Collèges ;
MM. Comte, Devinat, Jost, Quenardel, Cuir, Fénard, délégués de
l'enseignement primaire.

3° *De membres de l'enseignement libre nommés par le Pré-*

sident de la République : M. Boutmy, directeur de l'École libre des sciences politiques ; Mlle Mathilde Salomon, directrice de l'École Sévigné ; MM. E. Girard, directeur d'institution secondaire libre ; Mas, en religion frère Exupérien, assistant du supérieur général de l'institut des frères des Écoles chrétiennes.

UNIVERSITÉS

Organisation. — L'Université a été créée par décret impérial du 17 mars 1808.

Réorganisée par le décret du 9 mars 1852, elle a été définitivement transformée par la nouvelle loi sur les Universités promulguée le 10 juillet 1896.

Les corps de Facultés institués par la loi du 28 avril 1893 prennent le nom d'Universités.

Le « Conseil général des Facultés » prend le nom de « Conseil de l'Université ».

Le Conseil de l'Université est substitué au Conseil académique dans le jugement des affaires contentieuses et disciplinaires relatives à l'enseignement supérieur public.

A dater du 1er janvier 1898, il sera fait recette, au budget de chaque université, des droits d'études, d'inscription, de bibliothèque et de travaux pratiques acquittés par les étudiants conformément aux règlements.

Les ressources provenant de ces recettes ne pourront être affectées qu'aux objets suivants : dépenses des laboratoires, bibliothèques et collections, construction et entretien des bâtiments, création de nouveaux enseignements, œuvres dans l'intérêt des étudiants.

Les droits d'examen, de certificat d'aptitude, de diplôme ou de visa acquittés par les aspirants aux grades et titres prévus par les lois, ainsi que les droits de dispenses et d'équivalence, continueront d'être perçus au profit du Trésor.

Les Universités sont autorisées à délivrer aux étrangers des diplômes d'ordre purement scientifique. Ces diplômes ne confèrent aucun des droits et privilèges attachés aux diplômes d'État, et, en aucun cas, ils ne peuvent leur être déclarés équivalents.

UNIVERSITÉ DE PARIS

L'Université de Paris comprend :

La Faculté de théologie protestante, la Faculté de droit, la Faculté de médecine, la Faculté des sciences, la Faculté des lettres, l'École supérieure de pharmacie, et l'École préparatoire de médecine et de pharmacie de Reims.

Le Conseil de l'Université de Paris est composé comme suit :

MM. Gréard, vice-recteur de l'Académie; Albert Durand, secrétaire de l'Académie; Sabatier, Ménegoz, Bonet-Maury, de la Faculté de théologie protestante; Glasson, Gérardin, Lyon-Caen, de la Faculté de droit; Brouardel, Lannelongue, Potain, de la Faculté de médecine; Darboux, Troost, Bonnier, de la Faculté des sciences; A. Croiset, Lavisse, Petit de Julleville, de la Faculté des lettres; Moissan et Guignard, de l'École supérieure de pharmacie.

Conseil académique. — Il est institué au chef-lieu de chaque Académie un Conseil académique.

Le Conseil académique donne son avis sur les règlements relatifs aux collèges communaux, aux lycées et aux établissements d'enseignement supérieur public; sur les budgets et comptes d'administration de ces établissements; sur toutes les questions d'administration et de discipline concernant ces mêmes établissements, qui lui sont renvoyées par le Ministre.

Il adresse, chaque année, au Ministre, un rapport sur la situation des établissements d'enseignement public, secondaire et supérieur, et sur les améliorations qui peuvent y être introduites.

Il est saisi par le Ministre ou le recteur des affaires contentieuses ou disciplinaires qui sont relatives à l'enseignement secondaire ou supérieur, public ou libre; il les instruit et il prononce, sauf recours au Conseil supérieur, les décisions et les peines à appliquer.

L'appel au Conseil supérieur d'une décision du Conseil académique doit être fait dans le délai de quinze jours à partir de a notification qui en est donnée en la forme administrative. Cet appel est suspensif; toutefois, le Conseil académique pourra, dans tous les cas, ordonner l'exécution provisoire de ses décisions, nonobstant appel.

Le **Conseil académique** se compose comme suit :

1° De membres désignés par leurs fonctions :

M. le Ministre de l'instruction publique, président.

M. le vice-recteur de l'Académie, vice-président.

MM. Évellin, Fringnet, Niewenglowski, Hemon, Bedorez, Jules Gautier, Laviéville, Moniez, Pouillot, Dauzat, Perié, Ferrand, J. Payot, Doliveux, Lloubes, Pestelard, inspecteurs d'académie.

MM. Sabatier, Glasson, Brouardel, Darboux, A. Croiset, doyens des cinq Facultés.

MM. Guignard, directeur de l'École supérieure de pharmacie; Hanrot, directeur de l'École préparatoire de médecine et de pharmacie de Reims.

2° De membres élus par leurs collègues :

MM. Bonet-Maury, de la Faculté de théologie protestante; Gérardin, de la Faculté de droit; Mathias Duval, de la Faculté de médecine; Bouty, de la Faculté des sciences; Boutroux, de la Faculté des lettres; Bouchardat, de l'École supérieure de pharmacie; Pozzi, de l'École préparatoire de médecine et pharmacie de Reims; Bertinet, Ducatel, Lanier, Brodiez, Desarnautz, Plion, professeurs des lycées et collèges.

3° De membres nommés par le Ministre :

MM. Kortz, proviseur du lycée Montaigne; Rousselot, directeur du collège Rollin; Cochery, sénateur, président du Conseil général du Loiret; Labiche, sénateur, président du Conseil général d'Eure-et-Loir; Grébauval, président du Conseil municipal de Paris; Chovet, sénateur, maire de Compiègne.

M. Albert Durand, secrétaire de l'Académie, est secrétaire du Conseil académique.

EXERCICE DE LA MÉDECINE

Loi du 30 novembre 1892.

TITRE Ier. — CONDITIONS DE L'EXERCICE DE LA MÉDECINE.

Art. 1er. — Nul ne peut exercer la médecine en France s'il n'est muni d'un diplôme de docteur en médecine, délivré par le Gouvernement français, à la suite d'examens subis devant un établissement d'enseignement supérieur médical de l'État (Facultés, Écoles de plein exercice et Écoles préparatoires réorganisées conformément aux règlements rendus après avis du Conseil supérieur de l'instruction publique).

Les inscriptions précédant les deux premiers examens probatoires pourront être prises et les deux premiers examens subis dans une École préparatoire réorganisée comme il est dit ci-dessus.

TITRE II. — CONDITIONS DE L'EXERCICE DE LA PROFESSION DE DENTISTE.

Art. 2. — Nul ne peut exercer la profession de dentiste s'il n'est muni d'un diplôme de docteur en médecine ou de chirurgien-dentiste. Le diplôme de chirurgien-dentiste sera délivré par le Gouvernement français à la suite d'études organisées suivant un règlement rendu après avis du Conseil supérieur de l'instruction publique, et d'examens subis devant un établissement d'enseignement supérieur médical de l'État.

TITRE III. — CONDITIONS DE L'EXERCICE DE LA PROFESSION DE SAGE-FEMME.

Art. 3. — Les sages-femmes ne peuvent pratiquer l'art des accouchements que si elles sont munies d'un diplôme de 1re ou de 2e classe, délivré par le Gouvernement français, à la suite d'examens subis devant une Faculté de médecine, une École de plein exercice ou une École préparatoire de médecine et de pharmacie de l'État.

Un arrêté pris après avis du Conseil supérieur de l'instruction publique déterminera les conditions de scolarité et le programme applicable aux élèves sages-femmes.

Les sages-femmes de 1re et de 2e classe continueront à exercer leur profession dans les conditions antérieures.

Art. 4. — Il est interdit aux sages-femmes d'employer des instruments. Dans les cas d'accouchement laborieux, elles feront appeler un docteur en médecine ou un officier de santé

Il leur est également interdit de prescrire   médicaments, sauf le cas prévu par le décret du 23 juin 1873, et par es décrets qui pourraient être rendus dans les mêmes conditions, après avis de l'Académie de médecine.

Les sages-femmes sont autorisées à pratiquer les vaccinations et les revaccinations antivarioliques.

TITRE IV. — CONDITIONS COMMUNES A L'EXERCICE DE LA MÉDECINE, DE L'ART DENTAIRE ET DE LA PROFESSION DE SAGE-FEMME.

Art. 5. — Les médecins, les chirurgiens-dentistes et les sages-femmes diplômés à l'étranger, quelle que soit leur nationalité, ne pourront exercer leur profession en France qu'à la condition d'y avoir obtenu le diplôme de docteur en médecine, de dentiste ou de sage-femme, et en se conformant aux dispositions prévues par les articles précédents.

Des dispenses de scolarité et d'examens pourront être accordées par le ministre, conformément à un règlement délibéré en Conseil supérieur de l'instruction publique. En aucun cas, les dispenses accordées pour l'obtention du doctorat ne pourront porter sur plus de trois épreuves.

Art. 6. — Les internes des hôpitaux et hospices français, nommés au concours et munis de douze inscriptions, et les étudiants en médecinc dont la scolarité est terminée peuvent être autorisés à exercer la médecine, pendant une épidémie et à titre de remplaçants de docteurs en médecine ou d'officier de santé.

Cette autorisation, délivrée par le préfet du département, est limitée à trois mois; elle est renouvelable dans les mêmes conditions.

Art. 7. — Les étudiants étrangers qui postulent, soit le diplôme de docteur en médecine visé à l'article 1er de la présente loi, soit le diplôme de chirurgien-dentiste visé à l'article 2, et les élèves de nationalité étrangère qui postulent le diplôme de sage-femme de 1re ou de 2e classe visé à l'article 3, sont soumis aux mêmes règles de scolarité et d'examens que les étudiants français.

Toutefois il pourra être accordé, en vue de l'inscription dans les Facultés et Écoles de médecine, soit l'équivalence des diplômes ou certificats obtenus par eux à l'étranger, soit la dispense des grades français requis pour cette inscription, ainsi que des dispenses partielles de scolarité correspondant à la durée des études faites par eux à l'étranger.

Art. 8. — Le grade de docteur en chirurgie est et demeure aboli.

Art. 9. — Les docteurs en médecine, les chirurgiens-dentistes et les sages-femmes sont tenus, dans le mois qui suit leur établissement, de faire enregistrer, sans frais, leur titre à la préfecture ou sous-préfecture et au greffe du tribunal civil de leur arrondissement.

Le fait de porter son domicile dans un autre département oblige à un nouvel enregistrement du titre dans le même délai.

Ceux ou celles qui, n'exerçant plus depuis deux ans, veulent se livrer à l'exercice de leur profession, doivent faire enregistrer leur titre dans les mêmes conditions.

Il est interdit d'exercer sous un pseudonyme les professions ci-dessus, sous les peines édictées à l'article 18.

Art. 10. — Il est établi chaque année, dans les départements, par les soins des préfets et de l'autorité judiciaire, des listes distinctes portant les noms et prénoms, la résidence, la date et la provenance du diplôme des médecins, chirurgiens-dentistes et sages-femmes visés par la présente loi.

Ces listes sont affichées chaque année, dans le mois de janvier, dans toutes les communes du département. Des copies certifiées en sont transmises aux Ministres de l'intérieur, de l'instruction publique et de la justice.

La statistique du personnel médical existant en France et aux colonies est dressée tous les ans par les soins du ministre de l'Intérieur.

Art. 11. — L'article 2272 du Code civil est modifié ainsi qu'il suit :

« L'action des huissiers, pour le salaire des actes qu'ils signifient, et des commissions qu'ils exécutent ;

« Celle des marchands, pour les marchandises qu'ils vendent aux particuliers non marchands ;

« Celle des maîtres de pension, pour le prix de pension de leurs élèves ; et des autres maîtres, pour le prix de l'apprentissage ;

« Celle des domestiques qui se louent à l'année, pour le paiement de leur salaire,

« Se prescrivent par un an ;

« L'action des médecins, chirurgiens, chirurgiens-dentistes, sages-femmes et pharmaciens, pour leurs visites, opérations et médicaments, se prescrit par deux ans. »

Art. 12. — L'article 2101 du Code civil, relatif aux privilèges généraux sur les meubles, est modifié ainsi qu'il suit dans son paragraphe 5 :

« Les frais quelconques de la dernière maladie, quelle qu'en ait été la terminaison, concurremment entre ceux à qui ils sont dus. »

Art. 13. — A partir de l'application de la présente loi, les médecins, chirurgiens-dentistes et sages-femmes, jouiront du droit de se constituer en associations syndicales, dans les conditions de la loi du 21 mars 1884, pour la défense de leurs intérêts professionnels, à l'égard de toutes personnes autres que l'État, les départements et les communes.

Art. 14. — Les fonctions de médecins experts près les tribunaux ne peuvent être remplies que par des docteurs en médecine français.

Un règlement d'administration publique revisera les tarifs du décret du 18 juin 1811, en ce qui touche les honoraires, vacations, frais de transport et de séjour des médecins.

Le même règlement déterminera les conditions suivant lesquelles pourra être conféré le titre d'expert devant les tribunaux.

Art. 15. — Tout docteur, officier de santé ou sage-femme est tenu de faire à l'autorité publique, son diagnostic établi, la déclaration des cas de maladies épidémiques tombées sous son observation et visées dans le paragraphe suivant.

La liste des maladies épidémiques, dont la divulgation n'engage pas le secret professionnel, sera dressée par arrêté du ministre de l'Intérieur, après avis de l'Académie de médecine et du Comité consultatif d'hygiène publique de France. Le même arrêté fixera le mode des déclarations desdites maladies.

Titre V. — Exercice illégal. — Pénalités.

Art. 16. — Exerce illégalement la médecine :

1° Toute personne qui, non munie d'un diplôme de docteur en médecine, d'officier de santé, de chirurgien-dentiste ou de sage-femme, ou n'étant pas dans les conditions stipulées aux articles 6, 29 et 52 de la présente loi, prend part, habituellement ou par une direction suivie, au traitement des maladies ou des affections chirurgicales ainsi qu'à la pratique de l'art dentaire ou des accouchements, sauf les cas d'urgence avérée ;

2° Toute sage-femme qui sort des limites fixées pour l'exercice de sa profession par l'article 4 de la présente loi ;

5° Toute personne qui, munie d'un titre régulier, sort des attributions que la loi lui confère, notamment en prêtant son concours aux personnes visées dans les paragraphes précédents, à l'effet de les soustraire aux prescriptions de la présente loi.

Les dispositions du paragraphe 1er du présent article ne peuvent s'appliquer aux élèves en médecine qui agissent comme aides d'un docteur, ou que celui-ci place auprès de ses malades, ni aux gardes-malades, ni aux personnes qui, sans prendre le titre de chirurgien-dentiste, opèrent accidentellement l'extraction des dents.

Art. 17. — Les infractions prévues et punies par la présente loi seront poursuivies devant la juridiction correctionnelle.

En ce qui concerne spécialement l'exercice illégal de la médecine, de l'art dentaire ou de la pratique des accouchements, les médecins, les chirurgiens-dentistes, les sages-femmes, les associations de médecins régulièrement constituées, les syndicats visés dans l'article 15, pourront en saisir les tribunaux par voie de citation directe, donnée dans les termes de l'article 182 du Code d'instruction criminelle, sans préjudice de la faculté de se porter, s'il y a lieu, partie civile dans toute poursuite de ces délits intentée par le ministère public.

Art. 18. — Quiconque exerce illégalement la médecine est puni d'une amende de 100 à 500 francs, et, en cas de récidive, d'une amende de 500 à 1000 francs, et d'un emprisonnement de six jours à six mois ou de l'une de ces deux peines seulement.

L'exercice illégal de l'art dentaire est puni d'une amende de 50 à 100 francs et, en cas de récidive, d'une amende de 100 à 500 francs.

L'exercice illégal de l'art des accouchements est puni d'une amende de 50 à 100 francs et, en cas de récidive, d'une amende de 100 à 500 francs et d'un emprisonnement de six mois à un an ou de l'une de ces deux peines seulement.

Art. 19. — L'exercice illégal de la médecine ou de l'art dentaire, avec usurpation du titre de docteur ou d'officier de santé, est puni d'une amende de 1000 à 2000 francs, et, en cas de récidive, d'une amende de 2000 à 5000 francs et d'un emprisonnement de six mois à un an ou de l'une de ces deux peines seulement.

L'usurpation du titre de dentiste sera punie d'une amende de 100 à 500 francs et, en cas de récidive, d'une amende de 500 à 1000 francs et d'un emprisonnement de six jours à un mois, ou de l'une de ces deux peines seulement.

L'usurpation du titre de sage-femme sera punie d'une amende de 100 à 500 francs et, en cas de récidive, d'une amende de 500 à 1000 francs et d'un emprisonnement de un mois à deux mois, ou de l'une de ces deux peines seulement.

Art. 20. — Est considéré comme ayant usurpé le titre français de docteur en médecine quiconque, se livrant à l'exercice de la médecine, fait précéder ou suivre son nom du titre de docteur en médecine, sans en indiquer l'origine étrangère. Il sera puni d'une amende de 100 à 200 francs.

Art. 21. — Le docteur en médecine ou l'officier de santé qui n'aurait pas fait la déclaration prescrite par l'article 15 sera puni d'une amende de 50 à 200 francs.

Art. 22. — Quiconque exerce la médecine, l'art dentaire ou l'art des accouchements sans avoir fait enregistrer son diplôme dans les délais et conditions fixés à l'article 9 de la présente loi, est puni d'une amende de 25 à 100 francs.

Art. 23. — Tout docteur en médecine est tenu de déférer aux réquisitions de la justice, sous les peines portées à l'article précédent.

Art. 24. — Il n'y a récidive qu'autant que l'agent du délit relevé a été, dans les cinq ans qui précèdent ce délit, condamné pour une infraction de qualification identique.

Art. 25. — La suspension temporaire ou l'incapacité absolue de l'exercice de leur profession peuvent être prononcées par les cours et tribunaux, accessoirement à la peine principale, contre tout médecin, officier de santé, dentiste ou sage-femme, qui est condamné :

1° A une peine afflictive et infamante ;

2° A une peine correctionnelle prononcée pour crime de faux, pour vol et escroquerie, pour crimes ou délits prévus par les articles 316, 317, 331, 352, 354 et 355 du Code pénal ;

3° A une peine correctionnelle prononcée par une cour d'assises pour des faits qualifiés crimes par la loi.

En cas de condamnation prononcée à l'étranger pour un des crimes et délits ci-dessus spécifiés, le coupable pourra également, à la requête du ministère public, être frappé par les tribunaux français de suspension temporaire ou d'incapacité absolue de l'exercice de sa profession.

Les aspirants ou aspirantes aux diplômes de docteur en médecine, d'officier de santé, de chirurgien-dentiste et de sage-femme condamnés à l'une des peines énumérées aux paragraphes 1, 2 et 3 du présent article, peuvent être exclus des établissements d'enseignement supérieur.

La peine de l'exclusion sera prononcée dans les conditions prévues par la loi du 27 février 1880.

En aucun cas, les crimes et délits politiques ne pourront entraîner la suspension temporaire ou l'incapacité absolue d'exercer les professions visées au présent article, ni l'exclusion des établissements d'enseignement médical.

Art. 26. — L'exercice de leur profession par les personnes contre lesquelles a été prononcée la suspension temporaire ou l'incapacité absolue, dans les conditions spécifiées à l'article précédent, tombe sous le coup des articles 17, 18, 19, 20 et 21 de la présente loi.

Art. 27. — L'article 463 du Code pénal est applicable aux infractions prévues par la présente loi.

TITRE VI. — DISPOSITIONS TRANSITOIRES.

Art. 28. — Les médecins et sages-femmes venus de l'étranger, autorisés à exercer leur profession avant l'application de la présente loi, continueront à jouir de cette autorisation dans les conditions où elle leur a été donnée.

Art. 29. — Les officiers de santé reçus antérieurement à l'application de la présente loi, et ceux reçus dans les conditions déterminées par l'article 31 ci-après, auront le droit d'exercer la médecine et l'art dentaire sur tout le territoire de la République. Ils seront soumis à toutes les obligations imposées par la loi aux docteurs en médecine.

Art. 30. — Un règlement délibéré en Conseil supérieur de l'instruction publique déterminera les conditions dans lesquelles : 1° un officier de santé pourra obtenir le grade de docteur en médecine; 2° un dentiste qui bénéficie des dispositions transitoires ci-après pourra obtenir le diplôme de chirurgien-dentiste.

Art. 31. — Les élèves qui, au moment de l'application de la présente loi, auront pris leur première inscription pour l'officiat de santé, pourront continuer leurs études médicales et obtenir le diplôme d'officier de santé.

Art. 32. — Le droit d'exercer l'art dentaire est maintenu à tout dentiste justifiant qu'il est inscrit au rôle des patentes au 1er janvier 1892.

Les dentistes se trouvant dans les conditions indiquées au paragraphe précédent n'auront le droit de pratiquer l'anesthésie qu'avec l'assistance d'un docteur ou d'un officier de santé.

Les dentistes qui contreviendront aux dispositions du paragraphe précédent tomberont sous le coup des peines portées au deuxième paragraphe de l'article 19.

Art. 33. — Le droit de continuer l'exercice de leur profession est maintenu aux sages-femmes de 1re et de 2e classe, reçues en vertu des articles 30, 31 et 32 de la loi du 19 ventôse an XI ou des décrets et arrêtés ministériels ultérieurs.

Art. 34. — La présente loi ne sera exécutoire qu'un an après sa promulgation.

Art. 35. — Des règlements d'administration publique détermineront les conditions d'application de la présente loi à l'Algérie et aux colonies et fixeront les dispositions transitoires ou spéciales qu'il sera nécessaire d'édicter et de maintenir.

Un règlement délibéré en Conseil supérieur de l'instruction publique déterminera les épreuves qu'auront à subir, pour obtenir le titre de docteur, les jeunes gens des colonies françaises ayant suivi les cours d'une École de médecine existant dans une colonie.

Art. 36. — Sont et demeurent abrogées, à partir du moment où la présente loi sera exécutoire, les dispositions de la loi du 19 ventôse an XI et généralement toutes les dispositions de lois et règlements conservés à la présente loi.

La présente loi, délibérée et adoptée par le Sénat et par la Chambre des députés, sera exécutée comme loi de l'État.

FACULTÉ DE PARIS.

La Faculté de médecine de Paris, créée par décret du 17 mars 1808, succédait à l'École de santé établie par décret du 14 frimaire an III, qui remplaçait bien imparfaitement l'ancienne Faculté de médecine supprimée en 1793 en même temps que le Collège de chirurgie. La médecine et la chirurgie étaient alors complètement séparées, ayant leur enseignement, leurs diplômes et leurs privilèges distincts.

La Faculté de Paris, comme les autres Facultés françaises, délivre : 1° des diplômes de docteur en médecine, comprenant la médecine et la chirurgie ; 2° des diplômes de chirurgien-dentiste ; 3° des diplômes de sages-femmes.

Le **Conseil de la Faculté** se compose des professeurs titulaires. Il délibère sur l'acceptation des dons et legs faits en faveur de la Faculté ; sur l'emploi des revenus et produits des dons et legs ; sur le budget ordinaire de la Faculté ; sur l'exercice des actions en justice et sur toutes les questions qui lui sont renvoyées soit par le ministre, soit par le Conseil de l'Université. Il donne son avis sur les déclarations de vacances des chaires.

Le Conseil se réunit sur la convocation du doyen. Le doyen est tenu de le convoquer sur la demande écrite du tiers des membres. La demande doit énoncer l'objet de la réunion. Le Conseil nomme son secrétaire et fait son règlement intérieur. Tout membre du Conseil a le droit d'émettre des vœux sur les questions qui se rattachent à l'ordre auquel appartient la Faculté. Les vœux sont remis en séance, par écrit, au président ; il en est donné lecture, et, dans la séance suivante, le Conseil décide s'il y a lieu de délibérer. Il est tenu procès-verbal des délibérations du Conseil sur un registre coté et parafé par le doyen. Le recteur peut toujours obtenir communication et copie des procès-verbaux.

L'Assemblée de la Faculté comprend les professeurs titulaires, les agrégés chargés soit d'un enseignement rétribué sur les fonds du budget, soit de la direction des travaux pratiques, les chargés de cours et maitres de conférences pourvus du grade de docteur. Elle délibère sur toutes les questions qui se rapportent à l'enseignement de la Faculté, notamment sur les programmes des cours et conférences, la distribution des enseignements et les cours libres, et sur toutes les questions qui lui sont renvoyées par le ministre et par le Conseil général des Facultés. Les chargés de cours et les maitres de conférences, non pourvus du grade de docteur, assistent aux séances avec voix consultative.

Le **personnel** d'enseignement dans les Facultés se compose : 1° du doyen ; 2° de professeurs titulaires ; 3° d'agrégés ; 4° de chefs des travaux pratiques ; 5° de chefs de laboratoire ; 6° de chefs de clinique ; 7° de prosecteurs ; 8° d'aides d'anatomie et 9° de préparateurs.

Le **doyen** placé à la tête de chaque Faculté est nommé pour trois ans par le ministre ; il est pris généralement parmi les professeurs titulaires sur une double liste de deux candidats présentée, l'une par l'assemblée de la Faculté, l'autre par le Conseil des Facultés.

Le ministre désigne un des deux délégués de la Faculté au Conseil de l'Université pour remplir les fonctions d'assesseur. L'assesseur assiste, s'il y a lieu, le doyen dans l'exercice de ses fonctions. Il le supplée en cas d'absence

Le doyen représente la Faculté dont il est le président. Il accepte les dons et les legs ; il exerce les actions en justice conformément aux délibérations du Conseil de la Faculté.

Chaque année, le doyen présente au Conseil académique un rapport sur la situation de la Faculté et les améliorations qui peuvent y être introduites.

Les **professeurs** titulaires des chaires magistrales sont choisis généralement parmi les agrégés. Ils sont présentés par la Faculté, proposés par le ministre de l'Instruction publique et nommés par décret du Président de la République.

Toutefois, lors de la création d'une chaire nouvelle, le ministre peut proposer directement la nomination du premier titulaire, sans qu'il soit besoin d'une présentation de la Faculté.

Les professeurs titulaires restent en fonctions jusqu'à l'âge de soixante-dix ans, et, par exception, jusqu'à soixante-quinze ans, lorsqu'ils sont membres de l'Institut.

Agrégés. — Il y a quatre sections d'agrégés à la Faculté de médecine :

La première, pour les sciences anatomiques et physiologiques, comprend l'anatomie, la physiologie et l'histoire naturelle ;

La deuxième, pour les sciences physiques, comprend la physique, la chimie, la pharmacie et la toxicologie ;

La troisième, pour la médecine proprement dite et la médecine légale ;

La quatrième, pour la chirurgie et les accouchements.

Les agrégés sont nommés pour neuf ans. Ils peuvent être rappelés temporairement à l'activité si les besoins du service l'exigent.

Les agrégés prennent rang immédiatement après les professeurs ; ils participent aux examens, remplacent les professeurs momentanément absents et peuvent être chargés de cours complémentaires et de conférences.

Les agrégés sont nommés au concours.

Nul ne peut être admis à concourir pour l'agrégation des Facultés s'il n'est Français ou naturalisé Français, âgé de vingt-cinq ans accomplis et pourvu du diplôme de docteur en médecine.

Les concours sont annoncés par un avis inséré au *Journal officiel*, six mois au moins avant l'ouverture des épreuves.

Le siège du concours est déterminé par le ministre.

Les candidats se font inscrire au secrétariat des diverses Académies deux mois au moins avant l'ouverture du concours et doivent déposer leur diplôme. Ils y joignent un exposé de titres, indiquant leurs services et leurs travaux et un exemplaire de chacun des ouvrages ou mémoires qu'ils ont publiés.

Les juges du concours d'agrégation sont désignés par le ministre parmi les membres du Conseil supérieur de l'Instruction publique, les inspecteurs généraux de l'Enseignement supérieur, les professeurs et agrégés de la Faculté et parmi les membres de l'Académie de médecine.

Le nombre des juges pour chaque concours est de sept au moins et de neuf au plus, y compris le président. Les professeurs et agrégés de l'ordre des Facultés pour lesquelles le concours est ouvert sont toujours en majorité dans le jury.

Le jugement rendu par le jury est soumis à la ratification du ministre.

Chef des travaux anatomiques. — Le chef des travaux anatomiques est nommé au concours pour une période de neuf ans.

Il fait, pendant la saison d'hiver, un cours d'anatomie, après s'être concerté sur le sujet des leçons avec le professeur d'anatomie.

Prosecteurs. — Les prosecteurs sont nommés à la suite d'un concours; ils doivent être aides d'anatomie. Les épreuves

sont écrites, orales et pratiques. Le jury du concours se compose
de juges de droit : le professeur d'anatomie, le professeur de
physiologie, et de trois juges désignés par le sort parmi les
professeurs de pathologie chirurgicale, de médecine opératoire,
des cliniques chirurgicales et spéciales, et d'histologie, le chef
des travaux anatomiques, et l'agrégé sous-directeur des travaux
de médecine opératoire.

Les prosecteurs secondent le chef des travaux anatomiques et
guident les élèves dans leurs travaux de dissection; ils font des
démonstrations d'anatomie d'après un programme arrêté par le
chef des travaux. Ils doivent remettre des pièces sèches destinées aux collections de la Faculté.

La durée de leurs fonctions est de quatre années.

Aides d'anatomie. — Les aides d'anatomie sont recrutés
parmi les élèves de la Faculté, français ou naturalisés français.
Tous les étudiants en médecine peuvent concourir. Les
épreuves consistent en une épreuve écrite, une épreuve orale et
une épreuve de dissection. Le jury se compose de juges de
droit : le professeur d'anatomie et le chef des travaux anatomiques, et de juges désignés par le sort, savoir : deux professeurs pris parmi les professeurs de clinique chirurgicale et
ophtalmologique, de pathologie chirurgicale, d'opérations et
appareils, de physiologie, un agrégé d'anatomie et de chirurgie.

Les aides d'anatomie secondent les prosecteurs dans l'instruction des élèves. Ils doivent exécuter des préparations anatomiques. La durée de leurs fonctions est de trois années.

Ils sont nommés au concours.

Chefs de clinique. — L'institution des chefs de clinique
date de 1813. Est admis à concourir pour l'emploi de chef de
clinique tout docteur en médecine de nationalité française.

Les fonctions de chef de clinique sont incompatibles avec

celles d'agrégé en exercice, de médecin ou de chirurgien des hôpitaux, de prosecteur ou d'aide d'anatomie.

Les chefs de clinique nouvellement nommés sont attachés pour un an aux professeurs dont le service devient vacant, et le plus ancien de ces professeurs a le droit de choisir celui des chefs de clinique qu'il préfère. Ils peuvent être prorogés dans leurs fonctions d'année en année, mais la durée totale de leur exercice ne peut dépasser trois ans.

Les chefs de clinique sont nommés par arrêté ministériel, après un concours ouvert chaque année à la Faculté de médecine.

Les **chefs de laboratoire** et les **préparateurs** sont présentés par les professeurs, directeurs des laboratoires, et proposés par le doyen au recteur de l'Académie ; les chefs de laboratoire sont nommés par arrêté ministériel, les préparateurs par arrêté rectoral. Les chefs de laboratoire et les préparateurs sont nommés pour un an ; ils sont prorogeables d'année en année.

ÉTUDES MÉDICALES.

Immatriculation. Étudiants réguliers. — En demandant son immatriculation, l'étudiant doit produire : 1° son acte de naissance ; 2° s'il est mineur, le consentement de son tuteur ; 3° un certificat de revaccination faite sous le contrôle de la Faculté de médecine ; 4° le diplôme de bachelier de l'enseignement secondaire classique (lettres, philosophie) délivré par la Faculté des lettres ; 5° le certificat d'études physiques, chimiques et naturelles, délivré par les Facultés des sciences.

Immédiatement après son immatriculation, l'élève reçoit gratuitement une carte d'étudiant.

Cette carte ne vaut que pour une année : elle doit être renou-

velée au commencement de chaque année scolaire, contre la
remise de la carte de l'année précédente.

Auditeurs bénévoles. — La Faculté peut également délivrer
des cartes d'admission aux personnes qui désirent suivre, à titre
d'auditeurs bénévoles, les conférences et exercices pratiques et
les cours réservés aux seuls étudiants réguliers.

Les personnes qui désirent obtenir ces cartes doivent consigner *par écrit* sur un registre ouvert au secrétariat de la
Faculté leurs nom, prénoms, profession et domicile, et indiquer
les cours qu'elles se proposent de suivre.

Les cartes d'auditeurs bénévoles ne sont valables que pour les
cours, conférences et exercices pratiques qu'elles désignent.
Elles diffèrent des cartes délivrées aux étudiants réguliers.

DOCTORAT.

Docteur en médecine. — Les études en vue du doctorat en
médecine durent quatre années. Elles peuvent être faites :

Pendant les trois premières années, dans une École préparatoire de médecine et de pharmacie ;

Pendant les quatre années, dans une Faculté de médecine,
dans une Faculté mixte de médecine et de pharmacie ou dans
une École de plein exercice de médecine et de pharmacie.

Inscriptions. — La première inscription est prise au début
de l'année scolaire et avant le premier décembre. Le nombre des
inscriptions pour le doctorat est de seize, représentant les quatre
années d'études exigées. Ces inscriptions sont prises une à une
tous les trois mois, pendant la première quinzaine de chaque
trimestre.

Pour être admis à prendre les inscriptions trimestrielles,
l'étudiant doit justifier de son assiduité aux cours et exercices
obligatoires.

Les inscriptions ne sont délivrées qu'après l'accomplissement des travaux pratiques et du stage hospitalier.

Examens. — Les étudiants, en vue du diplôme de docteur en médecine, ont à subir cinq examens.

Les examens portent sur les matières suivantes :

Premier examen : Anatomie, moins l'anatomie topographique. Épreuve pratique de dissection.

Deuxième examen : Histologie, physiologie, y compris la physique et la chimie biologiques.

Troisième examen : 1re *Partie* : Médecine opératoire et anatomie topographique. Pathologie externe, accouchements, 2e *Partie* : Pathologie générale, parasites, animaux, végétaux ; microbes. Pathologie interne ; épreuve pratique d'anatomie pathologique.

Quatrième examen : Thérapeutique, hygiène, médecine légale, matière médicale, pharmacologie, avec les applications des sciences physiques et naturelles.

Cinquième examen : 1re *Partie* : Clinique externe, clinique obstétricale. 2e *Partie* : Clinique interne.

Époques des examens. (*Nouveau régime.*) — Le premier examen est subi entre la sixième et la huitième inscription ; le second entre la huitième et la dixième ; le troisième entre la treizième et la seizième ; le quatrième et le cinquième, après la seizième.

Thèse. — Les formalités à remplir pour la soutenance de la thèse sont les suivantes :

1. — *Dépôt* au secrétariat de la Faculté du manuscrit de la thèse, revêtu de la signature du président choisi par le candidat.

Ce dépôt a pour but :

1° De s'assurer si toutes les formalités ont été remplies dans la rédaction de la thèse ;

2° De soumettre le manuscrit au visa de M. le recteur qui donne le permis d'imprimer.

II. — *Remise* au secrétariat de la Faculté de l'engagement de l'imprimeur de la thèse. Cet engagement doit contenir :

1° Le nom du candidat à la thèse ;

2° La date à laquelle l'imprimeur s'engage à livrer les exemplaires imprimés.

Le candidat complètera cet engagement par une note signée par lui et renfermant :

1° Le nom du président de la thèse ;

2° L'indication du sujet de la thèse ;

3° Le numéro de la quittance à souche constatant le versement du droit de consignation.

L'engagement de l'imprimeur doit être remis au plus tard le *mardi* qui suit la consignation.

La *mise en série* a lieu dans les quinze jours ou trois semaines qui suivent, mais toujours cinq jours au moins après la date à laquelle l'imprimeur s'engage à livrer les 180 exemplaires imprimés.

III. — *Avant* le tirage définitif de la thèse, envoi au secrétariat de la Faculté du premier feuillet imprimé destiné à recevoir au recto :

Le titre de la thèse ;

Les noms, prénoms, date et lieu de naissance du candidat, et au verso, la liste des professeurs et agrégés en exercice.

Ce feuillet serait immédiatement renvoyé à l'imprimeur, s'il y avait lieu de le compléter ou de le modifier.

IV. — *Quatre jours* avant la soutenance, dépôt des 180 exemplaires de la thèse à la Faculté, de deux à quatre heures de l'après-midi.

Étrangers. — Les étudiants étrangers et les docteurs étrangers qui recherchent le *diplôme d'état français* donnant le droit d'exercer la médecine, sont soumis aux mêmes formalités que celles imposées aux étudiants français.

Diplôme universitaire. — Les étrangers qui ne recherchent que le diplôme universitaire d'ordre purement scientifique sont soumis aux formalités ci-après :

Les gradués des Universités étrangères qui n'ont pas encore fait d'études médicales dans leur pays peuvent être immatriculés en vertu d'une décision ministérielle leur accordant soit l'équivalence des titres obtenus par eux à l'étranger, soit la dispense de ces titres. Dans ce but, les étrangers adressent à M. le ministre de l'Instruction publique une demande libellée sur papier timbré et accompagnée : *a*) des diplômes et certificats originaux, traduits en français et dûment légalisés, émanant des Universités étrangères où ils ont étudié, et de toutes pièces de nature à établir la valeur et la durée de leurs études classiques ; *b*) d'un acte de naissance ou d'un titre officiel en tenant lieu, accompagné d'une traduction authentique.

Les étudiants ayant commencé leurs études médicales à l'étranger, doivent joindre à leur demande les certificats des Facultés de médecine où leurs études ont été faites. Ils peuvent obtenir une équivalence de scolarité médicale, ou, autrement dit, une dispense du temps d'études, qui se traduit par la concession cumulative d'un certain nombre d'inscriptions variant suivant la durée et la nature des études médicales faites dans leur pays, mais la dispense des examens probatoires correspondant aux inscriptions concédées n'est *jamais* accordée.

Docteurs étrangers. — Ils joignent à l'appui de leur demande leur diplôme de docteur étranger, leur acte de naissance, ou le titre officiel en tenant lieu.

Ils peuvent obtenir la dispense partielle ou totale des inscriptions et la dispense partielle des examens exigés pour le grade de docteur en médecine français. La dispense d'examens ne peut en aucun cas porter sur plus de trois épreuves.

Toutes les dispenses de grades et de scolarité sont accordées à titre onéreux.

TRAVAUX PRATIQUES.

L'École pratique comprend l'ensemble des services pratiques de la Faculté : les dissections, les exercices de médecine opératoire, qui font partie de la chaire d'opérations et appareils; et les travaux pratiques des divers laboratoires annexés aux chaires magistrales. Ces travaux sont dirigés par les chefs de travaux et placés sous la haute direction du professeur à l'enseignement duquel ils se rattachent.

Le bâtiment de l'École pratique, situé en face de la Faculté de médecine, réunit : les pavillons de dissection, les amphithéâtres et laboratoires, le musée Dupuytren (anatomie pathologique), les collections d'appareils et instruments, le musée d'hygiène, etc.

STAGE HOSPITALIER.

A la suite d'une convention passée entre la Faculté de Paris et l'Assistance publique, un décret du 20 novembre 1895 a réglé les conditions du stage hospitalier auquel sont soumis tous les étudiants en médecine.

Le doyen de la Faculté indique le nombre des élèves soumis au stage.

La durée de ce stage ne peut être inférieure à trois années. Les étudiants doivent l'accomplir pendant leurs deuxième, troisième et quatrième années d'études Durant les deux premières années, les élèves sont attachés aux services généraux de médecine et de chirurgie. Dans la troisième année, les élèves sont attachés pendant un trimestre aux services d'accouchement.

Ils doivent, en outre, accomplir une partie du stage de cette troisième année dans l'un des services spéciaux affectés aux maladies de la peau et de la syphilis, aux maladies mentales, aux maladies des enfants, aux maladies des yeux, aux maladies des voies urinaires.

Les élèves stagiaires sont répartis par groupe de vingt dans les services affectés à l'enseignement. Chacun des groupes de stagiaire sera composé d'élèves appartenant à une même année de stage.

Pendant toute la durée de cet enseignement, l'élève est exercé individuellement à la recherche des signes des symptômes des maladies. Il devra prendre part personnellement à l'examen des malades.

Les services affectés à l'enseignement pendant les deux premières années de stage sont :

1° Les services de clinique générale de la Faculté de médecine ;

2° Des services pris parmi ceux qui sont dirigés par des médecins et chirurgiens attachés aux hôpitaux généraux.

Les services affectés à l'enseignement pendant la troisième année sont :

1° Les chaires d'accouchement et de clinique spéciale de la Faculté de médecine ;

2° Des services pris parmi ceux qui sont consacrés aux accouchements et aux spécialités dans les divers établissements hospitaliers.

Le directeur de l'Assistance publique désigne, dans les divers hôpitaux, les services dirigés par des médecins, chirurgiens et accoucheurs, qui, dans chaque hôpital, sont affectés à cet enseignement.

La répartition des élèves dans les cliniques de la Faculté et dans les services désignés par la Commission sera établie à la Faculté par son doyen. Au moment où leur nom sera appelé, les élèves de troisième année de stage désigneront le service d'accouchement dans lequel ils désirent faire leur stage, ainsi que l'époque de ce stage, puis le ou les services spéciaux qu'ils veulent suivre, et, pour le reste du temps, le ou les services généraux auxquels ils désirent être attachés.

Les stagiaires de deuxième année seront, de préférence, répartis dans les hôpitaux du centre ; les stagiaires de première année dans les hôpitaux excentriques. La liste de répartition sera transmise au directeur de l'Assistance publique, qui délivrera les cartes d'entrée dans les hôpitaux aux élèves.

Les élèves internes et externes des hôpitaux, qui, pendant la durée de leur service hospitalier, n'auraient pas été attachés à un service d'accouchement, devront faire un stage dans un de ces services, ou, s'ils le préfèrent, ils seront admis à accomplir un stage de deux mois à la clinique Baudelocque. (Décret du 20 novembre 1893.)

Les médecins, chirurgiens et accoucheurs qui désirent être chargés de l'enseignement des stagiaires adressent une demande au directeur de l'Assistance publique. Une commission composée : pour la Faculté de médecine, de quatre membres, le doyen et trois professeurs délégués par la Faculté, et, pour l'Assistance publique, de quatre membres : le directeur et trois membres du Conseil de surveillance, dont le représentant des médecins des hôpitaux et le représentant des chirurgiens, dresse une liste de présentation comprenant pour chaque place deux noms, si cela est possible.

Cette liste est adressée à M. le Ministre de l'instruction publique, qui nomme les médecins, chirurgiens et accoucheurs chargés de ces cours.

L'enseignement des stagiaires commence le 1er décembre et finit le 15 juin. Les titulaires des cours sont nommés pour trois ans. Le professeur donne, à la fin du cours, des notes de travail de chaque élève. Ces notes sont transmises par les soins du directeur de l'Assistance publique au doyen de la Faculté, pour être jointes au dossier de l'élève.

Stage obstétrical. — Après la seizième inscription, chaque étudiant en médecine est tenu de faire un stage dans une des cliniques obstétricales de la Faculté.

DROITS A ACQUITTER POUR LE DOCTORAT:

16 inscriptions.	760	Francs.
7 examens.	385	
Thèse	240	
Total.	1385	Francs.

Nombre de docteurs reçus pendant l'année scolaire: 1898-99.

Hommes: Français, 590 ; étrangers 62 . . . 652

Femmes: Françaises, 2; étrangères 17. . . . 19

Total. 671

Nombre d'élèves inscrits au 1er octobre 1899:

Élèves docteurs : Hommes: Français.. 3446 Étrangers. 467
Femmes : Françaises 26 Étrangères 100

Total. . . . 3472 567

Sages-femmes. — Les études en vue de l'obtention des diplômes de sage femme durent deux années.

Elles sont théoriques et pratiques.

La première année d'études pour le diplôme de 1re classe peut être faite dans une faculté, dans une école de plein exercice, dans une école préparatoire de médecine et de pharmacie ou dans une maternité.

La seconde est nécessairement faite dans une faculté ou dans une école de plein exercice de médecine et de pharmacie.

Les deux années d'études pour le diplôme de 2ᵉ classe peuvent être faites dans une faculté, dans une école de plein exercice, dans une école préparatoire de médecine et de pharmacie ou dans une maternité.

Les aspirantes au diplôme de sage-femme subissent deux examens :

Le premier à la fin de la première année ; il porte sur l'anatomie, la physiologie et la pathologie élémentaire.

Le second, à la fin de la deuxième année ; il porte sur la théorie et la pratique des accouchements.

Les élèves ajournées par les jurys des facultés ou par les jurys des écoles à la session de juillet-août sont admises à renouveler l'examen dans une session qui sera ouverte à cet effet à la fin du mois d'octobre suivant.

A la suite de ce dernier examen, le diplôme est conféré, s'il y a lieu, dans les formes établies.

Le premier examen des aspirantes au diplôme de 1ʳᵉ classe peut avoir lieu devant la faculté ou école où a été faite la première année d'études ; si cette année d'études a été faite dans une maternité, l'examen a lieu indifféremment devant une faculté, une école de plein exercice ou une école préparatoire de médecine ou de pharmacie.

Le deuxième examen ne peut avoir lieu que devant l'établissement où a été faite la deuxième année d'études.

Les examens pour le diplôme de 2ᵉ classe ont lieu devant une faculté ou une école de plein exercice, ou dans une école préparatoire de médecine et de pharmacie.

Lorsque les examens ont lieu devant une école, le jury est composé de deux professeurs de l'école, présidés par un professeur ou un agrégé de faculté.

Les aspirantes au diplôme de sage-femme se font inscrire dans les facultés ou dans les écoles de médecine, du 1ᵉʳ au 15 octobre de chaque année.

Passé ce délai, aucune inscription n'est admise.

En se faisant inscrire dans une faculté, dans une école de médecine ou dans une maternité, les aspirantes au diplôme de sage-femme déposent les pièces suivantes :

1° Un extrait de leur acte de naissance constatant qu'elles ont l'âge requis par les règlements ;

2° Si elles sont mineures non mariées, l'autorisation de leur père ou tuteur ;

3° Si elles sont mariées et non séparées de corps, l'autorisation de leur mari et leur acte de mariage ;

4° En cas de séparation de corps, l'extrait du jugement passé en force de chose jugée ;

5° En cas de dissolution du mariage, l'acte de décès du mari ou l'acte constatant le divorce ;

6° Un certificat de vaccine ;

7° Un certificat de bonne vie et mœurs ;

8° Un extrait du casier judiciaire ;

9° Pour le diplôme de sage-femme de 1re classe, le brevet de capacité élémentaire de l'enseignement primaire.

Pour le diplôme de sage-femme de 2e classe, le certificat obtenu à la suite de l'examen prévu par l'arrêté du 1er août 1879.

Les sages-femmes reçues à l'étranger devront subir les examens prévus au présent décret.

Elles pourront obtenir dispense partielle ou totale de la scolarité.

Le présent décret recevra son effet à partir du 1er octobre 1893.

Cependant les aspirantes au diplôme de sage-femme de 1re classe qui ne seraient pas pourvues du brevet de capacité élémentaire de l'enseignement primaire pourront, pendant une période de trois années, du 1er octobre 1893 au 1er octobre 1896 exclusivement, présenter le certificat obtenu à la suite de l'examen prévu par l'arrêté du 1er août 1879. Les droits à acquitter pour le diplôme de sage-femme s'élèvent à 130 francs.

Le nombre d'élèves sages-femmes reçues pendant l'année scolaire 1898-99 est de 78.

Nombre d'élèves sages-femmes inscrites le 15 octobre 1899, 76.

Chirurgiens-dentistes. — Les études en vue du diplôme de chirurgien-dentiste ont une durée de trois ans.

Les aspirants doivent produire, pour prendre leur première inscription, soit un diplôme de bachelier, soit le certificat d'études prévu par le décret du 30 juillet 1886, modifié par le décret du 23 juillet 1893, soit le certificat d'études primaires supérieures.

Ils subissent, après la douzième inscription, trois examens sur les matières suivantes :

1er *examen*. — Éléments d'anatomie et de physiologie;
Anatomie et physiologie spéciale de la bouche;

2e *examen*. — Éléments de pathologie et de thérapeutique;
Pathologie spéciale de la bouche :
Médicaments ; anesthésiques ;

3e *examen*. — Clinique; affections dentaires et maladies qui y sont liées ; opérations.

Opérations préliminaires à la prothèse dentaire.

Les examens sont subis au siège des facultés et écoles de médecine où l'enseignement dentaire est organisé, devant un jury de trois membres.

Peuvent faire partie du jury des chirurgiens-dentistes et, par mesure transitoire, des dentistes désignés par le Ministre de l'instruction publique.

Le jury est présidé par un professeur de la Faculté de médecine.

Les dentistes inscrits au rôle des patentes du 1er janvier 1892 peuvent postuler le diplôme de chirurgien-dentiste, à la condition de subir les examens prévus par l'article 3 du présent décret.

Les dentistes de nationalité française, inscrits à ce rôle antérieurement au 1er janvier 1889, sont dispensés en outre du premier examen

Les dentistes pourvus, antérieurement au 1er novembre 1893, d'un diplôme délivré par l'une des écoles d'enseignement dentaire existant en France à la date du présent décret, peuvent postuler le diplôme de chirurgien-dentiste, à la seule condition de subir le deuxième examen.

Les dentistes reçus à l'étranger et qui voudront exercer en France seront tenus de subir les examens prévus au présent décret.

Ils pourront obtenir dispense partielle ou totale de la scolarité, après avis du comité consultatif de l'enseignement public.

Les droits à acquitter pour le diplôme de chirurgien-dentiste, s'élèvent à 150 francs.

Nombre de dentistes reçus pendant l'année scolaire 1898-99 : Hommes, 62; femmes, 6.

Nombre d'élèves inscrits le 15 octobre 1899, 125.

Il est peu de villes, en Europe, qui offrent autant de ressources que Paris aux étudiants soucieux de faire des études sérieuses et complètes.

Ce résultat est dû à la multiplicité et à la variété des cours magistraux et conférences de la Faculté; aux travaux pratiques institués dans les laboratoires, annexés à ces cours; à l'enseignement donné dans les hôpitaux et hospices, grâce à une entente entre le Conseil de surveillance de l'Assistance publique et le Conseil de la Faculté, en vue du stage hospitalier, auxquels viennent s'ajouter les cours supérieurs du Collège de France, de l'école des Hautes-Études et du Muséum, diverses conférences faites dans les asiles prisons, etc. Des laboratoires de recherches d'enseignement et des laboratoires de travaux pratiques sont annexés à presque toutes les chaires magistrales.

Les premiers sont destinés aux recherches personnelles du professeur titulaire des chaires, et à l'instruction des élèves qui y sont admis.

Les autres, où se font les travaux pratiques obligatoires, sont fréquentés par tous les élèves, selon les examens à passer. Ils sont ouverts également aux élèves et aux médecins étrangers.

Les droits acquittés par les travailleurs admis dans ces laboratoires varient de 50 à 150 francs par trimestre, suivant les dépenses occasionnées par lesdits travaux.

PERSONNEL DE LA FACULTÉ :

MM.

Doyen . . . . Brouardel.
Assesseur . . . . Potain.
Secrétaire . . . . Pupin.

PROFESSEURS :

MM.

Anatomie . . . . Farabeuf.
Physiologie . . . . Richet.
Physique médicale . . . . . . Gariel.
Chimie organique et chimie miné-
  rale . . . . Gautier.
Histoire naturelle médicale . . Blanchard.
Pathologie et thérapeutique gé-
  nérales . . . . Bouchard.
Pathologie médicale . . . . . Debove, Hutinel.
Pathologie chirurgicale . . . . Lannelongue.
Anatomie pathologique . . . . Cornil.
Histologie . . . . Mathias-Duval.

MM.

Opérations et appareils	Berger.
Pharmacologie et matière médicale	Pouchet.
Thérapeutique.	Landouzy.
Hygiène	Proust.
Médecine légale	Brouardel.
Histoire de la médecine et de la chirurgie.	Brissaud.
Pathologie comparée et expérimentale	Chantemesse.
Clinique médicale	Potain, Jaccoud, Hayem, Dieulafoy.
Clinique chirurgicale.	Duplay, Le Dentu, Tillaux, Terrier.
Clinique d'accouchement. . . .	Pinard, Budin.
Maladies des enfants	Grancher.
Pathologie mentale et maladies de l'encéphale.	Joffroy.
Maladies cutanées et syphilitiques	Fournier.
Maladies du système nerveux. .	Raymond.
Maladies des voies urinaires . .	Guyon.
Ophtalmologie.	Panas.

AGRÉGÉS EN EXERCICE.

MM. Achard, Albarran, André, Bonnaire, Aug. Broca, André Broca, Charrin, Chassevant, Delbet, Desgrez, Dupré, Faure, Gaucher, Gilles de la Tourette, Hartmann, Heim, Langlois, Launois, Leguen, Lejars, Lepage, Marfan, Mauclaire, Ménétrier, Mery, Remy, Roger, Sébileau, Teissier, Thiéry, Thiroloix, Thoinot, Vaquez, Varnier, Wallich, Walther, Widal, Wurtz.

AGRÉGÉS LIBRES.

MM. B. Anger, Ballet, Bar, Blum, G. Bouchardat, Bouilly, Brun, Bucquoy, Campenon, Chauffard, Cruveilhier, Dejerine, De Lanessan, Delens, De Seynes, Duchaussoy, Duguet, Empis, Fauconnier, Fernet, Gilbert, Gley, Grimaux, Guebhard, Guéniot, Hallopeau, Hanriot, Hérard, Humbert, Jalaguier, Kirmisson, Labbé (Léon), Lancereaux, Lécorché, Letulle, Lutz, Marie, Maygrier, Monod, Naquet, Nélaton, Netter, Orfila, Périer, Peyrot, Poirier, Polaillon, Pozzi, Quénu, Reclus, Remy, Rendu, Retterer, Reynier, Ribemont-Dessaignes, Richelot, Ricard, Rigal, Alb. Robin, Schwartz, Marc Sée, Segond père, P. Segond, Troisier, Tuffier, Villejean, Weiss.

L'anatomie est enseignée dans une chaire qui comprenait la physiologie.

Créée par décret du 14 frimaire an III, supprimée en 1822, elle a été rétablie par ordonnance du 2 février 1823 avec l'anatomie seulement.

L'enseignement comprend : un cours magistral fait par M. Farabeuf, professeur, pendant le semestre d'hiver, trois fois par semaine, dans le grand amphithéâtre de la Faculté.

De plus, des conférences d'anatomie sont faites, trois fois par semaine, à l'École pratique par le chef des travaux anatomiques, M. Rieffel.

Les dissections ont lieu à l'École pratique sous la direction du même chef, tous les jours, dans huit pavillons, pouvant contenir chacun quatre-vingt-dix élèves.

L'enseignement est donné dans chaque pavillon par un prosecteur qui fait trois leçons par semaine et trois aides d'anatomie qui font chacun une leçon. En première année ces leçons portent sur l'ostéologie, l'arthrologie, la myologie, l'angéiologie et les rapports des principaux viscères du thorax et de l'abdomen et les régions. En seconde année de dissection, les prosecteurs et les aides d'anatomie enseignent la névrologie et la splanchnologie (au point de vue topographique), l'histologie.

L'enseignement de l'anatomie à l'École pratique de la Faculté est de tout premier ordre. L'émulation qui résulte des concours successifs des moniteurs, de l'adjuvat et du prosectorat ; la nécessité, pour les élèves qui veulent poursuivre leurs études, d'enseigner de bonne heure en même temps qu'ils sont enseignés, tout concourt à leur donner une instruction solide et complète, et en fait des anatomistes et des chirurgiens bien préparés pour l'agrégation.

Il suffira, pour justifier cette appréciation, de citer les noms des chirurgiens et des anatomistes français qui sont sortis de l'École pratique depuis sa création : MM. Roux, Majolin (Jean-Nicolas), Béclard (P.-Aug.), Cloquet (Jules), Cruveilhier, Rayer, Bourgery, Bouvier, Bouillaud, Andral, Blandin, Velpeau, Robert, Huguier, Gerdy, Chassaignac, Jarjavay, Malgaigne, Jobert (de Lamballe), Laugier, Denonvilliers, Nélaton, Demarquay, Giraldès, Voillemier, Follin, Broca, Sappey, Verneuil, etc.

L'amphithéâtre d'anatomie ou amphithéâtre de Clamart (17, rue du Fer-à-Moulin) a été spécialement créé pour les élèves de l'Assistance publique, internes et externes. Sur une demande de la Faculté et après avis conforme du Conseil de surveillance approuvé par le Préfet de la Seine, un arrêté du 24 juillet 1895 a autorisé l'admission d'un certain nombre d'élèves de la Faculté de médecine à cet amphithéâtre. Deux aides d'anatomie et un répétiteur sont attachés à cet amphithéâtre.

Les cours ont lieu tous les jours. 1° le cours d'anatomie topographique est fait par M. Quénu, directeur de l'amphithéâtre ; 2° le cours de physiologie, par M. Robineau ; 3° le cours d'anatomie descriptive, par M. N...; 4° le cours d'histologie, par M. Macaigne.

Le musée d'anatomie normale et pathologique renferme de nombreuses pièces, préparées par les concurrents pour le prosectorat. Conservateur du musée : M. Landel.

Il faut de plus mentionner un cours d'anatomie générale fait par M. Ranvier au Collège de France, le cours d'embryogénie de M. Henneguy au même Collège, le cours d'anatomie comparée fait au Muséum par M. Filhol, le cours d'anthropologie de M. Hamy, aussi au Muséum, et un cours d'anthropologie fait à l'Hôtel de Ville par M. Verneau, dans la série des cours populaires d'enseignement récemment créés par le Conseil municipal.

Physiologie. — La chaire de physiologie a été créée par ordonnance du 2 février 1823. Le titulaire actuel est M. Charles Richet. Le cours magistral a lieu pendant le semestre d'hiver, trois fois par semaine dans le grand amphithéâtre de l'École pratique.

M. Charles Richet passe en revue dans chaque semestre la physiologie presque tout entière, en n'insistant que sur les éléments, pour rendre la science physiologique accessible à tous les étudiants. Il s'efforce de montrer par de nombreux exemples que la médecine et la chirurgie ont leur base dans les sciences expérimentales, anatomie et physiologie, et que nul ne peut être vraiment médecin s'il n'est tant soit peu physiologiste. Les lois de l'organisme malade ne se comprennent que si l'on connaît bien les lois de l'organisme sain.

Pendant le semestre d'été, des conférences de physiologie sont faites par M. Langlois, trois fois par semaine, dans le grand amphithéâtre de l'École pratique.

Le laboratoire de recherches a pour chef M. Langlois, pour chef adjoint M. Héricourt.

Les travaux pratiques ont pour directeur M. Laborde qui fait un cours deux fois par semaine, pendant le semestre d'été, pour les élèves de deuxième année et le préparateur M. Camus en fait un trois fois par semaine pour les élèves de première année.

M. Laborde, lors de la création des travaux pratiques de physiologie, a inauguré un enseignement de la physiologie à l'aide de démonstrations. Les détails de ses leçons sont appuyés d'expériences, grâce à des appareils, instruments et projections.

La physiologie est encore enseignée au Collège de France par M. d'Arsonval, qui a fait son cours cette année sur les lois de l'irritabilité, et par M. Marey, titulaire d'un cours d'histoire naturelle des corps organisés. M. Marey a pour suppléant M. François-Franck, qui a pris pour sujet de ses leçons : l'Expression des émotions à l'état normal et pathologique ; enfin, par un cours fait par M. Soury à l'École des hautes-études, qui étudie au point de vue des doctrines les centres corticaux de la sensibilité spéciale, théorie actuelle des neuromes. Il faut encore citer le cours de physiologie générale fait au Muséum par M. Gréhant, et celui de biologie, fait à l'Hôtel de Ville par M. Retterer, agrégé de la Faculté de médecine.

Physique médicale. — La chaire magistrale de *physique médicale* a été créée par ordonnance du 2 février 1823.

L'enseignement comprend :

1° Un cours magistral fait par le professeur, M. Gariel, pendant le semestre d'hiver, trois fois par semaine, dans l'amphithéâtre de physique et de chimie à la Faculté ;

2° Un laboratoire de recherches ;

3° Des travaux pratiques de physique biologique ont lieu sous la direction de M. Weiss, agrégé, chef des travaux, deux fois par semaine à l'École pratique, pendant le semestre d'hiver et trois fois pendant le semestre d'été. Des conférences de physique biologique sont faites pendant le semestre d'été par M. André Broca, agrégé, trois fois par semaine à l'amphithéâtre de physique et de chimie à la Faculté.

Chimie organique et chimie minérale. — La chaire magistrale de chimie a été créée par décret du 10 décembre 1853, Professeur, M. Armand Gautier ; cours magistral trois fois par semaine pendant le semestre d'été, à l'amphithéâtre de physique et de chimie de la Faculté.

De plus, des conférences de chimie biologique sont faites trois fois par semaine, dans le même amphithéâtre, par M. Desgrez, agrégé pendant le semestre d'hiver.

Enfin les travaux pratiques de chimie biologique ont lieu sous la direction de M. Hanriot, chef des travaux, trois fois par semaine toute l'année à l'École pratique.

L'histoire naturelle médicale, chaire magistrale créée par décret du 14 frimaire an III, professeur M. R. Blanchard, est enseignée pendant le semestre d'été, trois fois par semaine. Ce cours a lieu à l'amphithéâtre et, le plus ordinairement, au laboratoire, en raison des démonstrations qui accompagnent la plupart des leçons. Le laboratoire de parasitologie est situé à l'École pratique de la Faculté de médecine, 15, rue de l'École-de-Médecine ; il comprend une collection très importante de parasites de l'homme et des animaux, de plantes vénéneuses, d'animaux venimeux. C'est également au laboratoire qu'ont lieu en hiver, trois fois par semaine, les exercices pratiques obligatoires de parasitologie. Chef des travaux pratiques : M. le Dr G. Guiart. Préparateurs : MM. M. Borrel, Em. Brumpt et M. Neveu-Lemaire.

La **pathologie et la thérapeutique générale** sont représentées par une chaire magistrale créée en 1831. Le professeur,

M. Bouchard, fait son cours pendant le semestre d'été, trois fois par semaine, dans le petit amphithéâtre de la Faculté. Il a successivement enseigné les maladies par ralentissement de la nutrition, les maladies infectieuses, les microbes pathogènes, les auto-intoxications, etc. Toutes ces leçons ont été publiées. Un laboratoire de recherches est annexé à la chaire. Chef du laboratoire : M. Claude.

La **pathologie médicale** est enseignée dans deux chaires magistrales.

La première chaire (M. Debove, professeur), créée par décret du 14 frimaire an III, supprimée par ordonnance du 21 novembre 1822, a été rétablie par ordonnance du 2 février 1823. Ce cours a lieu pendant le semestre d'hiver, trois fois par semaine, dans le grand amphithéâtre de la Faculté.

La deuxième chaire (M. Hutinel, professeur) a été créée par ordonnance du 2 février 1823. Les leçons ont lieu pendant le semestre d'été, trois fois par semaine, dans le même amphithéâtre.

Des conférences de pathologie générale élémentaire, faites par M. Achard, agrégé, ont lieu trois fois par semaine, pendant le semestre d'hiver, dans le petit amphithéâtre de la Faculté ; et des conférences de pathologie médicale, par M. Roger, agrégé, sont faites trois fois par semaine dans le même amphithéâtre, pendant le semestre d'hiver.

Pathologie chirurgicale. — La première chaire magistrale de pathologie externe a été créée par décret du 14 frimaire an III, et transformée en chaire de clinique des maladies des voies urinaires en 1890. — Une deuxième chaire magistrale a été créée par ordonnance du 2 février 1823, elle a pour titulaire actuel M. Lannelongue, qui fait son cours pendant le semestre d'hiver, trois fois par semaine, dans le laboratoire de pathologie chirurgicale à l'École pratique. Son cours pratique de cette année a été consacré à la chirurgie d'urgence. De plus, des *conférences* sont également faites, trois fois par semaine, dans le grand amphithéâtre de la Faculté, par M. Lejars, agrégé. M. Legueu, agrégé, est chargé, pendant le semestre d'été, d'un *cours complémentaire*, dans le même amphithéâtre. Le laboratoire a pour chef M. Achard, agrégé.

Enfin, des conférences sont faites par M. Faivre, trois fois par semaine, dans le petit amphithéâtre de la Faculté, et par M. Quénu, à Cochin, pour les élèves stagiaires.

L'anatomie pathologique est enseignée : 1° dans une chaire magistrale, suite d'un legs de Dupuytren à la Faculté ; la chaire a été créée en 1855. Le traitement du professeur, une fois prélevé sur le revenu provenant du legs, le reste a été affecté à la fondation du musée qui porte le nom du légataire. Le titulaire actuel de la chaire est M. Cornil, qui fait son cours pendant le semestre d'hiver, deux fois par semaine, au petit amphithéâtre de la Faculté, et une fois à l'École pratique. De plus, les *travaux pratiques d'anatomie pathologique* ont lieu sous la direction de M. Brault, chef des travaux, tous les jours et toute l'année, dans les salles de l'École pratique. Cet enseignement pratique est obligatoire pour tous les élèves. Pendant le semestre d'été, des *conférences* d'anatomie pathologique sont faites par M. Méry, trois fois par semaine, dans le laboratoire des travaux pratiques d'anatomie pathologique et d'autres *conférences* son faites par M. le professeur Cornil à l'Hôtel-Dieu.

Le professeur a divisé les locaux de son laboratoire de façon à y créer un enseignement pratique de la bactériologie, dont les leçons ont été faites par MM. Chantemesse, Widal, et en ce moment par M. Bezançon. Dans une autre partie du laboratoire, M. Gombault fait aussi des cours particuliers d'histologie pathologique.

L'**Histologie** est représentée par une chaire magistrale créée par décret du 19 avril 1862. Charles Robin, le promoteur de l'enseignement de l'histologie en France, a occupé cette chaire depuis sa fondation en 1862, jusqu'en 1885, date de sa mort, et l'on se rappelle encore toutes les difficultés rencontrées par Robin dans son enseignement et l'organisation de son laboratoire d'où sont sortis cependant des travaux originaux d'une grande importance. Outre son labeur considérable personnel, Robin a formé les premiers élèves qui se soient occupés d'histologie à la Faculté de Paris et plusieurs sont devenus des maîtres.

Le titulaire actuel est M. Mathias Duval.

L'enseignement comprend : un cours magistral, fait par le professeur pendant le semestre d'hiver, trois fois par semaine, dans le grand amphithéâtre de la Faculté, et des conférences faites par M. Launois, agrégé, trois fois par semaine, pendant le semestre d'été, dans le petit amphithéâtre.

Les travaux pratiques ont lieu tous les jours à l'École pratique sous la direction de M. Retterer, agrégé, chef des travaux.

Les **opérations et appareils**, ou médecine opératoire. L'enseignement de la médecine opératoire comprend les cours suivants : 1° Enseignement théorique, cours magistral, chaire créée par décret du 14 frimaire an III. Le titulaire, M. Berger, professeur, fait son cours, pendant le semestre d'été, dans le grand amphithéâtre de l'École pratique, trois fois par semaine. Cours élémentaire, par M. Hartmann, agrégé, pendant le semestre d'été, tous les jours à l'École pratique. 2° Enseignement pratique : Travaux obligatoires : Cours et exercices pratiques sur les ligatures, amputations et désarticulations. 3° Travaux facultatifs : Cours et exercices pratiques par séries limitées d'élèves, en dix leçons faites sur des sujets variés de médecine opératoire spéciale.

La **Matière médicale et Pharmacologie** est représentée par une chaire créée le 2 février 1825, sous le nom de chaire de pharmacologie. Elle a été transformée sous son titre actuel par ordonnance du 31 juillet 1896. Le titulaire actuel, M. Pouchet, pour rendre son enseignement profitable, s'est efforcé de le rendre pratique. Il l'a divisé en deux parties. Une partie théorique comprend un cours magistral fait deux fois par semaine, à l'amphithéâtre, pendant le semestre d'hiver ; la deuxième partie consiste en des leçons pratiques, qui ont lieu une fois par semaine pendant toute l'année scolaire. Les élèves y sont appelés à reconnaître et décrire les substances qui font partie du droguier, à apprendre leur action utile et nuisible, enfin à bien formuler. Les conférences du semestre d'été ont pour but la reconnaissance des plantes fraîches. Les élèves sont tous interrogés pendant les leçons.

La **Thérapeutique** est enseignée dans une chaire magistrale, créée par décret du 31 juillet 1896 qui a transformé l'ancienne chaire de Thérapeutique et Matière médicale créée en 1852.

Le professeur, M. Landouzy, fait son cours, pendant le semestre d'hiver, trois fois par semaine, dans le grand amphithéâtre de l'École pratique et, depuis qu'il a pris possession de la chaire, le professeur s'efforce de démontrer que la thérapeutique n'est pas l'art de connaître les médicaments, ainsi qu'on le croit communément, mais bien la science et l'art des médications. Un laboratoire de recherches est annexé à la chaire. Pendant le semestre d'été, des conférences de thérapeutique sont faites par M. Vaquez, agrégé, trois fois par semaine, dans le grand amphithéâtre de la Faculté.

M. Landouzy fait aussi des conférences de séméiologie à l'hôpital Laënnec.

De plus, des conférences pour les stagiaires des hôpitaux sont

faites par MM. Huchard, à l'hôpital Necker et Barbier à l'hôpital
Bichat.

L'**Hygiène** est enseignée dans une chaire magistrale créée
par ordonnance du 2 février 1823. Le professeur actuel,
M. Proust, fait son cours pendant le semestre d'été, trois fois
par semaine, dans le grand amphithéâtre de la Faculté.

De plus, des conférences d'hygiène sont faites trois fois par
semaine dans le laboratoire d'hygiène par M. Wurtz, chef du
laboratoire de chimie, agrégé, pendant le semestre d'hiver. Ce
laboratoire, dont le directeur adjoint est M. Netter, et
M. Bourges, chef du laboratoire de bactériologie, reçoit des
médecins et des élèves qui se livrent à des recherches de
bactériologie appliquée à l'hygiène.

La **Médecine légale** a une chaire magistrale créée par ordonnance du 2 février 1823. Professeur, M. Brouardel.

Appelé comme agrégé à suppléer Tardieu, alors titulaire de
la chaire, et frappé de l'insuffisance de cet enseignement spécial, appuyé par Devergie qui, ancien directeur de la Morgue,
n'avait cessé de réclamer des conférences de médecine légale
pratique, M. Brouardel put obtenir l'établissement de conférences qui furent inaugurées par lui à la Morgue, comme agrégé
chargé de cours, le 9 janvier 1878.

L'enseignement de la médecine légale comprend donc actuellement : 1° Le cours magistral du professeur, qui a lieu deux
fois par semaine pendant le semestre d'été dans le grand amphithéâtre de la Faculté. 2° Des conférences théoriques, faites
trois fois par semaine par M. Thoinot, même amphithéâtre.
3° Des conférences de médecine légale sont faites à la Morgue,
trois fois par semaine : le lundi par M. Descoust, le mercredi
par le professeur M. Brouardel, le vendredi par M. Vibert, chef
du laboratoire d'anatomie pathologique. 4° Des conférences

pratiques faites au laboratoire de toxicologie (installé dans le bâtiment de la Préfecture de police) par MM. Descoust et Vibert.

Histoire de la médecine et de la chirurgie : L'ancienne Faculté de médecine, supprimée en 1795, et ensuite la nouvelle Faculté avaient une chaire d'histoire de la médecine, mais celle-ci avait été définitivement supprimée en 1822. A plusieurs reprises la Faculté demanda, sans succès, le rétablissement de cet enseignement; mais, en 1869, un ancien maître des requêtes au Conseil d'État, M. Salmon de Champotran, laissa par testament à l'État une somme de 150 000 francs pour la fondation d'une chaire d'histoire de la médecine. Le testament émettait le vœu que le choix de la Faculté se portât sur son médecin, le Dr Cusco, agrégé. Cusco déclina cet honneur en faveur de son ami, l'érudit Daremberg, qui, depuis 1864, était chargé d'un cours complémentaire de l'histoire de la médecine du Collège de France. Un décret du 9 mars 1870 rétablit ainsi la chaire de médecine et, le 2 mai, un autre décret nommait Daremberg professeur. Ce n'était que justice : le nouveau titulaire, dont le labeur est considérable, était, sans conteste, en Europe, l'un des plus savants et plus distingués historiens de la médecine.

Le professeur actuel est M. Brissaud ; son cours a lieu trois fois par semaine pendant le semestre d'hiver, dans le petit amphithéâtre de la Faculté.

La Pathologie expérimentale et comparée a une chaire magistrale, créée par décret du 30 janvier 1869, en remplacement de la chaire de médecine comparée, vacante depuis la mort de Rayer, le seul titulaire de cette chaire.

La pathologie expérimentale et comparée, professeur : M. Chantemesse, est enseignée pendant le semestre d'hiver, trois fois par semaine, à l'amphithéâtre du laboratoire de la chaire, à l'École pratique.

Clinique médicale. — L'enseignement clinique, c'est-à-dire l'enseignement fait au lit des malades, est une innovation française qui fait grand honneur à notre pays.

Cet enseignement a été inauguré à l'instigation de Desault, suivant décret du 14 frimaire an III, par une chaire de clinique interne à l'hôpital de la Charité (alors Hospice de l'Unité) avec Corvisart comme professeur, et par une chaire de clinique externe à l'Hôtel-Dieu (alors Hospice de l'Humanité) avec Desault comme professeur. Il existe aujourd'hui quatre chaires magistrales de clinique médicale : à la Charité, professeur : M. Potain; à l'hôpital de la Pitié, professeur : M. Jaccoud ; à l'hôpital Saint-Antoine, professeur : M. Hayem ; à l'Hôtel-Dieu, professeur : M. Dieulafoy. L'amphithéâtre de Corvisart existe encore, ainsi que les anciennes salles de malades que visitait chaque jour ce célèbre médecin.

L'enseignement de chaque chaire de clinique comprend : 1° un cours permanent de clinique ; 2° des travaux de laboratoire.

Un chef de clinique et un chef de clinique adjoint sont attachés à chacune des chaires et un laboratoire est annexé à chaque clinique. Toutefois, le chef de clinique, en cas de permutation, reste à la clinique où il a été nommé, tandis que le chef de laboratoire suit le professeur.

Indépendamment des cours magistraux, des cours annexes de clinique médicale, faits par des agrégés de la Faculté, ont lieu dans les hôpitaux et enfin des conférences au lit des malades et des leçons dans les amphithéâtres, organisées par l'administration de l'Assistance publique, ont lieu aussi dans les hôpitaux, depuis la création du stage hospitalier obligatoire pour tous les étudiants. Des laboratoires dépendant de l'Assistance publique et subventionnés par le Conseil municipal sont annexés à la plupart des services de médecine et de chirurgie.

La **première chaire de clinique médicale** créée par décret
du 14 frimaire an III à l'hôpital de la Charité a été transférée, en
1824, à l'Hôtel-Dieu, où elle se trouve encore aujourd'hui. Le
titulaire actuel est M. Dieulafoy, qui fait son cours deux fois par
semaine à l'amphithéâtre Trousseau. Le chef de clinique, M. Kahn,
et le chef de clinique adjoint, M. Apert, font des leçons de séméiologie deux fois par semaine. L'enseignement au laboratoire,
divisé en plusieurs sections, comprend des démonstrations cliniques et pratiques ; 1° d'anatomie pathologique et bactériolo-
gique, par MM. Jolly et Gandy, chefs de laboratoire ; 2° de
laryngologie, rhinologie et otologie, par M. Bonnier ; 3° d'électrothérapie et radioscopie, par M. Lecaille ; 4° de dermatologie,
par M. Déhu.

La **deuxième chaire de clinique médicale** créée par ordonnance du 2 février 1823 à l'hôpital de la Charité, est toujours
à cet hôpital. Le titulaire actuel est M. Potain qui l'occupe depuis
1886. Il fait son cours deux fois par semaine à l'amphithéâtre
Corvisart. Le chef de clinique est M. Brodier qui donne des leçons
de séméiologie ; chef de clinique adjoint, M. Nobecourt.

Le laboratoire comprend plusieurs sections : 1° travaux chimiques, chef M. Teissier ; 2° travaux de physiologie pathologique,
chef, M. Vaquez ; 3° travaux d'anatomie pathologique, chef,
M. Suchard ; travaux de bactériologie, chef, M. Tessier.

La **troisième chaire de clinique médicale** a été créée par
ordonnance du 2 février 1823 à l'hôpital de la Charité et se
trouve aujourd'hui à Saint-Antoine. Le titulaire actuel est
M. Hayem qui fait son cours deux fois par semaine ; chef de
clinique, M. Thiercelin ; chef de clinique adjoint, M. Hulot.

Le laboratoire est divisé en plusieurs sections : 1° travaux chimiques, chef, M. Wenter ; 2° travaux anatomiques, M. Du Castel ;
3° travaux d'anatomie pathologique, M. Bensaude. — De plus,

M. Dreyer Dufer fait chaque semaine des conférences pratiques d'ophtalmologie en ce qui concerne les maladies des yeux, avec les maladies générales.

La **quatrième chaire de clinique médicale**, créée par ordonnance du 2 février 1825, se trouve en ce moment à la Pitié. Le titulaire actuel est M. Jaccoud qui fait son cours deux fois par semaine. Le chef de clinique est M. Gouget, le chef de clinique adjoint est M. Mangin-Bocquet. Le laboratoire divisé en plusieurs sections comprend des travaux chimiques, chef, M. Fauquez ; des travaux anatomiques, chef, M. Mangin-Bocquet.

En dehors de cet enseignement donné sous la direction des professeurs titulaires des chaires magistrales, des conférences et leçons de clinique médicale destinées à l'instruction des stagiaires sont faites dans les hôpitaux ci-après : à l'Hôtel-Dieu, par M. Legry ; à l'hôpital de la Pitié, par M. Lepage ; à la Charité, par MM. Gouraud, Moutard-Martin et Valmont ; à Saint-Antoine, par MM. Thoinot et Bar ; à Necker, par MM. Rendu, Cuffer et Barth ; à Cochin, par MM. Chauffard et Delpeuch ; à Beaujon, par MM. Fernet, Debove, Troisier et Lacombe ; à Lariboisière, par MM. Duguet, Landrieux, Dreyfus-Brisac, Tapret et Brault ; à Tenon, par MM. Bourcy, Le Gendre, Ménétrier, Duflocq et Launois ; à Laënnec, par MM. Landouzy, Merklen, Barié, Hirtz, Rénon, Paul Claisse et J.-L. Faure ; à Bichat, par MM. Roques, Talamon et Barbier ; à Broussais, par MM. Gilbert et Aettinger ; à Boucicaut, par M. Letulle.

La **clinique des maladies des enfants** a une chaire magistrale créée par décret du 28 décembre 1878. Professeur actuel, M. Grancher. D'abord installée à l'hospice des Enfants assistés en 1879, elle a été transférée à l'hôpital des Enfants malades en janvier 1884.

L'enseignement comprend un cours permanent de clinique fait à l'hôpital par le professeur ou son suppléant. M. Marfan, chargé de cours, deux fois par semaine, et des travaux de laboratoire sous la direction de M. Veillon. Le chef de clinique est M. Zuber, le chef de clinique adjoint, M. Hallé.

M. Grancher a le premier réalisé l'*Antisepsie médicale* dans son service de clinique, ouvert à tant de maladies contagieuses.

De cette idée directrice : que la contagion se fait par les mains, ou les objets souillés, et non par l'air atmosphérique. M. Grancher a déduit un petit nombre de moyens simples et pratiques, permettant de supprimer presque toutes les contagions dans la salle commune.

Avant ces réformes (1885 à 1889). la mortalité par maladie contractée dans le service s'élevait au quart, au tiers même de la mortalité totale. Depuis les réformes (1889), cette cause de mort a été extrêmement réduite, car la contagion des diphtérie, scarlatine, broncho-pneumonie, coqueluche, oreillons, a disparu et la contagion de la rougeole même, toujours si difficile à éviter, a été réduite de moitié.

Pour les pavillons des « Douteux » et de la rougeole, M. Grancher a imaginé des boxes de 2 m. 50 de hauteur à paroi de verre, avec ou sans porte vitrée.

C'est un perfectionnement, mais rien de plus, et qui ne saurait suffire à lui seul pour assurer l'*Antisepsie médicale*. Il faut y ajouter ce qui fait le fond même de la méthode : *a*) la diminution du nombre des contacts avec le malade; *b*) la désinfection rigoureuse de tout objet et des mains souillées par ce contact.

En outre de ce cours magistral. M. Sevestre est chargé officiellement d'un cours annexe d'enseignement pratique du diagnostic et du traitement de la diphtérie; ce cours a lieu tous les jours au même hôpital.

Enfin des conférences et leçons de clinique consacrées aux

maladies de l'enfance, spécialement destinées à l'instruction des stagiaires, sont faites à l'hôpital des Enfants malades, par MM. Descroizilles, Moizard, Comby, Variot, et à Trousseau, par MM. Jonas, Netter, Richard et Guinon.

Les **maladies mentales** sont enseignées dans une chaire magistrale créée par décret du 18 avril 1877, sous le nom de : *clinique de pathologie mentale et des maladies de l'encéphale.* La chaire de clinique des maladies mentales, installée à l'Asile Sainte-Anne en octobre 1879, a pour titulaire actuel M. Joffroy.

L'enseignement comprend le cours magistral du professeur, qui a lieu deux fois par semaine et des travaux de laboratoire dirigés par MM. Serveaux et Dumas.

Les chefs des travaux sont MM. Rabaud pour l'anatomie pathologique ; Sauvineau, pour l'ophtalmologie ; et Gellé, pour l'otologie.

Deux chefs de clinique sont attachés à la chaire, MM. Rogues et Manheimer.

De plus, des conférences sur les maladies mentales sont faites par MM. Jules Voisin, Charpentier, Roubinowitch et Deny, à la Salpêtrière.

La clinique des **maladies cutanées et syphilitiques** a une chaire magistrale créée par décret du 31 décembre 1879. Elle se trouve à l'hôpital Saint-Louis. M. Alfred Fournier, qui occupe cette chaire depuis sa fondation, y fait un cours deux fois par semaine et un enseignement clinique quotidien au lit des malades. Cet enseignement est complété par des travaux de laboratoire, dirigés par M. Gastou, chef du laboratoire, et Cathelineau, chef adjoint. Le chef de clinique est M. Edmond Fournier.

Des conférences sur les maladies de la peau sont faites à

Saint-Louis par M. Gaucher, agrégé, pendant toute l'année, et
d'autres conférences sur les maladies cutanées et syphilitiques,
pour l'instruction des stagiaires, sont faites par MM. Gaucher,
à Saint-Antoine; Hallopeau, Tenneson, Du Castel et Danlos, à
Saint-Louis; Alexandre Regnault et Queyrat à Ricord; Beurmann
et Brocq, à Broca: de plus, par MM. Thibierge, à la Pitié, et
Darier, à La Rochefoucauld, chargés de la consultation des maladies de la peau.

Clinique des maladies du système nerveux. — L'enseignement des maladies du système nerveux est représenté par
une chaire magistrale de clinique, créée par décret du 2 janvier 1882, à laquelle un décret du 30 novembre 1893 a donné
le nom de clinique Charcot, nom du premier titulaire de la
chaire.

Les travaux considérables de l'éminent professeur, une des
illustrations incontestées de la Faculté de Paris, ont élucidé
d'une manière remarquable cette partie de la pathologie. Charcot avait été, de 1866 à 1872, médecin de la Salpêtrière (établissement qui n'a point d'égal en Europe, en ce qui concerne
les maladies nerveuses et mentales, en raison de la quantité de
malades, plus de 4000, répartis dans les différents services de
cet hospice-hôpital), et lorsqu'il y revint en 1882, après avoir
quitté la chaire d'anatomie pathologique pour celle des maladies
du système nerveux, il était bien préparé pour l'enseignement
spécial qu'il devait illustrer.

En dehors de son cours magistral, suivi par de nombreux
élèves et médecins français et étrangers, il créa un service des
consultations, un laboratoire, un musée anatomo-pathologique
des plus remarquables et il devint le chef d'une école qu'on
peut appeler l'École anatomo-clinique de la Salpêtrière. La chaire
de clinique Charcot a pour titulaire actuel le professeur Raymond, qui fait son cours deux fois par semaine.

Le chef de clinique est M. Cestan, qui fait des leçons sur la séméiologie des maladies du système nerveux; le chef des travaux d'anatomie pathologique, M. Philippe, enseigne l'histologie normale et pathologique du système nerveux; M. Huet, chef du laboratoire, enseigne l'électro-diagnostic et électro-thérapique.

Des conférences sur les maladies du système nerveux sont encore faites pour les élèves stagiaires, par MM. Brissaud à l'Hôtel-Dieu; Babinski, à la Pitié; Ballet et Gilles de la Tourette à Saint-Antoine et Déjerine à la Salpêtrière. Ces conférences ont lieu une fois par semaine.

La clinique chirurgicale est enseignée : 1° dans quatre chaires magistrales; 2° dans des cours annexes faits par des agrégés de la Faculté; 3° dans des conférences et leçons au lit du malade et à l'amphithéâtre, par des chirurgiens des hôpitaux pour l'instruction des stagiaires.

La première chaire de clinique chirurgicale a été créée par décret du 14 frimaire, an III, à l'Hôtel-Dieu, où elle se trouve encore aujourd'hui. Le titulaire actuel est M. Duplay. L'enseignement comprend : un cours magistral fait par le professeur deux fois par semaine et des travaux de laboratoire.

Un enseignement complémentaire consiste en conférences : 1° de séméiologie et méthodes d'exploration clinique, par M. Marion, chef de clinique; 2° de gynécologie, séméiologie et méthodes d'exploration, par M. Clado, chef des travaux gynécologiques; 3° conférences et exercices pratiques de bactériologie, d'anatomie et de physiologie pathologiques, par MM. Cazin et Hallion, chefs de laboratoire; 4° d'otologie et de rhinologie, par M. Martha. Ces conférences ont lieu une fois par semaine.

La deuxième chaire de clinique chirurgicale a été créée, par ordonnance du 2 février 1823, à l'hôpital de la Charité, où elle est encore aujourd'hui. Le titulaire actuel est M. Tillaux. L'enseignement comprend : le cours magistral fait par le professeur trois fois par semaine, et des travaux de laboratoire, sous la direction de M. Boix, chef de laboratoire et M. Noé, chef adjoint. Le chef des travaux bactériologiques et chimiques est M. P. Robin ; celui des travaux d'anatomie pathologique est M. Pilliet. Le chef de clinique, M. Riche. dirige deux fois par semaine des expériences de clinique.

La troisième chaire de clinique chirurgicale a été créée par ordonnance du 2 février 1823 à l'hospice de la rue de l'Observance ; passée à l'hôpital des Cliniques en 1834, elle a été transférée à l'hôpital Necker en 1877, où elle est encore. Le titulaire actuel est M. Le Dentu. L'enseignement comprend le cours magistral, fait par le professeur deux fois par semaine, et des travaux de laboratoire. Le chef de laboratoire est M. Petit ; le chef de clinique M. Delbet.

La quatrième chaire de clinique chirurgicale a été créée par ordonnance du 26 mars 1829 à l'hôpital de la Pitié. Le titulaire actuel est M. Terrier. L'enseignement comprend : le cours magistral fait deux fois par semaine, par le professeur ; et des travaux de laboratoire. Le chef du laboratoire est M. Bezançon.

De plus, des *cours annexes* de clinique chirurgicale confiés à des professeurs et agrégés de la Faculté ont lieu, par MM. Lannelongue à l'Hôpital des Enfants ; Berger, à Beaujon ; Reclus, à Laënnec ; Monod et Blum, à Saint-Antoine ; Richelot, à Saint-Louis ; Schwartz et Quénu, à Cochin ; Campenon, à la Charité ; et Kirmisson à Trousseau ; enfin des conférences sont faites par des agrégés et chirurgiens des hôpitaux : MM. Thierry, à la Pitié ; Bazy, à Beaujon ; Peyrot et Reynier, à Lariboisière ; Poirier et Lejars, à Tenon ; Demoulin, à Boucicaut ; Richelot, Ricard et

Legueu, à Saint-Louis; Villemin, aux Enfants Malades ; Segond, à la Salpêtrière.

La **clinique opthalmologique** a une chaire magistrale, confiée à M. le professeur Panas, à l'Hôtel-Dieu, suppléé par M. Delens, agrégé.

L'enseignement comprend : le cours du professeur qui a lieu deux fois par semaine, et des travaux de laboratoire. M. Druault, chef adjoint du laboratoire, fait des conférences pratiques sur l'anatomie normale et pathologique de l'œil, avec pièces et technique micrographiques, et sur la bactériologie clinique de l'œil; M. Terrien, chef de clinique, fait des conférences pratiques sur les rapports de l'ophtalmoscopie avec les maladies générales et sur la chirurgie oculaire. Ces conférences ont lieu trois fois par semaine.

La clinique ophtalmologique est enseignée aussi par M. Sauvineau à Lariboisière.

Clinique des Maladies des voies urinaires. — La chaire magistrale a été créée à l'hôpital Necker par décret du 14 mars 1890. M. Guyon, professeur dès la fondation, a installé le service à ses frais, ainsi que les laboratoires y annexés, musée, bibliothèque, etc. Les instruments nécessaires à l'examen des maladies et aux opérations, ainsi que l'ameublement de tout le service, ont été donnés de même par M. Guyon, qui a voulu que l'Assistance publique soit seule propriétaire.

L'enseignement des maladies des voies urinaires comprend un cours de clinique fait par le professeur deux fois par semaine, et par M. Albarran, agrégé, pendant une partie des vacances, et enfin différents cours pratiques par les chefs de clinique et les chefs de laboratoire. Les travaux de laboratoire sont divisés en deux sections : 1° section de bactériologie et d'histologie, M. Hallé, chef des travaux; 2° section de chimie, chef, M. Chabrié. Le chef de clinique est M. Michon, le chef-adjoint, M. Pasteau.

Indépendamment de cet enseignement, des conférences sont faites par MM. Routier, à Necker; Bazy, à Beaujon et Queyrat, à Ricord.

Accouchements. — L'enseignement des accouchements est largement distribué à Paris :

1° Dans deux cliniques : clinique Tarnier, clinique Baudelocque ;

2° Dans une école externe d'élèves sages-femmes, installée à l'hôpital Beaujon ;

3° Dans neuf services d'accouchements établis dans les hôpitaux. Ces cliniques et services dépendent de la Faculté ;

4° A la Maternité, maison-école pour les élèves sages-femmes seulement, cet établissement dépendant de l'Assistance publique.

1° La **Clinique Tarnier**, rue d'Assas, est la première chaire obstétricale qui a été créée par ordonnance du 2 février 1825, mais elle ne fut installée qu'en 1834 à l'hôpital des Cliniques de la Faculté, place de l'École-de-Médecine, où elle demeura jusqu'en 1881, époque à laquelle elle fut transférée dans le bâtiment qu'elle occupe aujourd'hui. Elle a pris le nom de Tarnier après la mort de ce professeur ; le titulaire actuel est M. Budin, qui lui a succédé. Il fait son cours à l'amphithéâtre, deux fois par semaine, le mardi et le samedi.

Des cours d'accouchement, théoriques et pratiques, complets en trois mois, sont faits pendant toute l'année par MM. Schwab, chef de clinique; Macé, chef de clinique adjoint; Dubrisay et Chavanne, anciens chefs de clinique. Tous les accouchements sont faits par les élèves et dirigés par des moniteurs ; ils font en outre des manœuvres opératoires. — Le chef de laboratoire est M. Galippe.

Du 15 août au 15 octobre un cours complet est fait par MM. les Drs Schwab et Dubrisay.

Clinique Baudelocque, boulevard du Port-Royal, 125. — La deuxième chaire obstétricale a été créée par décret du 26 février 1889, en transformation de la chaire théorique d'accouchements, maladies des femmes en couches et des enfants. Depuis la création, le titulaire de la Clinique Baudelocque est M. Pinard qui fait son cours deux fois par semaine à l'amphithéâtre et la visite tous les jours. L'anatomie obstétricale pathologique est enseignée par M. Varnier, agrégé ; des leçons de gynécologie sont faites par M. Segond ; d'autres de diagnostic obstétrical sont données par M. Paquy, chef de clinique. M. Funck-Brentano est chef du laboratoire.

De plus, deux cours d'accouchements avec manœuvres opératoires ont lieu pendant les vacances, du 15 juillet au 15 septembre. Le premier est fait par M. Potocki, accoucheur des hôpitaux, et par M. Paquy ; le deuxième, par MM. Bouffe de Sainte-Blaise, accoucheur des hôpitaux, et Funck-Brentano.

Un troisième cours clinique et pratique de gynécologie en 18 leçons est fait par M. Baudon, des hôpitaux. Le prix de chaque cours est de 50 francs.

2° **École des élèves sages-femmes externes.** — Sur l'avis émis par le Conseil de surveillance de l'Assistance publique, le Préfet de la Seine, par arrêté en date du 25 mars 1898, a autorisé le rattachement au service spécial d'accouchements de l'hôpital Beaujon, de l'École des sages-femmes externes de la Faculté, précédemment annexée à l'hôpital d'accouchements de la rue d'Assas. Le chef de service est M. Ribemont-Dessaignes, agrégé de la Faculté.

L'enseignement comprend : 1° Un cours de clinique permanent fait par M. Ribemont-Dessaignes de novembre à juillet, trois fois par semaine ; 2° un cours théorique fait par un agrégé pendant la même période ; 3° un cours d'anatomie, de physiologie et de pathologie élémentaire fait par M. Rudaux, chef de clinique, trois fois par semaine pendant toute l'année. La sage-femme en chef, Mlle Lacroute, qui assiste à toutes les leçons, est chargée des répétitions.

Le nombre des élèves est de 60 environ. Pour être nommée sage-femme de 1re classe, il faut avoir le brevet élémentaire d'institutrice : celles qui ne le possèdent pas ne peuvent être reçues que sages-femmes de 2me classe. Ces dernières élèves sont admises à l'École annexe après un examen passé devant le secrétaire de la Faculté et un inspecteur d'académie.

3° A côté de cet enseignement de la Faculté, des leçons de clinique obstétricale sont données par les accoucheurs des hôpitaux : MM. Lepage, à la Pitié; Maygrier, à la Charité; Bar, à Saint-Antoine; Bonnaire, à Lariboisière ; Boissard, à Tenon; Doleris, à Boucicaut ; Champetier de Ribes, à l'Hôtel-Dieu annexe; Auvard, à Saint-Louis ;

4° **Maternité.** — Il n'existait pas d'écoles de sages-femmes au moment de la Révolution. En 1598, les femmes qui voulaient apprendre les accouchements suivaient plus ou moins sérieusement la pratique d'une sage-femme de la ville, puis elles passaient un examen, devant un jury composé d'un médecin, de deux chirurgiens et des deux matrones jurées du Châtelet, ou bien encore elles entraient comme *apprentisses* à l'Hôtel-Dieu. Une déclaration de 1664 confia aux chirurgiens le soin d'instruire les élèves sages-femmes, tout en donnant au doyen de la Faculté la présidence des examens

Enfin, le 11 messidor an X, l'enseignement des accouchements est l'objet de cours faits à la Maternité, boulevard

Port-Royal, 119, école spéciale d'accouchements pour les élèves sages-femmes internes. Cette école ne délivre que le diplôme de 1re classe. Elle n'a pas de places gratuites et n'admet que des élèves payantes ou dont la pension est acquittée par leur département, leur commune, ou une administration hospitalière.

On enseigne aujourd'hui dans cette école :

La théorie et la pratique des accouchements ; la vaccination et les soins à donner aux enfants ; la saignée et les pansements ; les éléments de botanique et de pharmacologie.

Les personnes qui se destinent à la profession de sage-femme sont reçues à cette école depuis l'âge de 18 ans révolus jusqu'à 35 ans.

Le médecin de la maison d'accouchements est chargé de constater, dès l'arrivée des élèves à l'école, si leur constitution doit leur permettre de suivre les cours et de pratiquer les exercices auxquels elles sont astreintes.

Les élèves doivent, pour obtenir leur admission : savoir lire, écrire et orthographier correctement. Elles subissent, dès leur arrivée, un examen destiné à constater leur degré d'instruction sous ce rapport.

Elles doivent produire en se présentant : 1° leur acte de naissance, l'acte de leur mariage, si elles sont mariées, ou, si elles sont veuves, l'acte de décès de leur mari ; 2° un certificat de bonne vie et mœurs délivré par le maire de leur commune ; ce certificat doit énoncer l'état des père et mère de l'élève, et, si elle est mariée, l'état de son mari ; 3° un certificat constatant qu'elles ont été vaccinées ou qu'elles ont eu la petite vérole.

Les femmes mariées ont à produire, en outre, une pièce dûment légalisée, constatant qu'elles sont autorisées par leur mari à embrasser la profession de sage-femme.

Le prix de la pension est fixé, par an, à 1000 francs. Cette pension doit être acquittée par trimestre et d'avance. Le trimestre commencé est dû en entier.

Les élèves payantes ont à verser en entrant :

1° Le montant du premier trimestre de leur
pension . . . .   250 francs
   2° Le prix des livres d'études   42   —
   3° Le prix des instruments indispensables . .   11   —

                                                  303 francs

Quant aux boursières des départements, elles n'ont à verser
que 11 francs, à moins que les frais accessoires n'aient été
laissés à leur charge. Une indemnité de 3 francs par mois leur
est allouée pour les frais de blanchissage.

Les élèves sont logées, nourries, éclairées, chauffées en commun, fournies de linge, de lit, de table et de tabliers. Il n'est
pas exigé de trousseau. L'uniforme se compose d'une robe en
étoffe noire appropriée à la saison, avec nœud de corsage, bleu
pour la première année, rouge pour la seconde, et d'un filet de
tête. Les élèves ne peuvent suivre les cours de l'école moins
d'un an, ni plus de deux ans.

M. Porak, accoucheur en chef, en plus des opérations, fait un
cours théorique de quatre-vingts leçons, et M. Potocki, accoucheur adjoint, un cours de quarante leçons ; le médecin,
M. Charrin, donne vingt leçons sur les maladies des enfants ; les
internes apprennent aux élèves l'anatomie, la physiologie et la
petite chirurgie, et le pharmacien de l'hôpital, les règles de
l'antisepsie. Mlle Hénault, sage-femme en chef, et ses aides suivent les leçons et les répètent aux élèves. Le service permanent
est assuré par groupes de vingt-quatre élèves.

Laryngologie, rhinologie et otologie. — L'enseignement
des maladies du larynx, du nez et des oreilles est l'objet d'un
cours complémentaire, soumis au renouvellement actuel. Il a été
institué à la Faculté par arrêté du 3 juillet 1896 et siège depuis

le 1ᵉʳ novembre 1898 dans les locaux de l'École pratique. Le chargé de cours est depuis l'origine M. Castex.

Le cours a lieu trois fois par semaine, et des exercices pratiques ont lieu tous les jours.

Les maladies du larynx, du nez et des oreilles sont aussi enseignées dans des conférences faites pour les stagiaires, dans deux services spéciaux d'oto-rhino-laryngologie, existant l'un à Lariboisière, l'autre à Saint-Antoine.

Le service d'oto-rhino-laryngologie de l'hôpital Lariboisière a été créé en 1872. Le chef de service actuel est M. Gouguenheim.

L'enseignement clinique est donné tous les jours aux médecins et aux élèves inscrits à la clinique. Trois fois par semaine : examen des malades atteints d'affections du larynx, du pharynx et du nez, et petites interventions ne nécessitant pas l'hospitalisation ; deux fois par semaine : examen des malades porteurs de lésions auriculaires ; une fois par semaine : grandes opérations ; chirurgie du larynx, du nez et de l'oreille. Les démonstrations cliniques sont faites tous les matins par le chef de service et son assistant. Les élèves sont exercés à la technique spéciale sous la direction de l'assistant et de l'interne de service.[1]

La salle d'opérations, la chambre noire, les appareils de stérilisation et d'éclairage sont très bien installés.

L'établissement d'un **service d'oto-rhino-laryngologie** à l'hôpital Saint-Antoine (chef de service, M. Lermoyez) a été voté par le Conseil municipal le 31 décembre 1897 et ouvert le 1ᵉʳ mars 1898. L'enseignement comprend : un cours théorique, des opérations de petite chirurgie et des opérations de grande chirurgie. Ces cours et opérations ont lieu, chacun, une fois par semaine. Le malade est interrogé par l'assistant ; celui-ci fait un triage suivant les cas faciles et difficiles, réserve les derniers pour le chef et pour lui, répartit les autres parmi les aides, suivant leur compétence.

Toutes les grosses opérations sont pratiquées par le chef ou l'assistant; les pansements sont pour la plupart laissés aux élèves. Ce service est fort bien installé.

La **gynécologie** qui n'a point de chaire magistrale est l'objet de leçons dans les services de clinique chirurgicale indiqués plus haut et fait aussi le sujet de conférences faites par MM. Siredey à Saint-Antoine, Bazy à Beaujon. De plus un enseignement complet est fait bénévolement par M. le Dʳ Pozzi dans son service de l'hôpital Broca (annexe Pascal), nouvellement reconstruit avec tous les perfectionnements modernes de l'hygiène hospitalière, Il comprend 66 lits de femmes, dont 8 d'accouchements.

M. Pozzi a institué un enseignement de la gynécologie clinique, opératoire, anatomo-pathologique, avec l'aide de ses assistants et de son chef de laboratoire. Trois fois par an, un cours de trois mois a lieu dans l'amphithéâtre de service. Il comprend : une leçon clinique, une fois par semaine; — deux leçons théoriques de pathologie gynécologique, deux fois par semaine; — une leçon de démonstrations histologiques par M. le Dʳ Latteux, une fois par semaine.

Un grand nombre de médecins français et étrangers fréquentent ces leçons. Toute la gynécologie y est passée en revue en 25 leçons.

Conférences et cours libres. — En dehors des matières enseignées que nous venons d'énumérer nous devons signaler un certain nombre de conférences, faites à l'hôpital par des médecins des hôpitaux, après entente avec l'Assistance publique, sur des sujets de pathologie qu'ils ont étudiés plus particulièrement; ainsi les maladies des voies digestives sont l'objet de conférences faites pendant le semestre d'été, à l'hôpital Andral, par M. Mathieu ; les maladies respiratoires sont aussi l'objet de conférences faites par M. Faisans à l'Hôtel-Dieu, et par M. Galliard à Saint-Antoine ; les maladies du cœur sont enseignées à Laënnec, par M. Barié. Enfin la sémiologie est l'objet de conférences spéciales faites par M. Siredey à Saint-Antoine et par MM. Barié et Merklen, à Laënnec ; M. Barié donne au même hôpital des leçons de bactériologie ; M. Cuffer fait à Necker des leçons de microbiologie.

De plus, il faut également citer le cours libre que fait depuis trois ans, sur les maladies chroniques, M. Pierre Marie, agrégé, pendant le semestre d'été, dans le petit amphithéâtre de la Faculté. Ce cours comprend les maladies des vieillards, celles de la nutrition, les maladies du système nerveux. Il utilise ainsi les matériaux riches et variés de son service à Bicêtre, trop éloigné pour que les étudiants puissent le suivre régulièrement. Il présente des malades, des pièces anatomiques, des dessins et projections.

MUSÉES, COLLECTIONS, BIBLIOTHÈQUE.

Musée Dupuytren. — Le musée d'anatomie pathologique a été créé par ordonnance du 20 juillet 1835 à la suite d'un legs de Dupuytren affectant une somme de 70000 francs à la création de ce musée.

Il contenait en 1882, d'après le catalogue dressé alors par son conservateur le Dr Houel, 7000 pièces environ. Plus de mille pièces nouvelles sont venues s'y ajouter depuis.

Le catalogue de Houel (Paris, volumes), très intéressant à consulter en raison des descriptions anatomiques et des renseignements cliniques qu'il renferme, classait les pièces suivant les maladies. Un nouveau catalogue sur fiches, — où l'on a con-

servé les numéros anciens, — les classe maintenant par régions.
C'est du reste suivant cet ordre que les pièces sont disposées
aujourd'hui dans les vitrines du musée.

Les collections s'enrichissent soit par les dons faits directement au musée, soit grâce aux pièces qu'on apporte à la Société
anatomique, où abondent tant de faits intéressants, et que le
conservateur demande aux présentateurs de vouloir bien
laisser.

Une annexe comprenant une salle d'histologie (salle Pilliet)
vient d'être ouverte. Dans cette salle, un microscope et environ
dix mille préparations histologiques, relatives à l'anatomie normale ou comparée, à l'histologie pathologique, sont à la disposition des travailleurs.

Le conservateur actuel est M. Legry, préparateur de la Faculté.
Le musée est ouvert tous les jours, sauf les dimanches et fêtes,
de midi à 5 heures, aux docteurs et aux étudiants, ainsi qu'aux
étrangers munis d'une carte délivrée par le conservateur.

Le **Musée Orfila**, anciennement Musée d'anatomie comparée,
a été formé dès 1795, à l'aide des collections provenant du Collège et de l'Académie de chirurgie, et de l'ancienne Faculté de
Paris. Augmenté de dons successifs, surtout sous le décanat
d'Orfila qui à sa mort lui laissa une somme de 60 000 francs, il
a reçu le nom de ce savant, en vertu d'un arrêté ministériel du
2 décembre 1847. Il ne renferme pas moins de 6000 articles,
parmi lesquels : une collection de pièces sèches d'anatomie topographique provenant des concours du prosectorat ; une collection
d'injections lymphatiques donnée par le professeur Sappey ; des
coupes du système nerveux exécutées par Sappey et Duval ; des
pièces d'anatomie comparée parmi lesquelles une collection de
pièces concernant l'organe de l'ouïe chez les petits mammifères,
donnée par le Dr Hyrtl. Par suite de la réfection des bâtiments
de la Faculté, ce musée est en voie de réorganisation.

Collection d'appareils et d'instruments. — Une collection importante d'appareils et d'instruments de chirurgie, anciens et nouveaux, a été séparée du musée Orfila, et se trouve placée maintenant à l'École pratique, sous la direction du professeur de la chaire d'opérations et appareils, M. Berger. La collection s'élève environ à 3000 articles.

MUSÉE D'HYGIÈNE

Le **Musée d'hygiène**, fondé en 1887, est au 2e étage de l'École pratique, 21, rue de l'École-de-Médecine. Il renferme un grand nombre de modèles d'appareils sanitaires pour les vidanges, les égouts, l'évacuation des matières usées, le chauffage, l'éclairage, la ventilation, la désinfection, la filtration de l'eau, etc. On y voit aussi quelques plans muraux ou en relief d'hôpitaux (Montpellier, Épernay). Sur les murs sont encore accrochés des tableaux représentant le cowpox, le horsepox, la maison salubre et insalubre, le captage des eaux de la Vanne, l'utilisation agricole des eaux d'égout, etc.

L'hygiène scolaire y est représentée par différents modèles de tables et de sièges pour écoliers ; l'hygiène professionnelle, par les masques et les lunettes du Dr Détourbe, des produits de la verrerie Appert, des collections de matières colorantes, de produits chimiques, etc. ; l'hygiène alimentaire, par des échantillons de café, de cacao, de farines, de légumineuses, etc.

Malheureusement ce musée n'est alimenté par aucun budget spécial, et il ne peut s'enrichir que par des dons particuliers des constructeurs et des inventeurs ; et il faut souhaiter l'augmentation de ses conditions car, bien aménagé et tenu au courant des progrès sanitaires, il pourrait rendre les plus grands services pour l'enseignement de l'hygiène pratique. Le Musée d'hygiène est placé dans les attributions du titulaire de la chaire

d'hygiène, M. Proust; le conservateur est M. Deschamps. Il est
ouvert les mardis, jeudis et samedis de 2 à 5 heures.

Collection d'instruments de physiologie. — Une collection
intéressante d'instruments, destinés aux études physiologiques,
a été donnée à la Faculté par M. Verdin, constructeur d'instruments de précision. Cette collection installée à l'École pratique
est visible avec une autorisation donnée par M. Verdin.

BIBLIOTHÈQUE

La Bibliothèque de la Faculté de médecine a été formée avec
les collections de l'ancienne Faculté, de l'ancien Collège et Académie de chirurgie et de l'ancienne Société royale de médecine;
elle s'alimente à l'aide de dons particuliers, d'un petit nombre
d'ouvrages provenant du depôt légal, des publications des administrations publiques, et surtout d'une somme qui lui est allouée
sur le budget de l'École.

Elle compte actuellement 130 000 volumes (non compris les
thèses et dissertations françaises), savoir, ouvrages divers : environ 50 000, faisant 75 000 volumes ; périodiques (journaux et
annuaires) environ 5000 périodiques, faisant 55 000 volumes.
— Le nombre de thèses et dissertations françaises et étrangères
est d'environ 110 000.

La Bibliothèque renferme une collection de manuscrits des
plus remarquables, parmi lesquels les commentaires de l'ancienne Faculté de médecine depuis 1396 jusqu'à 1792.

100 898 lecteurs ont fréquenté la Bibliothèque pendant l'année scolaire 1898-1899. 146 500 volumes ont été communiqués
sur place, 3146 ont été prêtés à l'extérieur.

La Bibliothèque est ouverte à tous les étudiants munis de leur
arte d'immatriculation, et aux médecins français et étrangers

porteurs d'une carte délivrée au secrétariat de la Faculté. Le bibliothécaire est M. Louis Hahn ; les bibliothécaires adjoints : MM. Girault et Lucien Hahn.

PRIX DE LA FACULTÉ DE MÉDECINE

Prix Corvisart. — Les élèves qui désirent concourir pour ce prix devront, au commencement de chaque année, se faire inscrire à cet effet dans l'une des cliniques internes. Le professeur désignera un ou plusieurs numéros de lits, et l'élève devra recueillir les observations de tous les malades qui y sont successivement admis, et répondre à une question de médecine pratique. Le manuscrit devra être déposé le 15 octobre de chaque année au secrétariat de la Faculté sans désignation du nom de l'auteur. Prix : médaille de vermeil et 400 francs.

Prix Montyon. — Ce prix consiste en une somme de 700 francs, accordée à l'auteur du meilleur ouvrage sur les maladies prédominantes dans l'année précédente, et sur les moyens de les guérir. Les mémoires devront être déposés avant le 15 octobre de chaque année.

Prix Barbier (Baron). — La Faculté décerne tous les ans un prix de 2000 francs à la personne qui a inventé une opération, des instruments, des bandages, des appareils ou autres moyens mécaniques reconnus d'une utilité générale et supérieurs à tout ce qui a été employé et imaginé précédemment. Les travaux et les objets doivent être déposés avant le 15 octobre de chaque année.

Prix Châtauvillard (Comtesse de, née Sabatier). — Ce prix, d'une valeur de 2000 francs, est décerné chaque année, par la Faculté de médecine, au meilleur travail sur les sciences médicales, imprimé du 1er janvier au 31 décembre de l'année précédente. Les ouvrages destinés à ce concours doivent être écrits en français (les thèses et dissertations inaugurales sont admises au concours). Ils sont reçus du 1er janvier au 31 décembre de l'année qui suit leur publication.

Legs du baron de Trémont. — Ce legs consiste en une somme annuelle de 1000 francs destinée en faveur d'un étudiant distingué et sans fortune. Les candidats doivent se faire inscrire avant le 1er septembre de chaque année. Ils devront produire : une demande et toutes les pièces de nature à faire connaître leur situation de fortune et celle de leur famille.

Donation Faucher. — Mme Alexandra-Sophie Wolowska, veuve de M. Léon Joseph Faucher, a fait don à la Faculté de médecine, d'une rente de 1200 francs destinée à couvrir de leurs frais de scolarité et d'impression de la thèse deux étudiants français et deux étudiants polonais. Les candidats devront déposer, avant le 1er septembre de chaque année : une demande et les pièces de nature à faire connaître leur situation de fortune et celle de leur famille.

Prix Lacaze. — Ce prix, d'une valeur de 10000 francs, est accordé, tous les deux ans, au meilleur ouvrage sur la phtisie et sur la fièvre typhoïde, et ainsi de suite alternativement et à perpétuité.

Legs Jeunesse. — Ce legs est constitué : 1° par une somme de 1500 francs, pour un prix annuel, destiné au meilleur ouvrage relatif à l'hygiène; 2° par une somme de 750 francs, pour la fondation d'un prix biennal destiné au meilleur travail relatif à l'histologie. Les mémoires doivent être déposés avant le 15 octobre, 5 heures.

Prix Saintour. — Ce prix est de 3000 francs et annuel. Le sujet est désigné chaque année par la Faculté. Les mémoires doivent être adressés avant le 15 octobre, sans désignation du nom de l'auteur.

Prix Béhier. — Mme Vve Béhier a légué à la Faculté de médecine une somme pour la fondation d'un prix biennal de 1800 francs, qui sera décerné à l'auteur du meilleur travail sur une question de pathologie, posée par la Faculté. Les ouvrages devront être déposés avant le 15 octobre, 4 heures, sans désignation du nom d'auteur.

Prix Charles Legroux. — Mme Vve Legroux a fait don à la Faculté de médecine d'une somme de 10 000 francs pour la fondation d'un prix qui doit être donné, tous les cinq ans, au meilleur travail sur le diabète, ses causes et son traitement. Les mémoires doivent être déposés avant le 15 octobre 1902.

Legs de Barkow. — Mme de Barkow, née Guibert, a fait un legs à l'Université, dont le revenu annuel, 3000 francs, est destiné à l'entretien des bourses pour aider des jeunes gens pauvres à faire de bonnes études et à s'ouvrir, par ce moyen, une carrière honorable. Les candidats devront adresser une demande et toutes les pièces de nature à éclairer la Faculté, sur leur position de fortune et celle de leur famille, avant le 1er septembre.

Legs Pelrin. — M. et Mme Pelrin ont institué, en mémoire de Charles Pelrin, leur fils, des bourses destinées à assurer à des étudiants peu aisés le bienfait de l'enseignement supérieur. Les conditions du legs sont : 1° être bachelier ès sciences ou ès lettres; 2° être d'une conduite régulière et honnête; 5° annoncer des aptitudes pour l'enseignement supérieur;

4° appartenir à une famille peu aisée, domiciliée à Paris, depuis cinq ans au moins. Les candidats doivent adresser une demande, le 1er septembre, avec toutes les pièces destinées à éclairer la Faculté sur leur situation de fortune et celle de leur famille.

Thèses récompensées. — La Faculté, après avoir examiné les thèses soutenues devant elle dans le cours de l'année scolaire, désigne à M. le ministre celles qui paraissent dignes d'une récompense (médaille d'argent, de bronze, mention honorable). Sont seules admises au concours les thèses ayant obtenu les notes : *extrêmement satisfait et très satisfait.*

BOURSES DU DOCTORAT

Les demandes de bourses doivent être déposées par les candidats, avant le 15 octobre de chaque année, au siège de l'Académie. Elles doivent spécifier la Faculté à laquelle les candidats désirent être attachés. Ils doivent produire à l'appui de leur demande :

1° Leur acte de naissance ; 2° leurs diplômes dans les sciences et dans les lettres ; 5° une note revêtue de leur signature et indiquant la profession de leur père, la demeure de leur famille, l'établissement ou les établissements dans lesquels ils ont fait leurs études, le lieu ou les lieux qu'ils ont habités depuis leur sortie desdits établissements ; 4° un certificat du ou des établissements constatant, avec une appréciation du caractère et de l'aptitude du candidat, l'indication des succès qu'il a obtenus dans le cours de ses classes et des renseignements sur la situation de fortune de sa famille (art. 3 de l'arrêté du 15 novembre 1879).

DISPOSITIONS PARTICULIÈRES.

Les bourses de première, deuxième, troisième et quatrième

année sont obtenues aux conditions ci-après, suivant le régime d'études auquel appartient le candidat.

Première année. — Les candidats qui justifient de la mention *Bien* au baccalauréat de l'enseignement secondaire classique (lettres-philosophie) et d'un minimum de 75 points au certificat d'études physiques, chimiques et naturelles, pourront obtenir une bourse de doctorat en médecine de première année.

Deuxième année. — Sont admis à concourir les candidats pourvus de 4 inscriptions, qui ont obtenu un minimum de 75 points à l'examen du certificat d'études physiques, chimiques et naturelles et qui justifient de leur assiduité aux travaux pratiques de première année. L'épreuve consiste en une composition d'anatomie (ostéologie, arthrologie, myologie, angiologie (arr. du 9 janvier 1896).

Troisième année. — Sont admis à concourir les candidats pourvus de 8 inscriptions, qui ont subi avec la note *Bien* le premier examen probatoire.

L'épreuve consiste :

1° En une composition d'anatomie (névrologie, splanchnologie) ;

2° En une composition d'histologie.

Quatrième année. — Sont admis à concourir les candidats pourvus de 12 inscriptions, qui ont subi avec la note *Bien* le deuxième examen probatoire.

L'épreuve consiste :

1° En une composition de physiologie ;

2° En une composition de chirurgie.

Bourses municipales. — En dehors des bourses de doctorat accordées par le ministre de l'Instruction publique, le Conseil municipal a voté une subvention annuelle de 6000 francs accordée à la Faculté de Paris pour bourses d'études et bourses de voyages à l'étranger.

Les demandes doivent être déposées, avant le 15 novembre de chaque année, au secrétariat de la Faculté de médecine.

Les *bourses d'études* ont pour objet de venir en aide aux jeunes gens qui n'ont pas les ressources nécessaires pour développer leur instruction.

Elles sont réservées, en principe, à des élèves ayant subi les cours de la Faculté depuis un an au moins et ayant obtenu des notes satisfaisantes aux examens de l'année précédente ; exceptionnellement, une fraction de bourse pourra être accordée à des élèves de première année.

Les bourses ou fractions de bourses sont accordées pour un an par le Conseil municipal, sur la proposition de la Faculté, après avis du préfet. Elles pourront être renouvelées.

Les *bourses de voyages* se divisent en bourses de voyages d'études, accordées aux aspirants au doctorat, et en bourses de voyages de recherches, accordées, sur le vu d'un programme, aux docteurs reçus depuis moins de quatre ans.

Les unes et les autres sont accordées, sur la proposition de la Faculté et sur l'avis du préfet de la Seine, par le Conseil municipal, qui en fixe le montant.

Au retour de leur voyage, les titulaires d'une bourse de voyage de recherches doivent consigner, dans un rapport, les résultats de leurs études sur les matières du programme arrêté par le Conseil municipal.

Les titulaires de bourses de voyages d'études devront également adresser un rapport sur leurs travaux. Ces rapports seront transmis au Conseil municipal avec les observations de la Faculté.

SERVICE DE SANTÉ MILITAIRE

LOI du 16 mars 1882 sur l'administration de l'armée modifiée par la loi du 1ᵉʳ juillet 1889, portant autonomie complète du service militaire de santé[1].

Art. 16. — « Les directeurs du service de santé dans les corps d'armée, ainsi que les chefs du service de santé dans les hôpitaux, ambulances et établissements pharmaceutiques, sont pris parmi les membres du corps de santé militaire.

« Les rapports de ces fonctionnaires entre eux, et avec le commandement et les autres services sont réglés par les articles qui précèdent.

« Ils ont, en ce qui concerne l'exécution du service de santé, autorité sur tout le personnel militaire et civil, attaché d'une manière permanente ou temporaire à leur service. Ils donnent des ordres, en conséquence, aux pharmaciens, aux officiers d'administration et aux infirmiers des hôpitaux et ambulances, ainsi qu'aux troupes des équipages militaires, et aux hommes de troupe momentanément détachés auprès d'eux pour assurer le service de santé. Les infirmiers et les hommes de troupe ainsi détachés relèvent de leurs chefs de corps respectifs en ce qui concerne l'administration, la police et la discipline intérieures du corps.

« Les prescriptions du directeur ou des chefs du service de santé sont exécutoires par le personnel chargé de la gestion dans la limite des règlements et des tarifs.

« Ils peuvent, dans les cas urgents, prescrire sous leur responsabilité, même pécuniaire, des dépenses non prévues par les règlements; mais, en ce cas, ils donnent leurs ordres par écrit, et en préviennent immédiatement le commandement. »

17. — Les pharmaciens et officiers d'administration chargés d'exécuter les ordres du directeur ou des chefs du service de santé peuvent être rendus pécuniairement responsables du montant des dépenses non

---

1. Les dispositions de la loi de 1889 sont guillemetées. Les articles non cités concernent l'administration et non la médecine.

prévues par les règlements, pour lesquelles l'ordre écrit susmentionné ne leur aurait pas été délivré.

18. — Les directeurs du service de santé, dans les corps d'armée, ordonnancent toutes les dépenses de ce service. Ces directeurs, ainsi que les médecins chefs de service, vérifient la gestion en deniers et en matières des pharmaciens et officiers d'administration placés sous leurs ordres. Ils leur donnent directement des instructions pour la bonne tenue des écritures et l'observation des lois et règlements sur la comptabilité.

Le service de santé est également chargé, sous l'autorité du commandement, d'assurer la fourniture du matériel et des approvisionnements nécessaires aux hôpitaux et aux ambulances.

19. — Dans les corps de troupes, le chef du service de santé n'exerce son autorité qu'au point de vue technique, en ce qui concerne l'hygiène et la science médicale. L'action administrative appartient au personnel chargé de l'administration intérieure des corps de troupes, ainsi qu'il est dit ci-après.

20. — L'organisation du service spécial et distinct de santé, auprès du ministre de la Guerre, en conformité de la présente loi sera réglée par un décret.

Service de santé.

57. — Le corps de santé militaire comprend des médecins et des pharmaciens.

Il y a une hiérarchie propre, savoir :

Médecin ou pharmacien aide-major de 2e classe :

Médecin ou pharmacien aide-major de 1re classe ;

Médecin ou pharmacien major de 2e classe ;

Médecin ou pharmacien major de 1re classe ;

Médecin ou pharmacien principal de 2e classe ;

Médecin ou pharmacien principal de 1re classe :

Médecin ou pharmacien-inspecteur ;

Médecin-inspecteur général.

Ces grades correspondent à ceux de la hiérarchie militaire, savoir ·

Médecin ou pharmacien aide-major de 2ᵉ classe, à celui de sous-
lieutenant ;

Médecin ou pharmacien aide-major de 1ʳᵉ classe, à celui de lieutenant ;

Médecin ou pharmacien-major de 2ᵉ classe, à celui de capitaine ;

Médecin ou pharmacien-major de 1ʳᵉ classe, à celui de chef de
bataillon ;

Médecin ou pharmacien principal de 2ᵉ classe, à celui de lieutenant-
colonel ;

Médecin ou pharmacien principal de 1ʳᵉ classe, à celui de colonel ;

Médecin ou pharmacien-inspecteur, à celui de général de brigade ;

Médecin-inspecteur général, à celui de général de division.

Cette correspondance de grades ne modifie point la situation, dans la
hiérarchie générale et dans le service, qui est faite aux membres du
corps de santé. Les médecins et pharmaciens militaires jouissent des
bénéfices de la loi du 19 mai 1834, sur l'état des officiers. Le cadre
constitutif du corps est fixé conformément aux tableaux F et G annexés
à la présente loi.

58. — Les médecins et pharmaciens aides-majors de 2ᵉ classe se
recrutent parmi les élèves du service de santé militaire. Leur position,
au point de vue de leurs obligations du service militaire, est réglée par
les lois sur le recrutement.

59. — En cas de mobilisation, le cadre du corps de santé militaire
est complété par des médecins et pharmaciens de réserve et de l'armée
territoriale, qui rempliront les conditions spécifiées par un règlement
ministériel.

40. — Il est créé, auprès du ministre de la Guerre, un comité technique de santé, composé de médecins-inspecteurs et du pharmacien-
inspecteur.

SECTIONS D'INFIRMIERS ET TROUPES D'ADMINISTRATION.

41. — Les sections d'infirmiers militaires sont au nombre de 25.
Le ministre détermine, d'après les besoins de chaque corps d'armée,
les effectifs et les cadres de chaque section. Les sections sont com-

mundées et administrées par un officier d'administration de leur service.

En ce qui concerne la police et la discipline intérieures des corps, les sections d'infirmiers militaires sont placées sous l'autorité supérieure des médecins militaires, chefs du service de santé.

Les sous-officiers des sections d'infirmiers concourent pour l'admission à l'École militaire d'infanterie de Saint-Maixent.

DÉCRET *du 25 mars 1852, relatif à l'organisation du corps de santé de l'armée de terre.*

Il ne reste de ce décret que la partie mise à jour relative aux conditions de l'avancement et aux pensions de retraite.

CONDITIONS DE L'AVANCEMENT.

Art. 21, modifié par le décret du 25 avril 1859.

FIXATION NORMALE DU TEMPS D'ANCIENNETÉ.

Les médecins et pharmaciens aides-majors de 2e classe passent à la 1re classe après deux années de services effectifs.

Nul ne peut être nommé major de 2e classe s'il n'a servi au moins deux ans dans le grade d'aide-major de 1re classe.

Nul ne peut être nommé major de 1re classe s'il n'a servi au moins quatre ans dans le grade de major de 2e classe.

Nul ne peut être nommé principal de 2e classe s'il n'a servi au moins trois ans dans le grade de major de 1re classe.

Nul ne peut être nommé principal de 1re classe s'il n'a servi au moins deux ans dans le grade de principal de 2e classe.

Nul ne peut être nommé inspecteur s'il n'a servi au moins trois ans dans le grade de principal de 1re classe.

L'ancienneté, pour l'avancement aux divers grades de la hiérarchie des officiers de santé, est déterminée selon les prescriptions des articles 15, 16 et 17 de la loi du 14 avril 1852 sur l'avancement dans l'armée.

FIXATION EXCEPTIONNELLE DU TEMPS D'ANCIENNETÉ.

Le temps d'ancienneté exigé pour passer d'un grade à un autre pourra être réduit de moitié à la guerre ou dans les colonies.

Il ne pourra être dérogé aux conditions d'ancienneté imposées par le présent article, pour passer d'un grade à un autre, si ce n'est :

1° Pour acte de dévouement ou de courage dûment justifié et mis à l'ordre du jour de l'armée ou de la division;

2° Lorsqu'il ne sera pas possible de pourvoir autrement au remplacement des vacances.

ART. 22. — AVANCEMENT AU GRADE DE MAJOR DE 2ᵉ CLASSE.

Les deux premiers tiers des emplois vacants dans le grade de major de 2ᵉ classe sont attribués au tour de l'ancienneté. Le dernier tiers de ces emplois est attribué au tour du choix.

AVANCEMENT AU GRADE DE MAJOR DE 1ʳᵉ CLASSE.

La moitié des emplois vacants dans le grade de major de 1ʳᵉ classe est attribuée au tour de l'ancienneté. L'autre moitié de ces emplois est attribuée au tour du choix.

AVANCEMENT AUX GRADES SUPÉRIEURS A CELUI DE MAJOR DE 1ʳᵉ CLASSE.

La totalité des emplois vacants dans les grades de médecin et de pharmacien principal des deux classes et dans celui de médecin et de pharmacien-inspecteur est attribuée au tour de choix.

ÉCOLE D'APPLICATION DU SERVICE DE SANTÉ MILITAIRE

DÉCRET du 29 octobre 1898 portant réorganisation de l'École d'application du service de santé militaire.

TITRE Iᵉʳ. — INSTITUTION DE L'ÉCOLE.

Art. 1ᵉʳ. — L'École d'application du service de santé militaire est

instituée pour donner aux médecins aides-majors de 2ᵉ classe élèves et
aux médecins et pharmaciens stagiaires, l'instruction professionnelle
militaire spéciale, théorique et pratique, nécessaire pour remplir dans
'armée les obligations de services qui incombent au corps de santé
militaire.

TITRE II. — PERSONNEL DE L'ÉCOLE.

2. — L'état-major de l'École sera composé de :

Un médecin-inspecteur, directeur ; un médecin principal de 1ʳᵉ classe,
sous-directeur ; un médecin-major de 1ʳᵉ classe, major ; un médecin-
major de 1ʳᵉ classe, bibliothécaire et conservateur des collections ;
trois médecins-majors de 2ᵉ classe ou aides-majors de 1ʳᵉ classe, surveillants ; un officier d'administration de 1ʳᵉ classe, comptable du
matériel et trésorier.

3. — Le directeur est nommé par décret, sur la proposition du
ministre de la Guerre.

4. — Le sous-directeur et les autres officiers attachés à l'École
sont nommés par décision ministérielle. Le bibliothécaire et conservateur des collections peut être pris parmi les médecins-majors de
1ʳᵉ classe en retraite. Les médecins aides-majors de 1ʳᵉ classe ne peuvent être nommés surveillants qu'après deux années d'ancienneté dans
leur grade.

5. — L'autorité du directeur de l'École s'exerce sur tout le personnel et sur toutes les parties du service : police, discipline, instruction et administration. Il correspond directement avec le ministre. Il
est tenu de résider à l'École.

6. — L'hôpital militaire du Val-de-Grâce est rattaché comme hôpital
d'instruction à l'École d'application du service de santé militaire.

En conséquence, le directeur de l'École exerce sur cet hôpital l'action
d'un directeur du service de santé de corps d'armée, telle qu'elle est
définie par l'article 12 du décret du 25 novembre 1889, portant
règlement sur le service de santé à l'intérieur, sauf les modifications
ci-après spécifiées. En qualité de directeur de l'hôpital d'instruction,
il est, pour ce service spécial seulement, sous les ordres du général
gouverneur militaire de Paris.

Le directeur de l'École correspond directement avec le ministre pour
toutes les affaires relatives à l'École, ainsi qu'il a été dit à l'article 5 ;
en principe, la correspondance pour les affaires de l'hôpital est directe

entre le gouverneur militaire de Paris et le directeur de l'École et *vice versa*. Toutefois, s'il le juge utile pour l'unité et la facilité du service, le gouverneur militaire de Paris peut transmettre ses instructions ou ses ordres généraux relatifs à l'hôpital d'instruction au directeur de l'École par l'intermédiaire du directeur du service de santé du gouvernement militaire de Paris, qui les adresse alors par bordereau au directeur de l'École. Ces deux hauts fonctionnaires correspondent librement entre eux.

Le directeur de l'École adresse au directeur du service de santé du gouvernement militaire de Paris :

1° Tous les renseignements utiles à la prophylaxie des épidémies, à l'hygiène ou à la santé des troupes qui sont logées dans les casernements envoyant leurs malades à l'hôpital d'instruction ; 2° les éléments de la statistique médicale mensuelle et annuelle ; 3° les pièces relatives au traitement par les eaux minérales.

Les deux directeurs règlent d'un commun accord toutes les questions ayant trait aux évacuations des malades des divers hôpitaux du gouvernement militaire de Paris sur l'hôpital du Val-de-Grâce, et réciproquement ; aux convocations du personnel de l'hôpital ou de l'École du Val-de-Grâce, pour le service de la place de Paris ; à la répartition et aux mutations des infirmiers militaires de l'hôpital ; à l'utilisation de la buanderie du Val-de-Grâce pour les autres hôpitaux du gouvernement militaire de Paris ; à la cession auxdits hôpitaux des fruits récoltés dans les jardins du Val-de-Grâce ; aux diverses adjudications, et en général à toutes les affaires intéressant à la fois la direction de l'hôpital d'instruction et la direction du service de santé du gouvernement militaire de Paris.

Le directeur du service de santé du gouvernement militaire de Paris a le droit de visiter les militaires hospitalisés à l'hôpital du Val-de-Grâce, et provenant des établissements et casernes dudit gouvernement, toutes les fois qu'il le juge nécessaire dans l'intérêt de l'hygiène des troupes et de la prophylaxie des épidémies.

Il peut, dans ces circonstances, à charge de prévenir le directeur de l'École, se faire accompagner par le médecin-chef de l'hôpital d'instruction ; mais, en aucune circonstance, il n'a à intervenir dans le service intérieur de cet établissement. Il lui est loisible, également en prévenant le directeur de l'École, de convoquer le médecin-chef pour toute conférence à laquelle il estimera utile la présence de cet officier supérieur.

En cas de mobilisation, l'hôpital d'instruction passe sous l'autorité du médecin-inspecteur, membre du comité de défense du camp retranché.

7. — Le sous-directeur est en même temps médecin-chef de l'hôpital militaire du Val-de-Grâce. Il est l'intermédiaire du directeur de l'École dans toutes les parties du service. Il est chargé de la police, de la discipline et du maintien de l'ordre dans l'École. Le personnel de l'École est sous ses ordres immédiats et sous sa surveillance directe. Il tient le registre du personnel. Il remplace le directeur absent. Il n'est chargé d'aucun enseignement particulier. Il est directeur des études et, à ce titre, a le contrôle général sur tout ce qui concerne l'enseignement des travaux pratiques. En cas d'absence, il est remplacé par le médecin principal le plus élevé en grade ou le plus ancien dans le grade supérieur. Le sous-directeur est médecin-chef de l'hôpital militaire du Val-de-Grâce, considéré comme hôpital d'instruction et rattaché à l'École, ainsi qu'il a été dit au précédent article.

Ses attributions, comme médecin-chef, sont déterminées par le décret du 23 novembre 1889 sur le service de santé à l'intérieur. Il adresse toute sa correspondance, notamment celle prévue aux articles 146 et 148 de ce même décret, au directeur de l'École, ainsi que la statistique médicale. Il rend compte au directeur de l'École de tous les faits intéressant l'hygiène et la santé des troupes du gouvernement militaire de Paris. Il prend les ordres du directeur pour tout ce qui a trait à ses relations éventuelles avec le directeur du service de santé du gouvernement militaire de Paris. Néanmoins, pour tout ce qui concerne le travail afférent à la mobilisation du camp retranché de Paris, le médecin-chef de l'hôpital du Val-de-Grâce relève exclusivement, dès le temps de paix, du directeur du service de santé du gouvernement militaire de Paris et il correspond directement avec lui à cette occasion spéciale.

Les professeurs et professeurs agrégés sont les médecins traitants de l'hôpital du Val-de-Grâce. Le médecin-chef prend les ordres du directeur pour la répartition des diverses divisions de malades entre eux, selon les besoins de l'enseignement et les nécessités du service extérieur. Aucune modification n'est apportée aux dispositions définissant le fonctionnement des services pharmaceutique et administratif, sous l'autorité du médecin-chef de l'hôpital d'instruction, ni à celles relatives aux infirmiers militaires, ni à la situation des médecins, pharmaciens et officiers d'administration ne faisant pas partie du cadre de l'École.

8. — Le major, l'officier d'administration, le bibliothécaire et les surveillants exercent leurs fonctions conformément aux règlements sur l'administration et la comptabilité des écoles et sur le service intérieur de l'École. Le major peut, en outre, être chargé d'un service de malades à l'hôpital du Val-de-Grâce, et de conférences à l'intérieur de l'École, etc., selon les ordres du directeur.

9. — Le personnel de l'enseignement comprend des professeurs et des professeurs agrégés répartis comme il suit :

1° Un professeur et un agrégé. — Maladies et épidémies des armées ; 2° un professeur et un agrégé. — Chirurgie d'armée (blessures de guerre) ; 3° un professeur et un agrégé. — Anatomie chirurgicale ; opérations et appareils ; 4° un professeur et un agrégé. — Diagnostic chirurgical spécial (yeux, oreilles, larynx, dents) ; manœuvres d'ambulance, pansements et appareils en campagne ; 5° un professeur et un agrégé. — Hygiène ; 6° un professeur et un agrégé. — Médecine légale ; législation, administration et service de santé militaires ; 7° un professeur et un agrégé. — Chimie appliquée aux expertises de l'armée et toxicologie.

L'agrégé de chimie, outre ses fonctions auprès du professeur de chimie, est mis à la disposition du professeur d'hygiène pour les démonstrations et les manipulations de physique et de chimie nécessaires pour l'enseignement pratique de l'hygiène.

Les professeurs sont choisis parmi les anciens agrégés ou les agrégés en exercice. Ils sont nommés par le ministre sur des listes de trois candidats dressées, l'une par le conseil de perfectionnement de l'École, l'autre par le Comité consultatif de santé. Ils doivent être du grade de major de 1re classe au moins et de principal de 1re classe au plus. La durée des fonctions de professeur ne peut excéder dix ans.

10. — Les professeurs agrégés sont nommés au concours. Les majors de 1re et de 2e classe sont seuls admis à concourir. La durée des fonctions de professeur agrégé est fixée à cinq ans.

11. — Le petit état-major de l'École est composé de : un adjudant-élève d'administration ; un sergent infirmier de visite ; cinq sergents d'infirmiers commis aux écritures ; un sergent maître d'armes ; sept caporaux infirmiers de 1re ou 2e classe.

12. — Les agents subalternes civils sont nommés par le directeur de l'École sur l'approbation du ministre. Ils comprennent : un aide de laboratoire ; un concierge de l'hôtel de la Direction.

TITRE III. — CONSEILS.

13. — Il est établi à l'École : 1° un conseil de perfectionnement ;
2° un conseil d'administration ; 3° un conseil de discipline. Le conseil
de perfectionnement est composé du directeur de l'École, président ; du
sous-directeur de l'École, directeur des études, et des professeurs ; un
agrégé, désigné chaque année par le directeur, remplit les fonctions de
secrétaire. Le conseil se réunit chaque fois que le directeur de l'École
le convoque et au moins deux fois par an. Il émet son avis motivé sur
tous les objets soumis à ses délibérations sur la proposition du président ou d'un des membres, dans l'intérêt des études. Si ses délibérations l'amènent à proposer des modifications dans les programmes ou
dans l'emploi du temps, les procès-verbaux des séances sont annexés
aux demandes conformes adressées par le directeur de l'École au
ministre.

14. — Le conseil d'administration se compose : du directeur de
l'École, président ; du sous-directeur ; d'un médecin professeur ; du
major rapporteur ; de l'officier d'administration trésorier et comptable
du matériel. Le médecin professeur est désigné chaque année par le
directeur, qui le choisit alternativement parmi les deux plus anciens
professeurs. Les attributions du conseil d'administration sont définies
par les règlements sur l'administration et la comptabilité des Écoles
militaires.

15. — Le conseil de discipline est composé : du directeur de
l'École, président ; du sous-directeur de l'École ; d'un professeur désigné chaque année par le directeur ; de deux médecins principaux ou
majors de la garnison désignés chaque année par le ministre. Le conseil de discipline est chargé de provoquer toutes les mesures nécessaires au maintien de l'ordre.

Le stagiaire qui aura commis une faute assez grave pour encourir le
renvoi de l'École, paraîtra devant le conseil de discipline. Le ministre
de la Guerre statuera sur les propositions de renvoi, qui devront toujours être accompagnées d'un avis motivé du conseil. Le médecin aide-
major de 2e classe élève appelé pour le même motif à comparaître
devant le conseil de discipline, sera l'objet, s'il y a lieu, et selon le cas,
d'une proposition de mise en non-activité ou de réforme.

16. — En cas de désordres graves, de manifestations quelconques
ou de fautes collectives, le ministre prendra, d'après les rapports du

directeur de l'École, telles mesures qu'il jugera convenable dans l'intérêt de la discipline.

17. — Tout élève de l'École du service de santé militaire reçu docteur en médecine est admis de plein droit à l'École d'application le 1er février; il est nommé à cette date au grade de médecin aide-major de 2e classe et pourvu de l'emploi de médecin aide-major de 2e classe élève; l'École peut recevoir aussi à la même époque, en qualité de médecins ou pharmaciens stagiaires, les docteurs en médecine et les pharmaciens de 1re classe qui sont directement admis, après concours, en exécution de l'article 4 de la loi du 14 décembre 1888.

Pendant leur séjour à l'École d'application, le classement par ordre de mérite des médecins aides-majors de 2e classe élèves et des médecins stagiaires, est déterminé par les examens bimestriels. Le classement par ordre de mérite des pharmaciens stagiaires est déterminé par les examens bimestriels. Les cours de l'École d'application commencent le 1er février; ils durent neuf mois.

18. — Les diverses branches de l'enseignement sont déterminées par des programmes. Ces programmes et le tableau de l'emploi du temps sont soumis à l'approbation du ministre par le directeur de l'École.

19. — Le règlement sur le service intérieur de l'École sera présenté par le directeur à l'approbation du ministre; aucune modification ultérieure n'y pourra être apportée sans une autorisation ministérielle préalable.

20. — L'École sera inspectée chaque année par le médecin-inspecteur général, conformément aux instructions ministérielles.

21. — A partir de leur nomination, les médecins aides-majors de 2e classe élèves et les stagiaires (médecins et pharmaciens) reçoivent les allocations déterminées par les tarifs de solde; il leur est attribué une indemnité de première mise d'équipement.

22. — Ils sont soumis, à l'intérieur de l'École, à des interrogatoires et à des épreuves pratiques qui donnent lieu à des notes permettant d'établir tous les deux mois un classement qui est transmis au ministre.

23. — Les examens de sortie sont passés devant un jury spécial,

présidé par le médecin-inspecteur général, ou par un médecin-inspecteur, et subdivisé en trois sections : médicale, chirurgicale et pharmaceutique, présidées respectivement par le médecin-inspecteur général, le médecin-inspecteur, directeur de l'École, et le pharmacien-inspecteur.

Le jury de médecine et celui de chirurgie sont formés par les professeurs de l'École auxquels sont adjoints, dans chaque spécialité, deux membres étrangers à l'École et du grade de médecin principal ou major de 1re classe. Le jury pharmaceutique sera composé du pharmacien professeur et d'un pharmacien principal ou major étranger à l'École.

Les trois sections fonctionnent simultanément.

Tous les membres du jury sont nommés par le ministre ; les juges étrangers à l'École le sont sur la proposition du comité technique de santé. Des professeurs agrégés en exercice sont désignés comme juges suppléants. Les séances du concours sont publiques.

Le classement par ordre de mérite des médecins aides-majors de 2e classe élèves et des médecins stagiaires, ainsi que celui des pharmaciens stagiaires, est arrêté en assemblée générale des membres du jury d'examen et des membres du conseil de perfectionnement de l'École, sous la présidence du président général du jury. Ce classement est défini par la combinaison des notes obtenues aux examens de sortie avec celles des classements bimestriels.

24. — Les médecins aides-majors de 2e classe élèves qui ont subi avec succès les épreuves de l'examen de sortie, prennent rang sur la liste d'ancienneté dans le grade de médecin aide-major de 2e classe d'après leur numéro de classement audit examen.

Les stagiaires (médecins ou pharmaciens) qui ont subi avec succès les mêmes épreuves, quittent l'École le 1er novembre avec le grade de médecin ou pharmacien aide-major de 2e classe ; ils prennent rang entre eux et à cette date sur la liste d'ancienneté, d'après leur classement de sortie.

25. — Les médecins aides-majors de 2e classe élèves et les stagiaires qui n'ont pas obtenu à l'examen de sortie la moyenne des points déterminée par le règlement sur le service intérieur de l'École, peuvent être autorisés par le ministre, sur la proposition du jury, à redoubler leurs neuf mois d'études.

Ils concourent dans ce cas avec la promotion suivante. S'ils ont satisfait à l'examen de sortie, l'ancienneté dans le grade d'aide-major de

2e classe devient pour les médecins aides-majors de 2e classe élèves la même que celle des aides-majors de 2e classe élèves de cette promotion; les stagiaires prennent rang dans le grade d'aide-major de 2e classe avec les stagiaires de ladite promotion.

Dans le cas où l'autorisation de redoubler les neuf mois d'études n'est pas accordée, les médecins aides-majors de 2e classe élèves sont mis en non-activité. Ils peuvent être autorisés à subir de nouveau des examens de sortie en même temps que les aides-majors élèves d'une promotion suivante : s'ils satisfont à ces examens, ils sont rappelés à l'activité et prennent rang à la suite des aides-majors élèves de cette promotion et entre eux, s'il y a lieu, d'après les règles générales établies pour le classement.

Les stagiaires (médecins et pharmaciens), à qui l'autorisation de redoubler le stage n'est pas accordée, sont licenciés de l'École et restent d'ailleurs soumis aux obligations imposées par la loi sur le recrutement.

26. — L'autorisation de redoubler les neuf mois d'études ne peut être accordée qu'une seule fois aux aides-majors élèves et aux médecins et pharmaciens stagiaires.

27. — Tout stagiaire licencié de l'École est tenu au remboursement du montant des sommes payées à lui ou pour lui par le département de la Guerre. (Médecin stagiaire, indemnité de première mise d'équipement; pharmacien stagiaire, indemnité de première mise d'équipement et frais de scolarité payés pour lui par l'administration de la Guerre et d'indemnités touchées avant l'entrée à l'École d'application du service de santé militaire.)

Il en est de même si, nommé médecin ou pharmacien aide-major de 2e classe, il quitte, sauf dans le cas de réforme pour infirmités, le service de santé militaire avant d'avoir accompli son engagement sexennal.

Les médecins militaires provenant de l'École du service de santé militaire qui quitteraient, sauf dans le cas de réforme pour infirmités, le service de santé militaire avant d'avoir accompli leur engagement sexennal, sont tenus au remboursement du montant des frais de scolarité payés pour eux par l'administration de la Guerre, et, s'ils ont été boursiers à l'École de Lyon, au payement du montant des frais de pension et de trousseau, ainsi qu'au remboursement de l'indemnité de première mise d'équipement.

TITRE V. — DISPOSITIONS GÉNÉRALES.

28. — Toutes les dispositions contraires au présent décret sont et demeurent abrogées.

LOI du 25 décembre 1888 ayant pour but la réorganisation d'une École du service de santé militaire.

Art. 1er. — Il est créé une École du service de santé militaire, dont le siège sera ultérieurement désigné par un décret.

2. — La date de l'ouverture de l'École et les conditions requises des jeunes gens pour y être admis seront déterminées par décrets et décisions du ministre de la Guerre.

3. — Au sortir de l'École du service de santé militaire, les élèves de cette école, pourvus du diplôme de docteur en médecine et remplissant, en outre, les autres conditions spécifiées par les règlements ministériels, entreront de droit à l'École d'application de médecine et de pharmacie militaires (Val-de-Grâce).

4. — L'École d'application de médecine et de pharmacie militaires du Val-de-Grâce continuera à recevoir, comme par le passé, outre les élèves sortis de l'École de médecine militaire, et dans une proportion déterminée par le ministre de la Guerre, des docteurs en médecine et des pharmaciens de 1re classe, à condition que les uns et les autres n'aient pas dépassé les limites d'âge fixées par les règlements et aient subi avec succès les épreuves de concours dont le ministre de la Guerre arrête les programmes.

Les jeunes gens ainsi admis à l'École d'application de médecine et de pharmacie militaires contracteront, comme les élèves de l'École du service de santé militaire, l'engagement de servir, au moins pendant six ans, dans le corps de santé, à partir de leur promotion au grade d'aide-major de 2e classe.

DÉCRET du 25 décembre 1888 portant création de l'École du service de santé militaire.

TITRE Ier. — INSTITUTION DE L'ÉCOLE DU SERVICE DE SANTÉ MILITAIRE.

Art. 1er. — Il est créé à Lyon une École du service de santé militaire.

2. — Cette École est instituée près de la Faculté de médecine de Lyon. Elle a pour objet : 1° d'assurer le recrutement des médecins de l'armée ; 2° de seconder les études universitaires des élèves du service de santé, et 3° de donner à ces élèves l'éducation militaire jusqu'à leur passage à l'École d'application de médecine et de pharmacie militaires (Val-de-Grâce).

3. — Les élèves se recrutent parmi les étudiants en médecine, dans les conditions indiquées au titre II du présent décret. Ils reçoivent à l'École l'instruction définie au titre IV.

4. — Aucun élève ne peut être autorisé à redoubler une année d'études, à moins que des circonstances graves ne lui aient occasionné une suspension forcée de travail pendant plus de deux mois.

5. — Tout élève qui aura subi, à un même examen de la Faculté ou de l'École, deux échecs successifs, est exclu de l'École. Le conseil de discipline donne son avis, le ministre statue.

6. — Sauf le cas où il en aurait été renvoyé pour indiscipline ou inconduite, l'élève qui a cessé de faire partie de l'École peut y être admis de nouveau par voie de concours, s'il remplit encore les conditions générales d'admission.

7. — Lorsque les élèves sont pourvus du diplôme de docteur en médecine et remplissent, du reste, les conditions déterminées par les décisions ministérielles, ils passent de droit à l'École d'application de médecine et de pharmacie militaires (Val-de-Grâce).

8. — Le jour où ils sont promus médecins aides-majors de 2e classe, il leur est attribué cinq ans de service à titre d'études.

TITRE II. — MODE ET CONDITIONS D'ADMISSION DES ÉLÈVES.

9. — Nul n'est admis à l'École du service de santé que par voie de concours. Le concours est public et a lieu tous les ans. Le ministre de la Guerre en détermine les conditions ; chaque année, il en arrête le programme et en fixe l'époque. L'arrêté du ministre est rendu public avant le 1er avril. Le jury du concours est composé d'un médecin-inspecteur, président, de deux médecins principaux ou majors de 1re classe et, s'il y a lieu, de membres appartenant à l'Université. Le président et les membres du jury sont annuellement désignés par le ministre de la Guerre.

10. — Nul ne peut être admis au concours s'il n'a préalablement justifié : 1° qu'il est Français ou naturalisé Français ; 2° qu'il a eu

dix-sept ans au moins et vingt-deux ans au plus le 1er janvier de l'année du concours. Néanmoins, les sous-officiers, caporaux ou brigadiers et soldats des corps de l'armée, âgés de plus de vingt-deux ans et qui auront accompli au 1er juillet de l'année du concours six mois de service réel et effectif, sont admis à concourir, pourvu qu'ils n'aient pas dépassé l'âge de vingt-cinq ans à cette même date et qu'ils soient encore sous les drapeaux au moment du commencement des compositions; 3° qu'il a été vacciné avec succès ou qu'il a eu la petite vérole; 4° qu'il est robuste, bien constitué et qu'il n'est atteint d'aucune maladie ou infirmité susceptible de le rendre impropre au service militaire; 5° qu'il est pourvu du diplôme de bachelier ès lettres et du diplôme de bachelier ès sciences complet ou restreint pour la partie mathématique, ainsi que du nombre d'inscriptions à une Faculté de médecine, ou à une école de plein exercice, ou à une école préparatoire et d'examens probatoires déterminés par le ministre de la Guerre.

Toutes ces conditions sont de rigueur et aucune dérogation ne peut être autorisée.

11. — Chaque année, à l'époque déterminée par la décision ministérielle fixant le programme des épreuves, les candidats auront à requérir leur inscription sur une liste ouverte à cet effet dans les bureaux des directeurs du service de santé des corps d'armée, gouvernements militaires, divisions (Algérie), brigade (Tunisie).

Après la clôture définitive des examens, le jury établit la liste des candidats en les classant par ordre de mérite, d'après l'ensemble des points obtenus. Le président du jury adresse cette liste, avec les procès-verbaux des séances, au ministre, qui nomme aux emplois d'élèves de l'École du service de santé militaire.

12. — Le prix de la pension est de 1000 francs par an. Celui du trousseau est déterminé chaque année par le ministre de la Guerre; les livres et les instruments nécessaires aux études des élèves leur sont fournis par l'État et sont comptés dans le prix du trousseau.

Des bourses et des demi-bourses peuvent être accordées aux élèves qui ont préalablement fait constater, dans les formes prescrites, l'insuffisance des ressources de leur famille pour leur entretien à l'École. Les bourses et les demi-bourses sont accordées par le ministre de la Guerre, sur la proposition du conseil d'administration de l'École.

13. — Il peut être alloué, sur la proposition du même conseil, à

chaque boursier ou demi-boursier, un trousseau ou un demi-trousseau.

14. — Les différents droits de scolarité et d'examen sont payés par le ministre de la Guerre, conformément aux règlements universitaires.

15. — Les élèves démissionnaires ou exclus de l'École sont tenus au remboursement des frais de scolarité et, s'ils ont été boursiers, au payement du montant des frais de pension et de trousseau avancés par l'administration de la Guerre.

16. — Les élèves non militaires doivent contracter un engagement régulier avant leur entrée à l'École, s'ils sont âgés de plus de dix-huit ans ou dès qu'ils auront atteint cet âge.

Les élèves dont le temps de service expirera pendant leur séjour à l'École seront tenus de contracter un engagement.

Tous les élèves contractent, en outre, à leur entrée à l'École, l'engagement de servir au moins pendant six ans dans le corps de santé de l'armée active, à partir de leur promotion au grade de médecin aide-major de 2e classe.

17. — A leur arrivée à l'École, les élèves sont soumis à une visite médicale; ils ne sont définitivement admis que s'ils sont déclarés aptes au service militaire. Si l'élève est jugé inapte au service militaire, il est renvoyé devant la commission spéciale de réforme, qui statue.

Titre III. — Personnel de l'École.

18. — Le personnel de l'École du service de santé militaire comprend :

1° L'état-major de l'École, formé d'officiers du corps de santé et d'officiers d'administration des hôpitaux.

Tous ces officiers sont du cadre actif.

2° Un petit état-major.

La composition et les attributions de ce personnel sont définies par le présent titre.

19. — L'état-major de l'École comprend :

Un médecin-inspecteur ou médecin principal de 1re classe, directeur; un médecin principal ou major de 1re classe, sous-directeur; un médecin-major de 1re classe, major; six médecins-majors de 2e ou de 1re classe, répétiteurs; cinq médecins aides-majors de 1re classe, ou majors de 2e classe, surveillants des élèves; un officier d'administration de 1re ou de 2e classe des hôpitaux, comptable du matériel et trésorier ; un officier d'administration adjoint de 1re ou de 2e classe des hôpitaux, adjoint à l'officier-comptable.

20. — Des professeurs civils peuvent être attachés à l'École pour l'enseignement des belles-lettres, arts et langues étrangères.

21. — Le *petit état-major* de l'École comprend : sept adjudants sous-officiers (dont un vaguemestre) ; deux adjudants-élèves d'administration des hôpitaux ; un sergent maître d'escrime ; un sergent concierge ; deux sergents et quatre caporaux employés pour le service administratif et dans les bureaux ; un caporal infirmier de visite ; dix soldats (dont trois au moins ouvriers en bois ou en fer) employés pour le service administratif et dans les bureaux ; deux soldats infirmiers de visite ; deux clairons ; le nombre de soldats-ordonnances nécessaires pour les officiers de l'École.

22. — Le directeur est nommé par décret, sur la proposition du ministre de la Guerre.

23. — Le sous-directeur, tous les officiers et les professeurs civils de belles-lettres, arts et langues étrangères, attachés à l'École, sont nommés par le ministre de la Guerre.

24. — Le directeur a autorité sur tout le personnel et sur toutes les parties du service de l'École.

Il a les prérogatives et pouvoirs disciplinaires d'un général commandant d'École. Il exerce sur l'hôpital Desgenettes, qui est annexé à l'École comme hôpital d'instruction, l'action d'un directeur du service de santé de corps d'armée, telle qu'elle est définie par l'article 12 du décret du 28 décembre 1885, portant règlement sur le service de santé à l'intérieur, sauf les modifications ci-après spécifiées. En qualité de directeur de l'hôpital d'instruction, il est, pour ce service spécial seulement, sous les ordres du général gouverneur militaire de Lyon.

Le directeur de l'École correspond directement avec le ministre pour toutes les affaires relatives à l'École.

En principe, la correspondance pour les affaires de l'hôpital est directe entre le gouverneur militaire de Lyon et le directeur de l'École et *vice versa*. Toutefois, s'il le juge utile pour l'unité et la facilité du service, le gouverneur militaire de Lyon peut transmettre ses instructions ou ses ordres généraux relatifs à l'hôpital d'instruction au directeur de l'École par l'intermédiaire du directeur du service de santé du gouvernement militaire de Lyon, qui les adresse alors par bordereau au directeur de l'école. Ces deux hauts fonctionnaires correspondent librement entre eux.

Le directeur de l'école adresse au directeur du service de santé du gouvernement militaire : 1° tous les renseignements utiles à la prophylaxie des épidémies, à l'hygiène ou à la santé des troupes qui sont logées dans les casernements envoyant leurs malades à l'hôpital d'instruction ; 2° les éléments de la statistique médicale mensuelle et annuelle, et 3° les pièces relatives au traitement par les eaux minérales.

Les deux directeurs règlent, d'un commun accord, toutes les questions ayant trait aux évacuations des malades des divers hôpitaux du gouvernement militaire de Lyon sur l'hôpital d'instruction et, réciproquement, aux convocations du personnel de l'hôpital d'instruction ou de l'école pour le service de la place de Lyon, à la répartition et aux mutations des infirmiers militaires de l'hôpital et, en général, à toutes les affaires intéressant à la fois la direction de l'hôpital d'instruction et la direction du service de santé du gouvernement militaire de Lyon.

25. — Le directeur du service de santé du gouvernement militaire de Lyon a le droit de visiter les militaires hospitalisés à l'hôpital d'instruction et provenant des casernes ou établissements dudit gouvernement, toutes les fois qu'il le juge nécessaire dans l'intérêt de l'hygiène des troupes et de la prophylaxie des épidémies.

Il peut, dans ces circonstances, à charge de prévenir le directeur de l'école, se faire accompagner par le médecin-chef de l'hôpital d'instruction ; mais, en aucune circonstance, il n'a à intervenir dans le service intérieur de cet établissement.

Il lui est loisible également, en prévenant le directeur de l'école, de convoquer le médecin-chef pour toute conférence à laquelle il estimera utile la présence de cet officier supérieur.

En cas de mobilisation, l'hôpital d'instruction passe sous l'autorité du directeur du service de santé du camp retranché de Lyon.

26. — Le sous-directeur est l'intermédiaire du directeur dans toutes les parties du service. Il est directeur des études et, à ce titre, a le contrôle général sur tout ce qui concerne l'enseignement. Il exerce, sous l'autorité du directeur, la surveillance des études scientifiques, de l'instruction spéciale et militaire, de la police et de la discipline. Tout le personnel militaire et civil de l'école est sous ses ordres immédiats et sous sa surveillance directe. Il tient le registre du personnel.

En cas d'absence du directeur, il le remplace dans toutes ses fonctions et dans la présidence de tous les conseils.

27. — Il est médecin-chef de l'hôpital d'instruction ci-dessus dénommé.

Ses attributions, comme médecin-chef, sont déterminées par le décret du 28 décembre 1885, sur le service de santé à l'intérieur.

Il adresse toute sa correspondance, notamment celle prévue aux articles 146 et 148 de ce même décret, au directeur de l'école, ainsi que la statistique médicale ; il rend compte au directeur de l'école de tous les faits intéressant l'hygiène et la santé des troupes du gouvernement militaire de Lyon. Il prend les ordres du directeur pour tout ce qui a trait à ses relations éventuelles avec le directeur du service de santé du gouvernement militaire de Lyon.

Néanmoins, pour tout ce qui concerne le travail afférent à la mobilisation du camp retranché de Lyon, le médecin-chef de l'hôpital d'instruction relève exclusivement, dès le temps de paix, du directeur du service de santé du gouvernement militaire de Lyon.

Aucune modification n'est apportée aux dispositions définissant le fonctionnement des services pharmaceutique et administratif sous l'autorité du médecin-chef de l'hôpital d'instruction, ni à celles relatives aux infirmiers militaires, ni à la situation des médecins, pharmaciens et officiers d'administration ne faisant pas partie du cadre de l'École, tel qu'il est établi par le présent décret.

28. — En cas d'absence, le sous-directeur est suppléé dans son service d'école par le médecin le plus élevé en grade ou le plus ancien dans le grade immédiatement inférieur. En cas d'empêchement, il est suppléé dans son service d'hôpital par un des médecins de l'école désigné par le directeur de l'école.

29. — Le major, l'officier d'administration comptable du matériel et trésorier, l'officier d'administration adjoint exercent leurs fonctions spéciales conformément aux règlements qui régissent l'administration et la comptabilité des écoles militaires.

Le major peut être chargé d'un service à l'hôpital d'instruction, de conférences, etc.

50. — Le petit état-major est commandé par l'officier d'administration comptable qui remplit, sous la surveillance du major et du conseil d'administration, pour les hommes de ce petit état-major, les devoirs administratifs attribués aux commandants de compagnie par les règlements sur l'administration et la comptabilité des corps de troupe.

L'officier d'administration comptable a, sous ses ordres directs, le personnel militaire et civil affecté à l'exécution et à l'exploitation du service dont il est chargé.

Il est secondé dans toutes les parties de son service par l'officier d'administration adjoint.

51. — Les pouvoirs disciplinaires des médecins vis-à-vis de tout le personnel de l'école sont ceux attribués aux officiers dont ils ont la correspondance de grade. Ceux des officiers d'administration vis-à-vis du petit état-major sont ceux définis par les 5e et 6e alinéas de l'article 150 du décret du 28 décembre 1885 portant règlement sur le service de santé à l'intérieur.

52. — Les répétiteurs sont chargés de faire aux élèves des conférences ou répétitions, de seconder l'enseignement de la Faculté et de donner, suivant les ordres du directeur, l'instruction médico-militaire spéciale. Ils sont répartis ainsi qu'il suit : un répétiteur d'anatomie normale et pathologique; un répétiteur de physiologie et d'histologie ; un répétiteur de pathologie interne et de clinique médicale; un répétiteur de pathologie externe et de clinique chirurgicale; un répétiteur de médecine opératoire et d'accouchement; un répétiteur de matière médicale, de thérapeutique, d'hygiène et de médecine légale.

Les répétiteurs sont nommés pour cinq ans par le Ministre de la guerre, à la suite d'un concours dont le programme est déterminé par une décision ministérielle. Ne peuvent y prendre part que les médecins-majors de 2e classe.

La nomination de répétiteur exempte le titulaire des formalités de l'examen exigé pour le passage au choix au grade supérieur.

Les répétiteurs promus majors de 1re classe après leur entrée en fonctions peuvent être maintenus à l'école, avec leur nouveau grade, jusqu'à l'expiration de leur cinq années d'exercice.

Sur l'ordre du directeur, les répétiteurs peuvent être chargés d'un service médical, administratif ou de surveillance. Ils remplissent à l'hôpital d'instruction des emplois de leur grade, sur la proposition du sous-directeur et la désignation du directeur.

53. — Les surveillants des élèves sont choisis parmi les médecins aides-majors de 1re classe ayant au moins deux ans d'ancienneté de grade et régulièrement proposés pour cet emploi.

La durée de leurs fonctions ne sera pas de plus de quatre années.

S'ils sont promus majors de 2e classe pendant cette période, ils peuvent être maintenus à l'école avec leur nouveau grade jusqu'à l'expiration de leurs quatre années d'exercice.

34. — Les surveillants peuvent être désignés par le directeur et sur la proposition du sous-directeur, pour remplir à l'hôpital d'instruction les fonctions de leur grade.

35. — Les professeurs civils attachés à l'école font les conférences dont ils sont chargés, en se conformant aux instructions du directeur.

36. — Les adjudants sous-officiers attachés à l'école sont choisis parmi ceux proposés pour les écoles ; ils ont autorité sur les élèves ; ils peuvent leur infliger la punition de la consigne.

37. — Le Ministre nomme, sur la présentation du directeur, les employés d'administration et les agents qu'il y a lieu d'admettre à subir des retenues et à jouir des bénéfices de la législation sur les pensions.

Le directeur nomme les agents subalternes. Le traitement de ces agents est fixé par le Ministre de la guerre sur la proposition du conseil d'administration de l'école.

38. — Il est affecté des logements dans l'école : au directeur ; au sous-directeur ; au major ; à l'officier d'administration comptable du matériel ; si les locaux le permettent, à un médecin aide-major de 1re classe, ou à un médecin-major de 2e classe, et à d'autres officiers de l'École. Le personnel du petit état-major est logé à l'école.

39. — Les officiers, sous-officiers et soldats qui font partie du cadre de l'école reçoivent la solde et les indemnités attribuées au personnel de même grade attaché aux autres écoles militaires.

40. — Les traitements des employés non militaires nommés par le Ministre sont passibles des diverses retenues prescrites par la loi ; leurs pensions de retraite sont réglées conformément aux lois.

41. — Les employés d'administration et les agents subalternes ne peuvent être révoqués que par l'autorité qui les a nommés.

TITRE IV. — INSTRUCTION.

42. — Les élèves de l'École du service de santé militaire, sur le vu de leur lettre de nomination, sont inscrits au secrétariat de la Faculté de médecine.

Ils suivent à la Faculté les cours cliniques, conférences et exercices pratiques afférents à leur année d'études et dans les mêmes conditions que les étudiants civils. Dans les mêmes conditions aussi, ils sont admis à prendre part à tous les concours de la Faculté et de l'administration des hospices.

Ils reçoivent, en outre, par les soins de l'école, un enseignement spécial sous forme de conférences, exercices pratiques ou interrogations se rapportant à l'enseignement donné par la Faculté, à des études complémentaires ainsi qu'à l'exécution du service de santé et à l'instruction militaire proprement dite.

43. — Le directeur se concerte avec le recteur de l'académie et le doyen de la Faculté au sujet des heures des cours, conférences et exercices pratiques et, en général, de tout ce qui a trait à l'enseignement donné par la Faculté aux élèves de l'école ; de telle sorte que les obligations universitaires et celles du service intérieur de l'école soient mises, autant que possible, en parfaite concordance et se prêtent un mutuel appui.

44. — Les élèves subissent, devant la Faculté, leurs examens probatoires dans l'ordre et selon le mode prescrit par les règlements universitaires, avec cette seule différence que, dès qu'ils ont pris leur 16e inscription, ils sont autorisés à passer le 3e examen de doctorat, puis, successivement, le 4e, le 5e et la thèse, de telle sorte qu'ils puissent être présentés à l'école d'application de médecine et de pharmacie militaires le 1er février au plus tard.

45. — A l'issue de chaque année scolaire, les notes obtenues à la Faculté de médecine sont combinées avec les notes données aux interrogations faites par les répétiteurs et professeurs à l'intérieur de l'école et avec celles qui se rapportent à la conduite et à l'instruction militaire ; le classement qui en résulte détermine le rang de passage des élèves d'une division dans une autre.

Les classements sont établis par le conseil d'instruction.

46. — Les élèves sont, d'après les ordres du directeur, exercés, à l'hôpital d'instruction, à l'examen des malades et au fonctionnement du service de santé dans les hôpitaux.

47. — Les élèves de toutes les divisions suivent un cours d'équitation dans un des manèges de la garnison.

Sur la proposition du directeur de l'école, le gouverneur militaire de Lyon désigne un nombre suffisant d'officiers et sous-officiers pour donner aux élèves l'instruction militaire.

Les chevaux, armes, effets d'équipement et munitions nécessaires sont également mis à la disposition de l'école par le gouverneur militaire de Lyon.

Titre V — Régime, Police, Discipline.

48. — L'école est soumise au régime militaire.

49. — Tous les élèves sont casernés à l'école et y prennent leurs repas. Ils sont astreints à toutes les obligations de la discipline militaire.

50. — Le règlement sur le service intérieur détermine les conditions dans lesquelles des sorties leur sont accordées.

51. — Les élèves portent un uniforme spécial dont la description est déterminée par une décision ministérielle. Ils sont répartis en divisions, commandées par les médecins surveillants et les adjudants.

52. — Les élèves doivent le salut à tous les officiers et fonctionnaires de l'armée ainsi qu'aux adjudants sous-officiers de l'école.

53. — Il est institué un conseil d'instruction qui est composé des membres suivants : le directeur de l'école, président ; le sous-directeur de l'école ; quatre répétiteurs, désignés chaque année par le directeur ; le surveillant le plus ancien ; un surveillant, désigné par le directeur, remplit les fonctions de secrétaire ; il n'a pas voix délibérative.

54. — Le conseil d'instruction s'assemble sur la convocation du directeur. Il arrête le programme des conférences qui se font à l'intérieur de l'école. Ce programme est soumis à l'approbation du Ministre.

55. — Le Conseil d'instruction étudie, en outre, toutes les questions relatives à l'amélioration de l'enseignement qui lui sont soumises par le directeur de l'école. Il arrête le classement annuel des élèves et établit, pour chaque élève, un bulletin résumant : les notes relatives au travail et au progrès ; les notes relatives à la conduite et à la tenue ; les punitions encourues. Le directeur adresse un relevé de ces notes au Ministre et en fait parvenir un extrait aux familles.

56. — Un conseil de discipline est spécialement institué pour prononcer sur le compte des élèves qui, pour fautes graves, inconduite ou paresse habituelle, insuffisance aux examens ou tout autre motif, se mettraient dans le cas d'être exclus de l'école. Le conseil de discipline est composé de sept membres : le sous-directeur, président ; le major de l'école ; un médecin-major de 1re classe d'un des régiments de la garnison ; un médecin répétiteur et un médecin surveillant, désignés chaque année par le directeur ; un médecin-major de

2e classe et un médecin aide-major de la garnison. Les fonctions de rapporteur sont remplies par un médecin surveillant désigné chaque année par le directeur. Les membres n'appartenant pas à l'école sont renouvelables tous les ans et désignés par le gouverneur militaire de Lyon sur la proposition du directeur du service de santé du gouvernement militaire de Lyon.

57. — Le conseil s'assemble sur la convocation du directeur de l'école. Le conseil ne peut délibérer que lorsque tous les membres sont présents. Nul membre ne peut se dispenser d'assister au conseil sans un empêchement légitime dont il doit, dans le plus bref délai, donner avis au directeur de l'école. Les membres absents sont remplacés par des fonctionnaires du même ordre, désignés d'avance en qualité de suppléants. Les membres du conseil siègent en grande tenue.

58. — Lorsqu'un élève est traduit devant un conseil de discipline, le conseil, après s'être réuni et constitué, entend la lecture du rapport établi sur les faits qui motivent sa comparution et prend connaissance de sa feuille de punition ainsi que de ses notes depuis son entrée à l'école.

Le conseil peut d'ailleurs demander tous les renseignements écrits ou verbaux qu'il jugerait utiles dans l'intérêt de la discipline ou de l'élève inculpé.

L'élève est admis à présenter sa justification.

59. — Lorsque le conseil juge qu'il est suffisamment éclairé, le rapporteur, les divers témoins et l'élève inculpé se retirent, le conseil délibère et procède ensuite au vote par le mode du scrutin secret.

60. — L'exclusion de l'élève ne peut être prononcée par le Conseil qu'à la majorité des deux tiers des voix, sauf dans le cas prévu à l'article 5.

Le Ministre de la guerre statue.

61. — En cas de troubles, de refus d'obéissance collectif ou de tout autre acte compromettant l'ordre de l'école et présentant un caractère d'insubordination générale, le Ministre de la guerre, sur le rapport du directeur de l'école, arrête les mesures nécessaires pour ramener l'ordre et la tranquillité, et peut prononcer l'exclusion des élèves signalés, après comparution de ces derniers devant le conseil de discipline.

62. — Les élèves démissionnaires ou ceux dont l'exclusion de l'école aura été ordonnée par le Ministre de la guerre, pour motif de

discipline ou pour insuffisance dans les examens ou les notes de travail, suivent le sort de la classe de recrutement à laquelle ils appartiennent.

TITRE VI. — ADMINISTRATION ET COMPTABILITÉ.

63. — Les dépenses de l'école se divisent en deux parties distinctes :

1° Celles qui concernent l'école considérée comme établissement d'instruction ;

2° Celles qui concernent l'école considérée comme corps de troupe.

Les premières sont acquittées sur les fonds du chapitre affecté aux écoles militaires dans le budget de la guerre. Les secondes sont acquittées sur les fonds généraux de la solde et des autres services de l'armée auxquels elles s'appliquent.

64. — L'administration de l'école est confiée à un conseil d'administration dont la composition est la suivante :

Le directeur de l'école, président ;

Le sous-directeur ;

Le major, rapporteur ;

Deux médecins répétiteurs ;

Un médecin surveillant ;

L'officier d'administration comptable ;

L'officier d'administration adjoint assiste le conseil comme secrétaire, sans voix délibérative ni consultative.

Les répétiteurs et le surveillant sont, chaque année, désignés par le directeur, de telle sorte qu'ils alternent dans l'ordre de l'ancienneté.

65. — Le conseil d'administration se réunit sur la convocation du directeur ; son fonctionnement, ainsi que l'administration générale et la comptabilité de l'école, sont fixés par les règlements généraux sur l'administration et la comptabilité des écoles militaires.

66. — Un fonctionnaire de l'intendance est désigné par le gouverneur militaire de Lyon pour exercer la surveillance administrative de l'école.

DISPOSITIONS TRANSITOIRES.

67. — Pendant l'année scolaire 1888-1889, l'école recevra :
1° les élèves ayant concouru avec 4 et 8 inscriptions et nommés élèves

du service de santé militaire le 14 octobre 1888 ; 2° sur leur demande, les élèves pourvus actuellement de 8 à 11 inscriptions et nommés élèves en 1887.

68. — Tout élève entrant à l'école dans l'année scolaire 1888-1889 et qui désirerait être admis à concourir pour l'obtention du dégrèvement total ou partiel du prix de la pension et du trousseau, en fera la demande dans les formes usitées pour les autres écoles militaires.

69. — Ceux des élèves actuellement pourvus de 8 à 11 inscriptions, qui ont été nommés élèves en 1887, ne devront formuler cette demande que pour l'année scolaire 1888-1889 ; s'ils entrent à l'école en 1888-1889, ils seront, dès qu'ils auront pris leur 15e inscription et jusqu'à la fin de leur scolarité, dégrevés du prix de la pension.

70. — Pendant l'année scolaire 1889-1890, l'école comprendra, outre les élèves admis en 1888-1889, les élèves à 4, 8 et 12 inscriptions, reçus au concours de 1889 et, si le Ministre de la guerre le juge opportun, les élèves du service de santé à 16 inscriptions reçus au même concours et nommés antérieurement élèves du service de santé.

71. — Les élèves du service de santé militaire ayant, le jour de la promulgation du présent décret, moins de 16 inscriptions bénéficieront des dispositions de l'article 44.

72. — Transitoirement, et jusqu'à l'arrivée à l'école des médecins répétiteurs, le conseil d'administration de l'école ne sera composé que de 5 membres :

Le directeur de l'école, président ;

Le sous-directeur de l'école ;

Le major ;

Un médecin surveillant ;

L'officier d'administration comptable.

DISPOSITIONS GÉNÉRALES.

73. — Le Ministre de la guerre détermine, par des règlements particuliers ayant pour bases les dispositions du présent décret, tout ce qui est relatif au service intérieur, à la discipline, à l'administration et à la comptabilité de l'école du service de santé militaire.

74. — L'inspection générale annuelle de l'École du service de santé

militaire est passée par le médecin inspecteur général ou, à défaut, par un médecin inspecteur.

75. — Sont abrogées toutes les dispositions des décrets et règlements contraires au présent décret, notamment celles du décret du 1er octobre 1883.

CONCOURS *pour l'admission à l'emploi de médecin et de pharmacien stagiaires à l'École d'application du service de santé militaire.*

Les candidats devront remplir les conditions ci-après indiquées :

1° Être nés ou naturalisés Français ;

2° Avoir eu moins de 26 ans au 1er janvier de l'année du concours ;

3° Avoir été reconnus aptes à servir activement dans l'armée : cette aptitude sera constatée par un certificat d'un médecin militaire, du grade de médecin-major de 2e classe, au moins[1] ;

4° Souscrire l'engagement de servir, au moins pendant six ans, dans le corps de santé de l'armée active, à partir de leur nomination au grade d'aide-major de 2e classe.

Les épreuves à subir seront :

POUR LES DOCTEURS EN MÉDECINE.

1° Une composition écrite sur un sujet de pathologie générale ;

2° Examen de deux malades atteints, l'un d'une affection médicale ; l'autre d'une affection chirurgicale ;

3° Une épreuve de médecine opératoire précédée de la description de la région sur laquelle elle doit porter ;

4° Interrogations sur l'hygiène.

POUR LES PHARMACIENS DE 1re CLASSE.

1° Composition écrite sur une question d'histoire naturelle, des médicaments et de matières médicales ;

2° Interrogations sur la physique, la chimie, l'histoire naturelle et la pharmacie ;

3° Préparation d'un ou plusieurs médicaments inscrits au Codex, et détermination de substances diverses (minéraux usuels, drogues simples, plantes sèches ou fraîches, médicaments composés).

Les demandes d'admission au concours doivent être adressées, avec les pièces à l'appui, au Ministre de la guerre (*Direction du Service de Santé; bureau des Hôpitaux*) avant le 1er décembre de l'année du concours.

Ces pièces sont :

1° AVANT LEUR ENTRÉE A L'ÉCOLE :

1° Acte de naissance revêtu des formalités prescrites par la loi ;

2° Diplôme ou, à défaut, certificat de réception au grade de docteur en médecine ou de pharmacien de 1re classe (cette pièce pourra n'être produite que le jour de l'ouverture des épreuves) ;

3° Certificat d'aptitude au service militaire ;

4° Certificat délivré par le commandant du bureau de recrutement, indiquant la situation du candidat au point de vue du service militaire ;

5° Indication du domicile où lui sera adressée, en cas d'admission, sa commission de stagiaire.

2° AUSSITOT APRÈS LEUR ADMISSION A L'ÉCOLE :

L'engagement de servir pendant six ans dans le corps de santé militaire, contracté devant le maire de leur résidence dans la forme des engagements militaires.

Les stagiaires sont rétribués, pendant leur séjour à l'École d'application du service de santé militaire, sur le pied de 3096 francs par an ; ils portent l'uniforme et il leur est accordé une première mise d'équipement.

Les stagiaires qui ont satisfait aux examens de sortie sont nommés aides-majors de 2e classe.

Ceux qui n'auront pas satisfait seront licenciés et tenus au remboursement de l'indemnité de 1re mise d'équipement.

CONCOURS pour l'emploi de professeur agrégé à l'École d'application du service de santé militaire.

Médecine. — 1re *épreuve.* — Composition écrite sur une question d'épidémiologie militaire.

2ᵉ *épreuve*. — Examen clinique de deux malades fiévreux atteints, l'un d'une maladie aiguë, l'autre d'une affection chronique. — Leçon sur les deux cas observés.

Ces deux premières épreuves sont éliminatoires.

3ᵉ *épreuve*. — Leçon sur une question d'hygiène et de médecine égale militaire.

4ᵉ *épreuve*. — Autopsie cadavérique avec démonstration médico-légale, s'il y a lieu, des lésions qu'elle révèle.

5ᵉ *épreuve*. — Épreuve pratique d'histologie et de bactériologie (quarante-huit heures seront accordées pour cette préparation et une demi-heure pour son exposition).

6ᵉ *épreuve* (Décision ministérielle du 15 avril 1891.) — Composition écrite sur une question de législation, d'administration et de service de santé militaires (deux heures sont accordées pour cette épreuve qui n'est pas éliminatoire et à laquelle ne prendront part que les candidats qui auront été déclarés admissibles).

Chirurgie. — 1ʳᵉ *épreuve*. (Note ministérielle du 28 février 1890.) — Composition écrite sur une question de pathologie chirurgicale tirée particulièrement des lésions observées aux armées.

2ᵉ *épreuve*. — Préparation d'une région anatomique; description de cette région; indication des applications de pathologie interne ou externe et de médecine opératoire qu'elle comporte.

Ces deux premières épreuves sont éliminatoires.

3ᵉ *épreuve*. — Examen clinique de deux malades blessés, atteints, l'un d'une lésion aiguë, l'autre d'une affection chronique; un de ces deux malades sera choisi parmi les sujets atteints d'une maladie des yeux, des oreilles ou du larynx.

Leçon sur ces deux cas.

4ᵉ *épreuve*. — Pratique de deux opérations chirurgicales avec appréciation des méthodes et des procédés qui s'y rattachent : pansements ; application de deux bandages ou appareils.

5ᵉ *épreuve*. — Préparation microscopique d'un tissu (vingt-quatre heures sont accordées pour l'effectuer et une demi-heure pour en faire la démonstration orale).

6ᵉ *épreuve* (Décision ministérielle du 15 avril 1891). — Composition écrite sur une question de législation, d'administration et de service de santé militaires. Deux heures sont accordées pour cette épreuve qui n'est pas éliminatoire et à laquelle ne prendront part que les candidats qui auront été déclarés admissibles.

Dispositions générales. — A l'exception de la composition écrite, dans toutes les épreuves où les candidats auront à exécuter des opérations ou des préparations, les sujets de ces opérations ou préparations seront délibérés par le jury avant chaque séance, renfermés dans des plis cachetés et déposés dans une urne, en nombre double, autant que possible, de celui des candidats appelés à subir l'épreuve le jour même.

Chacun des candidats sera appelé, à son tour, à tirer de l'urne le pli contenant le sujet qu'il devra traiter.

Médecine et chirurgie. — 1re *épreuve.* — Les candidats auront quatre heures pour la composition écrite, dont le sujet, délibéré à l'avance par le jury, sera le même pour tous les concurrents.

La rédaction aura lieu sans le secours de livres ni de notes, et sous la surveillance d'un des membres du jury.

Les candidats remettront à ce membre du jury, sous pli cacheté et parafé par eux, la composition qu'ils auront rédigée.

Toutes les compositions seront réunies et renfermées sous un pli cacheté et adressées directement au président du jury.

Dans les séances suivantes, chaque candidat lira sa composition, en présence du jury, et sera suivi dans sa lecture par un de ses concurrents.

2e *épreuve.* — En médecine, pour l'ensemble de l'épreuve clinique, chaque candidat aura une heure, répartie de la manière suivante : dix minutes pour l'examen de chaque malade et quarante minutes pour la leçon.

En chirurgie, chaque candidat aura vingt-quatre heures pour la préparation d'une région anatomique.

La leçon sera d'une heure, pour la démonstration et l'indication des applications.

3e *épreuve.* — En médecine, la leçon sera d'une heure et aura lieu après vingt-quatre heures de préparation.

En chirurgie, pour l'ensemble de l'épreuve clinique, chaque candidat aura une heure, répartie de la manière suivante : dix minutes pour l'examen de chaque malade et quarante minutes pour la leçon.

L'examen du malade atteint d'une affection des yeux ou des oreilles ou du larynx, pourra durer vingt minutes, sans pour cela diminuer la durée de la leçon.

4º *épreuve*. — En médecine, la durée de cette épreuve sera d'une heure.

En chirurgie, la durée de l'épreuve sera d'une heure; le candidat aura de plus un quart d'heure de réflexion préalable.

Composition des jurys. — Un jury spécial sera nommé par le Ministre de la guerre pour chaque concours de médecine, de chirurgie et de pharmacie. Chaque jury de médecine ou de chirurgie sera présidé par un médecin inspecteur désigné par le Ministre, et ayant appartenu, autant que possible, à la section professionnelle pour laquelle le concours est ouvert.

Le jury de pharmacie sera présidé par le pharmacien inspecteur et, à son défaut, par un pharmacien principal de 1ʳᵉ classe désigné par le Ministre.

Les autres membres du jury, au nombre de quatre, seront désignés par le Ministre, sur la présentation du comité technique; deux de ces jurés seront pris parmi les professeurs de l'école et les deux autres parmi les médecins du grade de principal ou, au moins, du grade de major de 1ʳᵉ classe.

Chaque jury aura un membre suppléant pris parmi les agrégés de l'école.

Opérations des jurys. — Le jury, à sa première réunion, fera tirer au sort, par l'un des candidats, l'ordre dans lequel les candidats seront appelés à subir les épreuves du concours.

Après les deux premières épreuves, le jury prononcera l'élimination des candidats qui n'y auront pas satisfait.

Après la dernière épreuve subie, le jury se réunira en séance particulière et délibérera sur la question de savoir s'il y a lieu à nomination.

En cas d'affirmative, il délibérera sur les candidats à présenter au Ministre, et sur la spécialité d'enseignement auquel chacun d'eux devra être attaché, suivant ses aptitudes.

En cas de négative, les considérants seront inscrits au procès-verbal de la dernière séance; ce procès-verbal devra contenir le classement des médecins ayant pris part au concours.

Dans les deux cas, le jury signalera au Ministre ceux des candidats qui, ne pouvant être nommés à l'emploi de professeur agrégé, sont susceptibles d'être classés dans le service hospitalier, comme ayant subi d'une manière satisfaisante toutes les épreuves du concours.

La délibération du jury sera valable pourvu qu'il y ait quatre membres présents.

Les opérations seront closes par l'expédition au Ministre des procès-verbaux des séances; ces procès-verbaux seront accompagnés d'un rapport du président du jury sur la marche de ces opérations.

Le président du jury fera transcrire les procès-verbaux des séances et son rapport au Ministre, sur un registre qui restera déposé à l'École d'application de médecine et de pharmacie militaires, afin qu'ils puissent être, au besoin, consultés dans les concours suivants.

CONCOURS pour l'emploi de répétiteur à l'École du service de santé militaire de Lyon.

Médecine. — 1re *épreuve.* — Composition écrite sur un sujet ayant trait à la physiologie et à la pathologie.

Il est accordé cinq heures pour la rédaction.

La lecture de la composition est faite au public par le candidat, sous la surveillance d'un de ses concurrents.

2e *épreuve.* — Examen chimique de deux malades atteints d'affections médicales, suivi d'une leçon orale.

Quarante-cinq minutes sont accordées pour la totalité de l'épreuve.

Ces épreuves sont éliminatoires.

3e *épreuve.* — Préparation d'histologie normale ou pathologique. Exposé des considérations se rapportant au sujet.

Il est accordé vingt-quatre heures pour la préparation, et trente minutes pour l'exposé oral.

4e *épreuve.* — Exposé oral, après préparation d'une heure, sans livres ni documents d'aucune sorte, d'un sujet de thérapeutique, d'hygiène ou de médecine légale.

Durée totale de l'épreuve : une demi-heure.

Chirurgie. — 1re *épreuve.* — Composition écrite sur un sujet de pathologie chirurgicale. Il est accordé quatre heures pour la rédaction. La lecture de la composition est faite en public par le candidat, sous la surveillance d'un de ses concurrents.

2ᵉ épreuve. — Dissection d'une région anatomique et préparation microscopique d'un tissu. Il est accordé vingt-quatre heures pour les préparations et quarante-cinq minutes pour la démonstration orale. Ces deux épreuves sont éliminatoires.

3ᵉ épreuve. — Examen clinique de deux malades atteints d'affection chirurgicale, suivi d'une leçon orale. Durée totale de l'épreuve : quarante-cinq minutes.

4ᵉ épreuve. — Pratique de deux opérations. Exposé des considérations relatives aux procédés opératoires et à leur exécution. Quarante-cinq minutes sont accordées pour cette épreuve.

Les répétiteurs de l'école du service de santé militaire sont nommés au concours.

Les médecins-majors de 2ᵉ classe sont seuls admis à concourir.

Les répétiteurs sont nommés pour cinq ans. Ils sont exemptés de droit de l'examen d'aptitude au grade supérieur. Les répétiteurs promus majors de 1ʳᵉ classe après leur entrée en fonctions peuvent être maintenus à l'École, avec leur nouveau grade, jusqu'à l'expiration de leurs cinq années d'exercice.

Les emplois de répétiteur sont répartis ainsi qu'il suit : Anatomie normale et pathologique ; Physiologie et histologie ; Pathologie interne et clinique médicale ; Pathologie externe et clinique chirurgicale ; Médecine opératoire et accouchements ; Matière médicale, thérapeutique, hygiène et médecine légale.

Les fonctions de répétiteur consistent à faire aux élèves des répétitions, conférences et interrogations et à assurer les divers services dont ils peuvent être chargés à l'intérieur de l'école, conformément aux règlements de l'établissement et aux ordres du directeur. En outre, ils remplissent, à l'hôpital militaire d'instruction annexé à l'école, les fonctions de leur grade, et exercent les élèves à l'examen des malades, à la rédaction des observations et aux détails du fonctionnement du service hospitalier.

Le concours de chirurgie et celui de médecine sont distincts. Dans chaque spécialité, le jury, présidé soit par le médecin inspecteur général, soit par un médecin inspecteur désigné par le Ministre de la guerre, est formé d'un professeur de l'École du Val-de-Grâce et d'un médecin principal ou major de 1ʳᵉ classe n'appartenant pas à cette école, désignés par le Ministre sur la proposition du comité technique de santé. Un professeur agrégé de l'École du Val-de-Grâce remplit les fonctions de membre suppléant.

Les épreuves sont publiques. Les questions, tant pour les épreuves écrites que pour les épreuves orales, sont tirées au sort. Il est toujours mis dans l'urne, pour chaque matière, un nombre de questions double de celui des candidats. L'ordre dans lequel les candidats subiront chaque épreuve est également déterminé par le sort.

EXAMEN pour l'avancement au choix des médecins-majors.

Le Ministre a décidé à la date du 10 juin 1896 :

« L'examen d'aptitude des médecins-majors prendra la dénomination d'*Examen pour l'avancement au choix des médecins-majors et des pharmaciens-majors*.

« L'épreuve d'hygiène écrite de cet examen ne sera plus éliminatoire. En conséquence, tous les candidats auront à subir la totalité des épreuves. »

De même que l'examen d'aptitude institué par les décisions des 26 avril et 24 mai 1883, l'examen pour l'avancement au choix reste, conformément à la note ministérielle du 8 février 1889, facultatif, sans condition d'ancienneté, pour les médecins-majors de première classe, et obligatoire pour les médecins et pharmaciens-majors de deuxième classe appartenant à la moitié la plus ancienne du cadre.

Les professeurs agrégés du Val-de-Grâce, les répétiteurs de l'école de Lyon, ainsi que les médecins ayant précédemment satisfait aux épreuves de l'ancien concours pour le service hospitalier en seront seuls dispensés.

Les médecins-majors de première classe, les médecins et les pharmaciens-majors de deuxième classe ne pourront être proposés pour le grade supérieur, sauf en campagne, qu'autant qu'ils auront subi avec succès ledit examen, qui comprendra les épreuves déterminées par la circulaire du 24 mai 1883, modifiée par la décision ministérielle du 10 juin 1896.

Chaque année, à la date du 51 décembre, il est dressé un état nominatif des médecins de deuxième classe appartenant à la plus ancienne moitié du cadre et n'ayant pas encore obtenu le certificat constatant leur succès à l'examen pour l'avancement au choix ou un titre équivalent. Quant aux médecins-majors de première classe désirant subir cet examen, ils doivent faire parvenir leur demande par la voie hiérarchique avant le 31 décembre.

Les candidats qui résident en France sont tous appelés à subir cet examen à Paris (École d'application du service de santé militaire).

Le jury d'examen est composé de trois membres, savoir :

POUR LES MÉDECINS :

Le médecin inspecteur général, ou un médecin inspecteur, président ;

2 médecins principaux, dont un professeur du Val-de-Grâce.

Les candidats résidant en Algérie et en Tunisie (à moins que le nombre en soit peu considérable, auquel cas ils seraient également convoqués à Paris) seront réunis à Alger (hôpital militaire du Dey) et examinés par des jurys présidés par le médecin inspecteur, directeur du service de santé du 19e corps, et composés :

POUR LES MÉDECINS :

Des directeurs du service de santé d'Oran et de Constantine.

Dans le cas où les candidats d'un même corps d'armée seraient en nombre trop considérable, ils pourraient être convoqués par séries successives, de façon que le service n'ait pas à souffrir de leur absence simultanée.

L'ordre dans lequel les candidats sont appelés à subir les épreuves, ainsi que les questions auxquelles ils doivent répondre, sont déterminés par le sort. Le nombre des questions mises dans l'urne est toujours double de celui des candidats.

Les épreuves sont notées de 0 à 20, par chaque membre du jury.

La moyenne des notes ainsi obtenues à chaque épreuve est multipliée par les coefficients suivants :

1re épreuve, coefficient 12 ; 2e épreuve, 15 ; 3e épreuve, 10 ; 4e épreuve, 8.

Nul candidat n'est admis s'il n'a obtenu 495 points au moins pour l'ensemble des épreuves.

Le président de chaque jury adresse au Ministre la liste des candidats admis.

Le Ministre arrête cette liste et délivre aux candidats admis un certificat de réception. Notification du résultat de l'examen et de la moyenne obtenue est faite aux directeurs du service de santé des corps d'armée ou gouvernements militaires.

Le feuillet technique de l'officier devra porter l'indication du nombre de points qu'il aura obtenus à son examen.

Les candidats obligés de se déplacer auront droit aux allocations fixées par les règlements, et à l'indemnité de présence à Paris pendant leur séjour, sous la condition de produire un certificat délivré par le président du jury constatant qu'ils ont pris part à l'examen.

En cas de renonciation volontaire de la part du candidat au cours de l'examen, il n'aura droit qu'à la solde d'absence, sans indemnité de route ni de séjour.

Enfin, pour donner aux candidats la facilité de venir pratiquer de la médecine opératoire à l'École d'application du service de santé militaire, des permissions de quinze jours pourront, sur leur demande, être accordées d'octobre à décembre inclus aux médecins-majors rési_ dant en France et appelés à subir l'examen pour l'avancement au choix en février et mars de l'année suivante. Des permissions de quinze jours pourront également être données dans les mêmes conditions aux médecins-majors résidant en Algérie-Tunisie, pour leur permettre d'utiliser les ressources des centres de la colonie plus importants que ceux où ils tiennent garnison (Décision ministérielle du 10 juin 1896).

Programme des épreuves déterminées par la circulaire ministérielle du 24 mai 1885, modifiée par la décision ministérielle du 10 juin 1896.

Pour les médecins. — *Première épreuve.* — Composition écrite sur une question d'hygiène militaire et rédaction de certificats pour des cas donnés, de blessures ou d'infirmités ouvrant des droits à la retraite ou à la gratification de réforme renouvelable ou nécessitant des congés de réforme n° 1 et n° 2, l'envoi en congé de convalescence ou aux eaux thermominérales, etc.

Il sera accordé cinq heures pour ces rédactions, qui seront faites, sans l'aide de livres ni de notes, sous la surveillance d'un membre du jury.

2e épreuve. — Examen clinique de trois malades dont un blessé, un fiévreux et un malade atteint d'une affection des yeux nécessitant l'emploi de l'ophtalmoscope. L'examen des malades terminé, chaque candidat exposera devant le jury le résultat de son observation clinique et les déductions pratiques à en tirer. Autant que possible la durée totale de cette épreuve ne devra pas dépasser une heure.

3ᵉ *épreuve*. — Pratique de deux grandes opérations chirurgicales avec exposé préalable de l'anatomie des régions sur lesquelles elles devront porter.

La durée de cette épreuve ne sera point limitée.

4ᵉ *épreuve*. — Interrogations sur la législation et l'administration militaires (Décision ministérielle du 10 juin 1896).

(Les candidats pourront être interrogés non seulement sur les lois, décrets, instructions et règlements énoncés ci-dessous, mais sur toutes les dispositions nouvelles ayant un caractère général ou concernant spécialement le service de santé.)

Direction du service de santé : MM. Dieu, directeur; Strauss, adjoint au directeur.

COMITÉ TECHNIQUE DE SANTÉ.

MM. Dujardin-Beaumetz, médecin, inspecteur général, président.

Boisseau, médecin inspecteur.

Kelsch, médecin inspecteur.

Chauvel, médecin inspecteur.

Burcker, pharmacien inspecteur.

Robert, médecin principal de 1ʳᵉ classe.

De Douvres, général de brigade.

Darolles, intendant militaire.

Catteau, médecin principal de 1ʳᵉ classe, secrétaire

Archives. — M. Dionis du Séjour, médecin principal du cadre de réserve, architecte.

ÉCOLE D'APPLICATION DE MÉDECINE ET DE PHARMACIE MILITAIRES
(VAL-DE-GRACE).

Directeur : M. Kelsch, médecin inspecteur.

Sous-directeur : M. Van Merris, médecin principal de 1ʳᵉ classe.

PROFESSEURS.

Anatomie chirurgicale : opérations et appareils, M. Mignon.

Maladies et épidémies des armées : M. Vaillard.

Hygiène militaire : M. Richard.

Chimie appliquée aux expertises et à la toxicologie : M. Georges.

Chirurgie d'armée et blessures de guerre : M. Nimier.

Législation, administration, service de santé militaire et médecine légale militaire : M. Antony.

Diagnostic chirurgical spécial, manœuvres d'ambulance, pansements et appareils en campagne : M. Chavasse.

AGRÉGÉS.

Opérations et appareils, blessures de guerre : M. Sieur.

Chirurgie d'armée : MM. Loison.

Maladies et épidémies des armées : M. Simonin.

Hygiène militaire : M. Ferrier.

Législation administrative, service de santé et médecine militaire : M. Vincent.

Bibliothèque et collection : M... conservateur.

HOPITAUX MILITAIRES

Hôpital du Val-de-Grâce. — Même personnel que celui de l'École d'application.

Hôpital Saint-Martin. — MM. Pierrot, médecin principal de 1re classe, médecin en chef; Chevassu, médecin principal de 2e classe; Lauza, Marty, Vuillaume, Altemaire et Lafille, médecins-majors de 1re classe.

Hôtel national des Invalides. — MM. Hussenet, médecin-major de 1re classe; Munschina, médecin-major de 2e classe.

SERVICE DE SANTÉ DE LA MARINE

DÉCRET du 24 juin 1886 relatif à la réorganisation du service de santé de la marine[1].

Titre I. — Composition du corps de santé de la marine.

Art. 1er. — Le cadre du personnel du corps de santé de la marine est fixé comme suit :

Service médical.

Directeurs du service de santé de première classe.   5
Directeurs du service de santé de deuxième classe.   5
Médecins en chef   22
Médecins principaux.   50
Médecins de première classe.   200
Médecins de deuxième classe entretenus et auxiliaires. . . .   280

Le grade de directeur du service de santé est divisé en deux classes. La première classe est attribuée à l'ancienneté.

Art. 2. — Les nominations aux divers grades du corps de santé sont faites par le chef de l'État. Les officiers de ce corps sont placés sous le régime de la loi du 19 mai 1854, concernant l'état des officiers. Les honneurs et préséances des membres du corps de santé de la marine sont réglés par des décrets et règlements spéciaux. Le passage à l'ancienneté, de la deuxième à la première classe du grade de directeur du service de santé, a lieu par décision ministérielle.

Les nominations aux emplois de médecin et de pharmacien auxiliaire de deuxième classe sont faites par le Ministre.

Art. 3. — Les emplois du service de santé aux colonies sont remplis par des médecins et par des pharmaciens de la marine. Le nombre de ces emplois est fixé par des décisions spéciales.

Art. 4. — Les emplois de médecin-major et de médecin aide-major près les corps de troupe de la marine, en France et dans les colonies, sont remplis par des médecins de première et de deuxième classe, dans les proportions déterminées par décisions spéciales du Ministre de la marine et des colonies.

1. Les articles non cités sont relatifs à la pharmacie.

Toutefois, lorsque les circonstances l'exigeront, l'emploi de médecin-major pourra être occupé par un médecin principal, après décision spéciale du Ministre de la marine et des colonies.

Titre II. — Solde et accessoires de solde.

Art. 5. — La solde et les accessoires de solde des médecins et pharmaciens de la marine sont fixés conformément aux règlements en vigueur.

La solde et les accessoires de solde des médecins et pharmaciens auxiliaires de deuxième classe sont les mêmes que celles des titulaires de deuxième classe.

Les directeurs du service de santé ont droit aux suppléments de fonctions accordés aux commissaires généraux par les tarifs de solde à Paris, cette indemnité est la même qu'à Brest et à Toulon.

Titre III. — De l'admission et de l'avancement dans le corps de santé de la marine.

Section première. Service médical.

Art. 6. — Nul n'est admis à l'emploi de médecin auxiliaire de deuxième classe :

1° S'il n'est Français ou naturalisé Français ;

2° S'il est âgé de plus de vingt-huit ans au moment de son admission, à moins qu'il ne compte assez de services à l'État pour avoir droit à une retraite à cinquante-trois ans ;

3° S'il n'est pourvu du diplôme de docteur en médecine ;

4° S'il n'est reconnu propre au service de la marine, après constatation faite par un médecin de la marine ou par un médecin militaire.

Il devra, en outre, produire un extrait de son casier judiciaire, un certificat de bonne vie et mœurs et un certificat constatant sa situation au point de vue de la loi sur le recrutement de l'armée.

Les médecins auxiliaires de deuxième classe sont employés à terre en France, dans les hôpitaux de la marine, à la mer ou aux colonies.

Ils portent l'uniforme et les insignes du grade de médecin de deuxième classe.

Les médecins auxiliaires de deuxième classe peuvent être licenciés par le ministre pour inconduite, défauts d'aptitude au service de la marine.

Art. 7. — Les médecins auxiliaires de deuxième classe peuvent être nommés, par décret, au grade de médecin titulaire de deuxième classe lorsqu'ils auront accompli deux années de stage.

Les médecins de première classe sont nommés un tiers au choix et deux tiers à l'ancienneté. Les médecins principaux sont nommés moitié au choix, moitié à l'ancienneté.

Les médecins en chef sont nommés au choix.

Les médecins de première classe, les médecins principaux et les médecins en chef nommés au choix sont choisis sur un tableau d'avancement dressé par le Conseil d'amirauté.

Les directeurs du service de santé sont nommés au choix.

Art. 8. — Nul n'est nommé médecin de première classe s'il ne réunit deux années de service en qualité de médecin titulaire de deuxième classe et s'il n'a accompli une période réglementaire d'embarquement ou de service colonial.

Art. 9. — Nul ne peut être nommé médecin principal, s'il ne réunit trois années de grade de médecin de première classe et s'il n'a accompli dans ce grade une période réglementaire de service à la mer et aux colonies.

Art. 10. — Nul ne peut être nommé médecin en chef s'il ne réunit trois années de grade de médecin principal, et s'il n'a accompli dans ce grade une période réglementaire de service à la mer et aux colonies.

Art. 11. — Les directeurs du service de santé sont choisis parmi les médecins en chef ayant accompli trois années de service dans leur grade et un tour réglementaire de service à la mer ou aux colonies.

TITRE IV. — DU SERVICE A LA MER.

Art. 19. — A la mer, le service de santé est dirigé : dans une armée navale, par un médecin en chef; dans une escadre, sous les ordres d'un vice-amiral commandant en chef, par un médecin en chef; dans une division navale, commandée par un officier général commandant en chef, par un médecin principal.

Sur tout bâtiment monté par un officier général en sous-ordre, par un médecin principal; dans une division navale, commandée par un capitaine de vaisseau, par un médecin principal qui remplit les fonctions de médecin-major du bâtiment.

Sur tout bâtiment comportant la présence d'un médecin, et après décision du ministre, par un médecin principal, un médecin de première classe, ou un médecin de deuxième classe, dans les conditions prévues par l'article 20 du présent décret.

Les officiers du corps de santé prennent, suivant leur position, les titres temporaires de médecin d'armée, de médecin d'escadre, de médecin de division, de médecin-major.

Le médecin d'armée, d'escadre ou de division, fait partie de l'état-major général.

Art. 20. — Une décision ministérielle détermine les bâtiments sur lesquels il y a lieu d'embarquer un médecin, qui prend le titre de médecin-major du bâtiment.

Le nombre et le grade des médecins à embarquer en sous-ordre est également fixé par le ministre, suivant la nature et la durée de la campagne et d'après les ressources en personnel médical.

TITRE V. — SERVICE MÉDICAL DES CORPS DE TROUPE DE LA MARINE.

Art. 21. — Les médecins attachés au service des troupes de la marine, conformément à l'article 4 du présent décret, prennent suivant leur grade, le titre et exercent les fonctions de médecin-major et de médecin aide-major.

Ils conservent l'uniforme et le droit à la solde et aux indemnités attribuées à leur grade dans le corps de santé de la marine.

Ils sont désignés pour les emplois du service régimentaire sur leur demande, ou, à défaut de demande, d'office et conformément aux dispositions de l'article 22, § 2, du présent décret.

Ils ne peuvent être replacés, sur leur demande, dans le cadre général, qu'après avoir servi pendant deux ans, au moins, dans le service régimentaire, et, s'ils sont présents en France, au moment où ils en font la demande.

TITRE VI. — DU SERVICE AUX COLONIES.

Art. 22. — Les emplois du service de santé aux colonies sont attribués à ceux des médecins de la marine qui en feront la demande, la préférence étant acquise au plus ancien grade.

Toutefois, lorsqu'il y a lieu de pourvoir à des emplois devenus vacants, soit aux colonies, soit dans le service des troupes, soit sur les bâtiments armés et que des demandes ne se sont pas produites, il est procédé à ces remplacements par la désignation, dans chacun des grades des officiers du corps de santé, du premier de la liste de départ.

Art. 25. — Les médecins et les pharmaciens en chef et principaux, les médecins et les pharmaciens de première classe et de deuxième classe, qui ont été affectés au service colonial, sur leur demande, ou d'après le tour de service, sont replacés dans le service des ports, après avoir servi aux colonies pendant deux ans, sans compter l'aller et le retour.

Cette période peut être doublée sur la demande de l'intéressé, transmise au ministre et appuyée par le gouverneur. Toutefois, il n'est statué dans ce sens que si l'officier, dont c'est le tour de partir, consent à permuter.

Art. 24. — Les emplois de pharmacien du service colonial continuent à être remplis par les pharmaciens de la marine, d'après le mode établi par un arrêté du Ministre de la marine et des colonies.

TITRE VII. — DES CONSEILS DE SANTÉ.

Art. 25. — Un conseil supérieur de santé de la marine, dont le président et les membres sont choisis par le Ministre, est établi à Paris. Un conseil de santé est établi dans chaque chef-lieu d'arrondissement.

I. — DU CONSEIL SUPÉRIEUR DE SANTÉ.

Art. 26. — Le conseil supérieur de santé est composé d'un directeur du service de santé, président, de deux médecins en chef ou principaux dont l'un est, en même temps, directeur de la rédaction des *Archives de médecine navale*, et d'un pharmacien en chef. Un médecin principal ou un médecin de première classe, nommé par le ministre, remplit les fonctions de secrétaire.

Le conseil supérieur de santé donne son avis sur les questions renvoyées à son examen par le Ministre.

Il est consulté : Sur l'hygiène des équipages, des troupes et des ouvriers de la marine; sur les projets de construction d'hôpitaux, de casernes, de prisons, etc., etc.; sur l'organisation des hôpitaux de la marine en France et aux colonies; sur l'organisation et le fonctionnement du service de santé à bord des bâtiments de l'État, dans les arsenaux et établissements de la marine; sur les mesures spéciales à prendre, au point de vue du service de santé, dans les circonstances exceptionnelles, telles que les épidémies, les cas de guerre, etc., etc.

Art. 27. — Il reçoit communication des demandes de congé, en ce qui concerne l'envoi des malades aux eaux thermales. Il donne également son avis sur les demandes des officiers en instance de retraite ou de réforme pour infirmités, et en instance pour être mis en non-activité pour infirmités temporaires, ou qui réclament leur rentrée au service actif.

Art. 28. — Il reçoit communication des rapports médicaux de toute espèce, qu'ils proviennent des arsenaux, des bâtiments armés, des corps de troupe ou de tout autre service auquel est attaché un médecin de la marine.

Art. 29. — Il fait les propositions ou émet les avis qui lui sont suggérés par l'étude de ces documents, qui, classés par les soins du secrétaire du conseil supérieur de santé, sont remis plus tard, par période décennale, aux archives du Ministère de la marine et des colonies.

II. — Des conseils de santé des ports.

Art. 50. — Les conseils de santé des ports sont composés du directeur du service de santé, des médecins et des pharmaciens en chef.

Le Conseil de santé est présidé dans chaque port par le directeur du service de santé et à défaut par l'officier du corps de santé le plus élevé en grade ou, à grade égal, par le plus ancien.

Les fonctions de secrétaire archiviste sont remplies par un médecin de première classe nommé par le Ministre, sur la proposition du préfet maritime au choix du directeur du service de santé.

Art. 51. — Sur la proposition du président du Conseil de santé, le préfet maritime fixe les jours et les heures auxquels s'assemble le conseil.

Le président dirige et maintient l'ordre des délibérations; sa voix est prépondérante en cas de partage des votes recueillis.

Art. 52. — Le Conseil de santé délibère, avec l'autorisation du préfet maritime, sur tout ce qui peut intéresser la salubrité de l'arsenal et des établissements qui en dépendent. Il propose les mesures qu'il juge nécessaires.

Il constate l'état sanitaire des personnes soumises à sa visite par les services compétents.

Art. 53. — Il recueille les rapports présentés par les médecins suivant les règlements, à la fin de toute campagne ou mission quelconque. Ces rapports sont l'objet d'une appréciation raisonnée de la part d'un des membres du conseil de santé, désigné à cet effet par le président. Cette appréciation est communiquée à l'auteur du rapport et conservée avec le travail aux archives du Conseil de santé.

Art. 34. — Le Conseil de santé constate le bon état des caisses et instruments de chirurgie que les médecins embarqués doivent avoir en leur possession.

A cet effet, les médecins, au moment de leur embarquement, soumettent ces caisses et ces instruments de chirurgie à l'examen du Conseil de santé, lequel déclare, s'il y a lieu, qu'ils ont droit à l'indemnité fixée par les règlements.

Art. 35. — Sur la demande motivée du médecin-major d'un bâtiment et approuvée par le commandant, le Conseil de santé propose au préfet maritime des modifications dans les approvisionnements portés sur la feuille d'armement par le médecin. Il peut également prendre l'initiative de ces propositions, lorsque la durée et la nature de la campagne lui paraissent l'exiger.

Art. 36. — Le Conseil de santé est chargé de vérifier la comptabilité pharmaceutique des médecins embarqués. A cet effet, lors du désarmement d'un bâtiment, toutes les pièces relatives au traitement des malades sont soumises à cet examen. Ces pièces sont ensuite déposées aux archives du Conseil de santé.

Cette vérification est indépendante des prescriptions de l'instruction du 1er octobre 1854 sur la comptabilité du matériel, lesquelles continuent à être observées.

TITRE VIII. — LES DIRECTEURS DU SERVICE DE SANTÉ.

Art. 37. — Le directeur du Service de santé est le chef de ce service dans les ports.

Il préside le Conseil de santé.

En cas d'absence ou de tout autre empêchement, il est suppléé, ainsi qu'il est dit à l'article 30.

Dans les ports où existe une École de médecine navale, il préside le Conseil des professeurs qu'il convoque pour délibérer sur les matières ou objets relatifs à l'enseignement. Il peut déléguer la présidence de ce conseil au plus ancien des professeurs.

Art. 38. — Il correspond directement :

Avec le préfet maritime pour tous les détails du service.

Il répartit, après avoir pris les ordres du préfet, les officiers du corps de santé dans les différents services dont il a la direction.

Il se fait rendre compte de toutes les parties du service de santé par les chefs des différents détails.

Il exprime son opinion personnelle sur les rapports qui doivent être transmis au Ministre.

Art. 59. — Chaque année, dans le courant du mois de mars, au plus tard, il adresse au préfet maritime un rapport sur l'ensemble de son service, pendant l'année précédente, et sur les améliorations qu'il propose d'y apporter.

Titre IX. — Dispositions transitoires.

Art. 40. — Les médecins en chef, les médecins et pharmaciens professeurs qui font actuellement partie du personnel des écoles de médecine navale cesseront, à partir du présent décret, de former un cadre à part. Ils rentrent dans le cadre général des officiers supérieurs du cadre de santé de leur grade, où ils prennent rang d'après leur ancienneté de grade.

Les médecins et pharmaciens professeurs conserveront leurs fonctions dans l'enseignement et prendront le titre de médecins et pharmaciens principaux.

Art. 41. — A partir du 1er septembre 1886, les médecins en chef, les médecins et pharmaciens principaux dont il est question à l'article 40, qui désireront servir à la mer ou aux colonies, prendront rang dans la quatrième catégorie de la liste de départ, à la date de leur promotion au grade dont ils sont titulaires.

Ils ne pourront, à dater du 1er septembre 1886, réclamer de nouveau leur inscription sur la liste de départ avant l'expiration d'un tour réglementaire dans l'enseignement. Ils pourront être promus au grade supérieur sans avoir satisfait aux conditions fixées par les articles 9, 10, 11, 15 et 16 du présent décret.

Cette dernière disposition sera appliquée aux officiers du corps de santé qui seront nommés à l'emploi de professeurs à compter de la mise en vigueur du présent décret.

Art. 42. — A compter de la date du présent décret, les aides-médecins et les aides-pharmaciens cesseront de concourir au service à la mer ou aux colonies.

Ils devront se pourvoir du diplôme de docteur en médecine ou du titre de pharmacien universitaire de première classe.

Il est accordé un délai de deux ans aux officiers de ce grade appartenant à la promotion du 7 novembre 1885, et d'un an à ceux des promotions antérieures.

Ces délais compteront de la date du présent décret pour les aides-médecins et aides-pharmaciens présents à terre en France, et du jour de leur débarquement pour ceux qui servent à la mer.

A l'expiration des délais précités, les aides-médecins et les aides-pharmaciens qui ne se seront pas pourvus du diplôme exigé pour l'avancement seront portés sur une liste d'embarquement spéciale, pour être employés, dans leur grade, soit à la mer, soit aux colonies. Dans ce cas, ils seront soumis aux règles générales du service à l'extérieur.

Art. 43. — Les aides-médecins et les aides-pharmaciens pourvus du diplôme de docteur en médecine ou du titre de pharmacien universitaire de première classe, pourront être nommés au grade supérieur s'ils comptent deux années au moins de service dans leur grade.

Art. 44. — Il sera accordé, sur leur demande transmise hiérarchiquement, aux médecins de deuxième classe non docteurs, un congé de six mois à solde entière, pendant lequel ils auront à se pourvoir du diplôme de docteur en médecine.

Les médecins de deuxième classe qui, à l'expiration de ce congé, ne pourront pas justifier de la possession de ce diplôme, seront soumis aux règles générales d'embarquement.

Art. 45. — Les officiers du corps de santé non pourvus des diplômes de docteur en médecine ou de pharmacien universitaire de première classe ne pourront obtenir d'avancement en grade.

Le service de santé ne pourra être dirigé en chef dans une colonie que par un médecin pourvu du diplôme de docteur en médecine.

TITRE X. — DISPOSITIONS GÉNÉRALES.

Art. 46. — Le mode d'enseignement, le service à terre, à la mer et aux colonies, seront déterminés par un arrêté du Ministre de la marine et des colonies.

Art. 47. — Toutes dispositions contraires à celles du présent décret sont et demeurent abrogées.

Paris, 24 juin 1886.

INSTRUCTIONS pour l'admission dans les trois écoles-annexes de médecine navale en 1900. — Renseignements sur le fonctionnement de l'École du service de santé de la marine à Bordeaux. — Programmes du concours d'admission à l'École de Bordeaux en 1900.

TITRE PREMIER. — I. INSTITUTION DES TROIS ÉCOLES-ANNEXES

Les trois écoles-annexes de médecine navale établies dans les ports militaires de Brest, Rochefort et Toulon ont pour objet :

De faire accomplir par des jeunes gens qui se destinent à la médecine navale la première année d'études médicales, et par les candidats à la carrière pharmaceutique les trois années de stage réglementaires.

II. — MODE ET CONDITIONS D'ADMISSION DES ÉLÈVES.

Les candidats qui sollicitent leur admission dans une des écoles-annexes de Brest, Rochefort ou Toulon doivent se faire inscrire, du 15 septembre au 1er octobre, à la préfecture du département où est établi le domicile de leur famille ou de celui où ils poursuivent leurs études. Les dossiers sont transmis au Ministre de la marine par les préfets, avant le 15 octobre, délai de rigueur.

Tout candidat, lors de son inscription, doit justifier :

1o Qu'il est Français ou naturalisé Français ;

2o Qu'il est âgé de 17 ans au moins au 1er janvier qui suit la date de l'admission, ou qu'il n'est pas susceptible d'être appelé sous les drapeaux au mois de novembre de l'année d'admission ;

5o Qu'il a été vacciné avec succès ou qu'il a eu la petite vérole ;

4o Qu'il est robuste, bien constitué et qu'il n'est atteint d'aucune maladie ou infirmité susceptible de le rendre impropre au service militaire ;

5o Qu'il est pourvu des diplômes suivants : a) pour la *médecine* : soit le diplôme de bachelier de l'enseignement secondaire classique avec mention *lettres-philosophie* et le certificat d'études physiques, chimiques et naturelles ; soit le diplôme de bachelier ès lettres (ancien) et le certificat d'études physiques, chimiques et naturelles[1] ; b) pour la *pharmacie* : soit le diplôme de bachelier de l'enseignement

---

1. Par décision du Ministre de a marine, les candidats peuvent être inscrits provisoirement dans une école-annexe de médecine navale, sans produire l'un des di-

secondaire classique avec mention *lettres-philosophie* ou avec mention *lettres-mathématiques*, ou le diplôme de bachelier de l'enseignement secondaire moderne avec l'une ou l'autre des trois mentions ; soit, transitoirement, le diplôme de bachelier ès lettres, ou le diplôme de bachelier ès sciences complet, ou le diplôme de bachelier de l'enseignement secondaire spécial [1].

Le candidat doit, en outre, produire un certificat de bonne vie et mœurs et le consentement des parents ou tuteurs.

Les admissions ont lieu du 1ᵉʳ au 30 novembre de chaque année par décision ministérielle. Lorsque l'admission a été prononcée, l'élève est inscrit sur une matricule spéciale tenue au conseil de santé. Les candidats admissibles aux écoles-annexes subissent un premier examen de santé à leur entrée, un deuxième à la fin de la première année d'études et avant le concours d'admission à l'école de Bordeaux. Ils sont ensuite contrevisités à leur arrivée à l'école principale. Les élèves en médecine admis dans les trois écoles-annexes de Brest, Rochefort et Toulon y accomplissent une année d'études médicales.

Après avoir accompli une année d'études médicales, pour les étudiants en médecine, et avoir subi avec succès, avant le 31 juillet, l'examen de validation de stage pour les étudiants en pharmacie, ils prennent part au concours d'entrée à l'École principale du service de santé de la marine. Les élèves des écoles-annexes s'entretiennent à leurs frais : ils logent et prennent leurs repas en ville et ne portent pas d'uniforme. Ils ne contractent aucun engagement. Ces élèves acquittent les droits des quatre premières inscriptions. Ils sont exonérés de tous frais universitaires à partir de leur entrée à l'école principale. Aucun élève ne peut être autorisé à redoubler une année d'études, à moins que des circonstances graves ne lui aient occasionné une suspension forcée de travail pendant plus de deux mois, et dans le cas où ayant échoué au concours d'admission à Bordeaux, il serait proposé par son directeur pour le redoublement de l'année d'études. L'autorisation de redoubler une année d'études dans les écoles-annexes ne peut, sous aucun prétexte, être accordée qu'une seule fois.

---

plômes, s'ils remplissent toutes les autres conditions réglementaires. Mais leur admission définitive ne peut être prononcée que s'ils justifient, avant le 30 novembre, de la possession du diplôme manquant. Ils recevront à ce moment l'ordre de se rendre au port.

1. Les candidats devront produire leurs diplômes, ou, s'ils ne leur ont pas été délivrés, les certificats provisoires ; mais, en aucun cas, les copies, même certifiées, de ces pièces ne seront admises à en tenir lieu.

III. — Personnel des Écoles-annexes.

Chaque école-annexe de médecine navale comprend un certain nombre de professeurs nommés au concours parmi les officiers du corps de santé de la marine.

L'année scolaire commence le 3 novembre et finit le 31 juillet.

L'année scolaire se divise en deux semestres : l'un, d'hiver, s'étend du 3 novembre au 31 mars ; l'autre, d'été, du 1er avril au 31 juillet.

Dans chaque école, le directeur du service de santé règle, en conseil des professeurs, la répartition des matières de chaque cours.

A la fin du semestre, chaque professeur rend compte de son enseignement ; il indique le nombre de leçons qu'il a faites et les matières exposées dans chaque séance.

Une expédition de ce compte rendu est adressée au Ministre.

A la fin de chaque semestre d'enseignement, les professeurs s'assurent, par des interrogations, du degré d'instruction et des progrès de ceux de leurs auditeurs qui sont tenus de suivre leurs leçons. Ils expriment leur appréciation sur chacun d'eux par une note qui varie de 0 à 20. Ces notes, accompagnées de l'opinion du professeur sur chaque élève, sont remises au directeur pour être transmises au Ministre avec l'appréciation du préfet maritime.

Des bibliothèques, des amphithéâtres de dissection, des musées d'anatomie, des laboratoires d'histologie sont à la disposition des élèves, qui doivent verser au trésorier de la bibliothèque une somme de 50 francs destinée à l'achat des livres.

Il est adressé trimestriellement au Ministre un état nominatif des élèves présents dans les écoles, avec indication des notes sur la conduite, la discipline, l'assiduité au travail de chacun d'eux.

Titre II. — I. Institution de l'École du service de santé de la marine a Bordeaux[1].

L'école du service de santé de la marine instituée près de la faculté de médecine de Bordeaux a pour objet : 1° d'assurer le recrutement des médecins et pharmaciens de la marine et des médecins et pharmaciens des colonies ; 2° de seconder les études universitaires des élèves du service de santé, et 3° de donner à ces élèves l'éducation maritime

1. Cette école a été créée, ainsi que ses trois annexes, par la loi du 10 avril et le décret du 22 juillet 1890.

jusqu'à leur nomination de médecin ou de pharmacien auxiliaire de 2ᵉ classe.

Les élèves se recrutent par voie de concours parmi les étudiants en médecine et en pharmacie provenant des écoles de médecine navale de Brest, Rochefort et Toulon.

Tout élève entrant à l'école doit être classé, sans exception aucune, dans la 4ᵉ division, quel que soit le nombre réel de ses inscriptions.

Aucun élève ne peut être autorisé à redoubler une année d'études, à moins que des circonstances graves ne lui aient occasionné une suspension forcée de travail pendant plus de deux mois.

Tout élève qui aura subi, à un même examen de la faculté ou de l'école, deux ou plusieurs échecs successifs, sera déféré au conseil de discipline, qui fera parvenir au Ministre son appréciation sur le maintien ou le renvoi de l'élève. Le Ministre décidera.

Sauf le cas où il en aurait été renvoyé pour indiscipline ou inconduite, l'élève qui a cessé de faire partie de l'école peut y être admis de nouveau par voie de concours, s'il remplit encore les conditions générales d'admission.

Lorsque les élèves sont pourvus du diplôme de docteur en médecine ou du titre de pharmacien universitaire de 1ʳᵉ classe, ils sont nommés, sur la proposition du directeur de l'école, à l'emploi de médecin auxiliaire ou de pharmacien auxiliaire de 2ᵉ classe.

Ces jeunes gens sont ensuite répartis dans les ports militaires, à leur convenance, où ils séjournent jusqu'au 1ᵉʳ février.

A partir du 1ᵉʳ février, ils sont tous réunis au port de Toulon, pour y faire un stage et y suivre des cours d'application jusqu'au 1ᵉʳ septembre.

A la suite de l'examen de sortie, le jury de concours propose au Ministre, qui statue, l'ajournement des stagiaires qui, à la suite de cet examen, auraient été reconnus insuffisants.

Le jour où ils sont nommés médecins ou pharmaciens auxiliaires de 2ᵉ classe, il leur est attribué quatre années de services à titre d'études.

II. — MODE ET CONDITIONS D'ADMISSION DES ÉLÈVES.

Nul n'est admis à l'école du service de santé de la marine que par voie de concours. Le concours a lieu tous les ans dans les ports de Brest, Rochefort et Toulon.

Le Ministre de la marine en détermine les conditions; chaque année, il en arrête le programme et en fixe l'époque. L'arrêté du Ministre est rendu public.

Le jury du concours d'admission à l'école de Bordeaux est composé d'un directeur du service de santé, président; de deux médecins en chef ou principaux pour la ligne médicale; du même directeur, de deux pharmaciens en chef ou principaux pour la ligne pharmaceutique.

Les membres du jury sont annuellement désignés par le Ministre de la marine.

Nul ne peut être admis au concours :

1° S'il n'est Français ou naturalisé Français;

2° S'il est âgé de plus de vingt-quatre ans ou de moins de dix-huit ans au 1er janvier qui suit la date du concours, c'est-à-dire, pour le concours de 1900, que la date de sa naissance doit être comprise entre le 1er janvier 1877 et le 31 décembre 1882;

La limite d'âge pourra être reculée d'un an pour les candidats ayant accompli une année de service militaire;

3° S'il n'a été vacciné avec succès ou s'il n'a eu la petite vérole

4° S'il n'est robuste, bien constitué, et s'il n'est atteint d'aucune maladie ou infirmité susceptible de le rendre impropre au service militaire;

5° S'il ne vient d'accomplir une année d'études médicales dans une des écoles de médecine navale de Brest, Rochefort et Toulon. L'autorisation de concourir pourra être accordée aux jeunes gens présents sous les drapeaux qui auront accompli une année d'études médicales dans une des trois écoles-annexes, immédiatement avant leur départ pour le service.

Les jeunes gens qui se destinent à la carrière pharmaceutique doivent justifier, pour l'admission au concours, soit du diplôme de bachelier de l'enseignement secondaire classique avec mention *lettres-philosophie* ou avec mention *lettres-mathématiques*, soit du diplôme de bachelier de l'enseignement secondaire moderne avec l'une ou l'autre des trois mentions, — soit transitoirement du diplôme de bachelier ès sciences complet ou de bachelier ès lettres ou de bachelier de l'enseignement secondaire spécial, — et, en outre, du stage officinal de trois années accompli dans une des écoles de médecine navale de Brest, Rochefort ou Toulon. Les deux premières années peuvent, à la rigueur, être accomplies en dehors de ces écoles, dans une pharmacie civile.

Les candidats doivent produire un certificat de bonne vie et mœurs, et, s'il y a lieu, l'autorisation des parents ou tuteurs. Ils ont, de plus, à indiquer le port militaire dans lequel ils désirent passer le concours d'admission.

Chaque demande doit être en outre accompagnée :

1° D'une déclaration sur papier timbré, par laquelle les parents, père, mère ou tuteur, s'engagent à payer au trésor public, par trimestre et d'avance, une pension annuelle de 700 francs ;

2° D'un second acte sur papier timbré, portant engagement de payer le trousseau, les livres et les objets nécessaires aux études.

Ces deux engagements, qui deviennent nuls en tout ou en partie en cas de concession d'une bourse ou d'une demi-bourse, d'un trousseau ou d'un demi-trousseau, doivent être libellés comme l'indiquent les modèles 1 et 2 annexés au présent arrêté.

Toutes ces conditions sont de rigueur, et aucune dérogation ne peut y être autorisée.

Chaque année, à l'époque déterminée par la décision ministérielle fixant le programme des épreuves, les candidats auront à demander leur inscription au Ministre de la marine, en fournissant les pièces ci-dessus mentionnées.

La liste d'inscription est close le 15 juillet. Les épreuves écrites ont lieu du 25 juillet au 1er août, à une date fixée par le Ministre, dans les ports de Brest, de Rochefort et de Toulon. Elles sont corrigées à Paris, à partir du 1er août, par le jury du concours, qui dresse les listes d'admissibilité aux épreuves orales. — Ces dernières ont lieu devant le même jury, qui se transporte successivement à Rochefort, Toulon et Brest, du 15 août au 15 septembre, pour le concours de 1900.

Après la clôture des examens, le jury établit la liste des candidats en les classant par ordre de mérite d'après l'ensemble des points obtenus. Le président du jury adresse cette liste, avec les procès-verbaux des séances, au Ministre, qui nomme, dans la limite des places disponibles, aux emplois d'élèves du service de santé de la marine.

Le prix de la pension est de 700 francs par an ; celui du trousseau de 775 francs pour la première année, de 265 francs pour la deuxième année et de 260 francs pour la troisième année.

Les livres, instruments et objets nécessaires aux études sont compris dans le trousseau.

Des bourses et des demi-bourses, des trousseaux et des demi-trousseaux peuvent être accordés aux élèves qui ont préalablement fait constater dans les formes prescrites l'insuffisance des ressources de leur famille pour leur entretien à l'école [1].

Les bourses et les demi-bourses, les trousseaux et les demi-trousseaux sont accordés par le Ministre de la marine sur la proposition du conseil d'instruction de l'école[1].

Les familles qui désirent obtenir le dégrèvement total ou partiel des frais de la pension ou du trousseau doivent faire une demande énonçant qu'elles sollicitent : une bourse ou une demi-bourse ; une bourse avec trousseau ou demi-trousseau ; une demi-bourse avec trousseau ou demi-trousseau, ou enfin un trousseau ou demi-trousseau seulement.

Cette demande, adressée au Ministre de la marine sur papier libre, doit être remise, avant le 1er septembre, au préfet du département où réside la famille, accompagnée :

1° D'un état de renseignements détaillé sur les moyens d'existence, le nombre, l'âge et la situation respective des enfants, et les autres charges des parents ;

2° D'un relevé des contributions.

La demande de bourse... trousseau... (suivant le cas) doit être libellée suivant le modèle n° 3 annexé au présent arrêté.

La demande et les documents 1° et 2° sont ultérieurement transmis au Ministre (le 15 septembre au plus tard) par les préfets des départements, qui provoquent une délibération du conseil municipal du lieu de la résidence ordinaire des familles, la joignent au dossier et font connaître leur avis.

Les différents droits de scolarité et d'examen sont payés par le Ministre de la marine, conformément aux règlements universitaires.

Les élèves démissionnaires ou exclus de l'école sont tenus au remboursement des frais de scolarité et, s'ils ont été boursiers, au payement du montant des frais de pension et de trousseau avancés par l'administration de la Marine.

Les élèves du service de santé de la marine contractent, au moment de leur entrée à l'école, un engagement militaire spécial d'une durée de six ans, à compter de leur nomination de médecin ou de pharmacien

---

1. Ce conseil est composé des membres suivants : le directeur de l'école, président ; le sous-directeur, les six professeurs, membres. L'agent administratif, trésorier, remplit les fonctions de secrétaire.

auxiliaire de 2e classe (décret du 5 juin 1899, guerre ; décret du 14 octobre 1899, marine).

III. — Personnel de l'école.

Le personnel de l'école du service de santé de la marine comprend : un directeur du service de santé ou un médecin en chef, directeur ; un médecin en chef ou principal, sous-directeur ; cinq médecins de 1re classe et un pharmacien de 1re classe, professeurs ; un agent administratif, trésorier ; un sous-agent comptable économe ; un commis de comptabilité ; quatre premiers maîtres surveillants, etc.

Les professeurs sont chargés de faire aux élèves des conférences, de seconder l'enseignement de la Faculté et de donner, suivant les ordres du directeur, l'instruction spéciale au service de la marine.

Les professeurs sont spécialement chargés chacun d'une des divisions de l'école et remplissent, à l'égard de celles-ci, des fonctions analogues à celles des capitaines de compagnie.

Les élèves de l'école du service de santé de la marine, sur le vu de leur lettre de nomination, sont inscrits au secrétariat de la Faculté de médecine.

Ils suivent à la Faculté les cours cliniques, conférences et exercices pratiques afférents à leur année d'études et dans les mêmes conditions que les étudiants civils.

Ils reçoivent en outre, par les soins de l'école, un enseignement spécial sous forme de conférences, répétitions et interrogations se rapportant à l'enseignement donné par la Faculté.

Le directeur se concerte avec le recteur de l'Académie et le doyen de la Faculté au sujet des heures des cours, conférences et exercices pratiques, et en général de tout ce qui a trait à l'enseignement donné par la Faculté aux élèves de l'école ; de telle sorte que les obligations universitaires et celles du service intérieur de l'école soient mises en parfaite concordance et se prêtent un mutuel appui.

Les élèves subissent devant la Faculté leurs examens probatoires dans l'ordre et selon le mode prescrit par les règlements universitaires. Toutefois, les élèves actuellement en cours d'études restent autorisés, dès qu'ils ont pris leur 16e inscription, à passer le 3e examen de doctorat, puis successivement le 4e, le 5e et la thèse ; de telle sorte qu'ils puissent être nommés médecins auxiliaires de 2e classe le 1er février au plus tard.

À l'issue de chaque année scolaire, les notes obtenues à la Faculté de médecine sont combinées avec les notes données aux interrogations faites par les répétiteurs à l'intérieur de l'école et avec celles qui se rapportent à la conduite et à la discipline.

À cette même époque le conseil d'instruction examine l'ensemble des notes de chaque élève tant au point de vue de l'instruction que de la conduite ; il propose au Ministre avec avis motivé, soit de maintenir à l'école, soit d'exiger la démission de ceux dont la conduite laisse à désirer.

En cas de refus de démission, le renvoi de l'école peut être prononcé par le Ministre.

Les classements sont établis par le conseil d'instruction.

Il est accordé, dans chaque division, des distinctions honorifiques à ceux des élèves qui sont classés dans le premier quart.

Les élèves classés dans le premier douzième de leur division reçoivent la dénomination de « brigadiers ». Ceux classés dans le restant du premier quart sont « élèves d'élite ».

Le directeur, après avoir donné lecture des listes de classement, proclame les brigadiers et les élèves d'élite et leur remet des insignes qui consistent : pour les brigadiers, en deux ancres en or de chaque côté du revers du collet de la redingote ; pour les élèves d'élite, en une seule ancre de chaque côté.

L'école fait les frais de ces insignes.

Tout brigadier ou élève d'élite qui est puni d'arrêts de rigueur perd le droit de porter les insignes pendant trois mois ; s'il y a un classement avant l'expiration de ce temps et que son rang lui confère des insignes, il ne peut les prendre que lorsque les trois mois se sont écoulés depuis la punition d'arrêts de rigueur. Il en est de même pour tout élève ayant été puni d'arrêts de rigueur alors qu'il n'avait pas d'insignes, et qui, au classement, est dans le premier quart.

IV. — Régime. — Police. — Discipline.

L'école est soumise au régime militaire.

Tous les élèves sont logés à l'école et y prennent leurs repas. Ils sont astreints à toutes les obligations de la discipline militaire.

Le Ministre règle les conditions dans lesquelles les sorties sont accordées.

Le directeur établit un règlement sur le service intérieur de l'école, qui est soumis à l'approbation du Ministre.

Les élèves portent un uniforme spécial dont la description est déterminée par décret. Ils sont assimilés aux aspirants de 2e classe de la marine. Les élèves doivent le salut à tous les officiers et fonctionnaires des armées de terre et de mer, ainsi qu'aux premiers maîtres des équipages de la flotte et assimilés.

Les punitions disciplinaires à infliger aux élèves sont : 1º la consigne ; 2º la réprimande prononcée par un professeur ; 5º la réprimande prononcée par le sous-directeur ; 4º la privation de sortie ; 5º les arrêts simples pendant dix jours au plus ; 6º les arrêts de rigueur pendant dix jours au plus ; 7º le renvoi dans un régiment d'infanterie de marine.

Cette dernière punition est prononcée par le Ministre, sur l'avis motivé du conseil de discipline.

Les élèves démissionnaires ou ceux dont l'exclusion aura été ordonnée par le Ministre seront, conformément aux dispositions de l'article 29 de la loi du 15 juillet 1889, dirigés sur un régiment d'infanterie de marine pour y accomplir les trois années de service militaire réglementaires.

V. — Administration et Discipline.

Sont au compte de la famille de chaque élève ou sont prélevés sur le montant de l'indemnité de trousseau si l'élève est titulaire d'un trousseau :

Les effets d'habillement et de petit équipement compris dans le tableau du trousseau, ainsi que les livres, instruments, objets ou fournitures de bureau à délivrer réglementairement à l'entrée de l'école et au fur et à mesure des besoins.

Conseil supérieur de santé de la marine. — MM. Cunéo, inspecteur président ; Vincent, médecin en chef ; Bonnafy, médecin en chef ; Bavay, pharmacien en chef ; Laugier, médecin principal, secrétaire ; M. Bonnafy, est chargé de la direction des archives de médecine navale.

Conseil supérieur de santé des colonies. — MM. Kermorgant, inspecteur général ; président ; Grall, médecin inspecteur de

2ᵉ classe ; Pottier, pharmacien en chef, membre; Camail, médecin principal, secrétaire. — Les archives de médecine coloniale
sont publiées sous la direction de M. Kermorgant. ˙

**École principale du service de santé de la marine à Bor-
deaux.** — : MM. Bourru, directeur de l'école ; Chevalier, sous-
directeur; Barrat, Gorran, Le Méhauté, Le Dantec, Chastang,
Leray, professeurs; Larivière, trésorier; Lapeyre, économe;
Leroy, secrétaire.

CORPS SAVANTS

ACADÉMIE DES SCIENCES

L'Académie des Sciences, fondée en 1666, n'avait pas, lors de sa fondation, de section de médecine. En 1785, elle fut divisée en huit classes ou sections, dont une d'anatomie. Le 5 fructidor an III (22 août 1795), lors de la fondation de l'Institut national, l'Académie des Sciences, qui forme la troisième classe, fut divisée en dix sections dont une d'anatomie et zoologie, et une de médecine et chirurgie; ces deux sections existent encore aujourd'hui. L'Académie publie des *comptes rendus* et des *mémoires*.

BUREAU DE L'ACADÉMIE, ANNÉE 1900.

MM. Lévy (Maurice), Président;

Fouqué, Vice-Président;

Darboux, secrétaire perpétuel pour les sciences mathématiques;

Berthelot, secrétaire perpétuel pour les sciences physiques.

Section X. — ANATOMIE ET ZOOLOGIE.

MM. Lacaze-Duthiers (Félix-Joseph-Henri de), Ranvier (Louis-Antoine), Perrier (Jean-Octave-Edmond), Filhol (Antoine-Pierre-Henri), Fouqué (Ferdinand-André), Chatin (Joannès).

Section XI. — MÉDECINE ET CHIRURGIE.

MM. Marey (Étienne-Jules), Bouchard (Charles-Jacques), Guyon (Jean-Casimir-Félix), Potain (Pierre-Carl-Édouard), Arsonval (Arsène D'), Lannelongue (Odilon-Marc).

De plus, la Médecine est représentée dans la Section des Associés libres par M. Brouardel, et les correspondants de la Section de médecine et de chirurgie, sont MM. Ollier, de Lyon;

Hergott, à Nancy; Laveran, à Lille; Engelmann, à Utrecht; Leyden, à Berlin; Mosso, à Turin; Paget, à Londres.

Parmi les Associés étrangers, citons MM. Lister, à Londres et Virchow à Berlin.

Secrétariat et agence de l'Institut. — Le chef du secrétariat est M. Julien Pingard.

Prix à décerner en 1900

Grand prix des sciences mathématiques (5000 fr.). — Perfectionner, en quelque point important, la recherche du nombre des places de formes quadratiques à coefficients entiers des deux indéterminées.

Prix Bordin (3000 fr.). — Développer et perfectionner la théorie des surfaces applicables sur le paraboloïde de révolution.

Prix Francœur (1000 fr.). — Découvertes ou travaux utiles au progrès des sciences mathématiques pures et appliquées.

Prix Poncelet (2000 fr.). — Décerné à l'auteur de l'ouvrage le plus utile au progrès des sciences mathématiques pures ou appliquées.

Prix extraordinaire (6000 fr.). — Progrès de nature à accroître l'efficacité de nos forces navales.

Prix Montyon (700 fr.). — Fondé en faveur de celui qui aura inventé ou perfectionné des instruments utiles au progrès de l'agriculture, des arts mécaniques ou des sciences.

Prix Plumey (2500 fr.). — Décerné à l'auteur du perfectionnement des machines à vapeur ou de toute autre invention qui aura le plus contribué aux progrès de la navigation à vapeur.

Prix Lalande (540 fr.). — Ce prix doit être attribué à la personne qui aura fait l'observation la plus intéressante, le mémoire ou le travail le plus utile aux progrès de l'astronomie.

Prix Damoiseau (1500 fr.). — Faire la théorie d'une des comètes périodiques dont plusieurs retours ont été observés.

Prix Valz (460 fr.). — Décerné à l'auteur des travaux les plus importants ou des plus grandes découvertes astronomiques qui se sont produits dans l'année.

Prix Janssen. — Médaille d'or, pour un progrès important à l'astronomie (physique).

Prix Montyon (500 fr.). — Statistique.

Prix Jecker (10 000 fr.). — Chimie organique.

Prix H. Wilde (4000 fr.). — Ce prix sera décerné, sans distinction de nationalité, à la personne dont la découverte ou l'ouvrage sur l'astronomie, la physique, la chimie, la minéralogie, la géologie ou la mécanique expérimentale aura été jugé le plus digne de récompense, soit que cette découverte ou cet ouvrage aient été faits dans l'année même, soit qu'ils remontent à une autre année.

Prix Vaillant (4000 fr.). — Détermination rigoureuse d'un ou de plusieurs poids atomiques; ou : étude des alliages.

Prix Desmazières (1600 fr.). — Décerné à l'auteur de l'ouvrage le plus utile sur tout ou partie de la cryptogamie.

Prix Montagne (1500 fr.). — Décerné aux auteurs de travaux importants ayant pour objet l'anatomie, la physiologie, le développement ou la description des cryptogames inférieures.

Prix Thore (200 fr.). — Décerné alternativement aux travaux sur les cryptogames cellulaires d'Europe et aux recherches sur les mœurs ou l'anatomie d'une espèce d'insectes d'Europe.

Prix Savigny (1500 fr.). — Décerné à de jeunes zoologistes voyageurs.

Prix Da Gama Machado (1200 fr.). — Décerné aux meilleurs mémoires sur les parties colorées du système tégumentaire des animaux ou sur la matière fécondante des êtres animés.

Prix Montyon (3 prix de 2500 fr. et 5 mentions de 1500 fr.). — Médecine et chirurgie.

Prix Barbier (2000 fr.). — Décerné à celui qui fera une découverte précieuse dans les sciences chirurgicale, médicale, pharmaceutique, et dans la botanique, ayant rapport à l'art de guérir.

Prix Bréant (100 000 fr. ou, à défaut du prix, les intérêts). — Décerné à celui qui aura trouvé le moyen de guérir le choléra asiatique.

Prix Godard (1000 fr.). — Sur l'anatomie, la physiologie et la pathologie des organes génito-urinaires.

Prix Parkin (3400 fr.). — Destiné à récompenser des recherches sur les sujets suivants : 1° sur les effets curatifs du carbone sous ses diverses formes et plus particulièrement sous la forme gazeuse ou gaz acide carbonique dans le choléra, les différentes formes de fièvre et autres maladies ; 2° sur les effets de l'action volcanique dans la production de maladies épidémiques dans le monde animal et le monde végétal et dans celle des ouragans et des perturbations atmosphériques anormales.

Prix Bellion (1400 fr.). — Décerné à celui qui aura écrit des ouvrages ou fait des découvertes surtout profitables à la santé de l'homme ou à l'amélioration de l'espèce humaine.

Prix Mège (10000 fr. et, à défaut du prix, les intérêts). — Décerné à celui qui aura continué et complété l'essai du docteur Mège sur les causes qui ont retardé ou favorisé les progrès de la médecine.

Prix Dusgate (2500 fr.). — Décerné à l'auteur du meilleur ouvrage sur les signes diagnostiques de la mort et sur les moyens de prévoir les inhumations précipitées.

Prix Lallemand (1800 fr.). — Destiné à récompenser ou encourager les travaux relatifs au système nerveux, dans la plus large acception des mots.

Prix du baron Larrey (1000 fr.). — Sera décerné à un médecin ou à un chirurgien des armées de terre ou de mer pour le meilleur ouvrage présenté à l'Académie et traitant un sujet de médecine, de chirurgie ou d'hygiène militaire.

Prix Montyon (750 fr.). — Physiologie expérimentale.

Prix Pourat (1400 fr.). — Détermination des principales données anthropométriques.

Prix Martin-Damourette (1400 fr.). — Décerné à l'auteur d'un ouvrage de physiologie thérapeutique.

Prix Philipeaux (890 fr.). — Physiologie expérimentale.

Prix Gay (2500 fr.). — Appliquer à une région de la France ou une portion de la chaîne alpine l'analyse des circonstances géologiques qui ont déterminé les conditions actuelles du relief et de l'hydrographie.

Médaille Arago. — Cette médaille sera décernée par l'Académie chaque fois qu'une découverte, un travail ou un service rendu à la science lui paraîtront dignes de ce témoignage de haute estime.

Prix Montyon. (Les prix sont de 2500 fr. et les mentions de 1500 fr.) — Arts insalubres.

Prix Cuvier (1500 fr.). — Destiné à l'ouvrage le plus remarquable soit sur le règne animal, soit sur la géologie.

Prix Trémont (1100 fr.). — Destiné à tout savant, artiste ou mécanicien auquel une assistance sera nécessaire pour atteindre un but utile et glorieux pour la France.

Prix Gegner (3800 fr.). — Destiné à soutenir un savant qui se sera distingué par des travaux sérieux poursuivis en faveur du progrès des sciences positives.

Prix Delalande-Guérineau (1000 fr.). — Destiné au voyageur français ou au savant qui aura rendu le plus de services à la France ou à la science.

Prix Jérome-Ponti (5500 fr.). — Destiné à l'auteur d'un travail scientifique dont la continuation ou le développement seront jugés importants pour la science.

Prix Tchihatchef (3000 fr.). — Destiné aux naturalistes de toute nationalité qui auront fait, sur le continent asiatique (ou iles limitrophes), des explorations ayant pour objet une branche quelconque des sciences naturelles, physiques ou mathématiques.

Prix Houllevigue (5000 fr.). — Décerné tous les deux ans.

Prix Boileau (1500 fr.). — Destiné à récompenser les recherches sur les mouvements des fluides, jugées suffisantes pour contribuer au progrès de l'hydraulique.

Prix Cahours (3000 fr.). — Décerné, à titre d'encouragement, à des jeunes gens qui se seront déjà fait connaître par quelques travaux intéressants et plus particulièrement par des recherches sur la chimie.

Prix Saintour (5000 fr.). — A décerner dans l'intérêt des sciences.

Prix Laplaée (Œuvres complètes de Laplace). — Décerné au premier élève sortant de l'École polytechnique.

Prix Rivot (2500 fr.). — Partagé entre les quatre élèves sortant chaque année de l'École polytechnique avec les nᵒˢ 1 et 2 dans les corps des mines et des ponts et chaussées.

Grand prix des sciences physiques (5000 fr.). — Étudier la biologie des Nématodes libres d'eau douce et humicoles, et plus particulièrement les formes et conditions de leur reproduction.

Prix Bordin (5000 fr.). — Étudier l'influence des conditions extérieures sur le protoplasme et le noyau chez les végétaux.

Prix Fourneyron (1000 fr.). — Mécanique appliquée.

Prix Gay (2500 fr.). — Faire connaître la distribution des plantes alpines dans les grands massifs montagneux de l'ancien monde. Indiquer les régions où se trouvent réunies le plus grand nombre d'espèces du même groupe. Établir la diminution graduelle de l'importance de chacun de ces groupes dans les autres régions. Rechercher les causes anciennes ou actuelles susceptibles d'expliquer, dans une certaine mesure, la répartition de ces plantes alpines.

Prix La Caze (10 000 fr.). — Décerné aux mémoires ou ouvrages qui auront le plus contribué aux progrès de la Physiologie, de la Physique et de la Chimie.

Prix Delesse (1400 fr.). — Décerné à l'auteur, français ou étranger, d'un travail concernant les sciences géologiques ou, à défaut, d'un travail concernant les sciences minéralogiques.

Prix La Fons-Mélicocq (900 fr.).— Décerné au meilleur ouvrage de botanique sur le nord de la France, c'est-à-dire sur les départements du Nord, du Pas-de-Calais, des Ardennes, de la Somme, de l'Oise et de l'Aisne.

Prix Pourat (14 000 fr.). — Sur le refroidissement dû à la contraction musculaire. Détermination expérimentale des contractions et du mécanisme intime de ce phénomène.

Prix Jean Reynaud (10 000 fr.). — Décerné à l'auteur du travail le plus méritant qui se sera produit pendant une période de cinq ans.

Prix Leconte (50 000 fr.). — Décerné : 1° aux auteurs de découvertes nouvelles et capitales en mathématiques, physique, chimie, histoire naturelle, sciences médicales; 2° aux auteurs d'applications nouvelles de ces sciences, applications qui devront donner des résultats de beaucoup supérieurs à ceux obtenus jusque-là.

Prix Petit d'Ormoy (10 000 fr.). — Sciences mathématiques pures ou appliquées.

Prix Petit d'Ormoy (10 000 fr.). — Sciences naturelles.

Prix Gaston-Planté (3000 fr.). — Destiné à l'auteur français d'une découverte, d'une invention ou d'un travail important dans le domaine de l'électricité.

Prix Katsner-Boursault (2000 fr.). — Décerné à l'auteur du meilleur travail sur les applications diverses de l'électricité dans les arts, l'industrie et le commerce.

Prix Baron de Jœst (2000 fr.). — Décerné à celui qui, dans l'année, aura fait la découverte ou écrit l'ouvrage le plus utile au bien public.

Prix à décerner en 1902.

Prix Fontannes (1000 fr.). — Ce prix sera décerné à l'auteur de la meilleure publication paléontologique.

Prix Serres (7500 fr.). — Décerné au meilleur ouvrage sur l'embryologie générale et appliquée autant que possible à la physiologie et à la médecine.

Prix Vaillant (4000 fr.). — Sur une question posée par l'Académie.

Prix à décerner en 1903.

Prix Chaussier (10 000 fr.). — Sur l'embryologie générale appliquée autant que possible à la physiologie et à la médecine.

Prix Estrade-Delcros (8000 fr.). — Décerné à l'auteur d'un travail rentrant dans les ordres d'étude de l'Académie.

Prix Bigot de Morogues (1700 fr.). — Décerné à l'auteur de l'ouvrage qui aura fait faire le plus de progrès à l'agriculture de France.

CONDITIONS

COMMUNES A TOUS LES CONCOURS

Les concurrents sont prévenus que l'Académie ne rendra aucun des ouvrages envoyés aux concours; les auteurs auront la liberté d'en faire prendre des copies au secrétariat de l'Institut.

Par une mesure générale, l'Académie a décidé que la clôture des concours pour les prix qu'elle propose aurait lieu à la même époque de l'année, et le terme a été fixé au 1er juin.

Les concurrents doivent indiquer, par une analyse succincte, la partie de leur travail où se trouve exprimée la découverte sur laquelle ils appellent le jugement de l'Académie.

Nul n'est autorisé à prendre le titre de *lauréat de l'Académie*, s'il n'a été jugé digne de recevoir *un prix*. Les personnes qui ont obtenu des *récompenses*, des *encouragements* ou des *mentions* n'ont pas droit à ce titre.

Bibliothèque. — La Bibliothèque de l'Institut est commune aux cinq Académies ; elle n'est pas publique, mais ouverte aux travailleurs munis d'une recommandation de deux membres de l'Institut. Elle doit son origine à un fonds constitué par l'État au moment de la fondation de l'Institut, accru depuis par des acquisitions régulières, par les ouvrages offerts en hommage aux diverses Académies ou soumis à leurs nombreux concours, enfin par des legs de collections d'imprimés ou de manuscrits, faits à l'Institut par plusieurs savants de ce siècle, particulièrement par des membres des cinq Académies.

Cette Bibliothèque contient environ quatre cent mille imprimés, quelques estampes, des manuscrits (les uns antérieurs, les plus nombreux, les autres, postérieurs à la fondation de l'Institut).

Bibliothécaire : M. Alfred Rébelliau ; sous-bibliothécaires : MM. Ad. Regnier et Dehérain.

ACADÉMIE DE MÉDECINE

L'Académie de Médecine est la suite légale des institutions et commissions officielles ci-après :

Intendance des eaux et fontaines médicinales établies par lettres patentes du 17 juin 1605 ;

Académie de chirurgie fondée par Louis XIV, par lettres patentes du 11 décembre 1731 ;

Commission royale pour l'examen des remèdes particuliers nouveaux, et distribution des eaux minérales fondée par lettres patentes du 25 avril 1772 ;

Commission royale de médecine créée par lettres patentes du 29 avril 1776, pour entretenir une correspondance avec les médecins du royaume pour les épidémies, épizooties. Cette commission royale devient, par lettres patentes du 26 juin 1778, la Société royale de médecine, et d'autres lettres patentes du 1er décembre 1778 lui concèdent les attributions de la Commission royale de 1772;

Comité central de vaccine créé par décret du 16 mars 1809, pour la conservation du vaccin.

L'ordonnance du 20 décembre 1820, définit les attributions de l'Académie dans les termes ci-après :

Louis, par la grâce de Dieu, roi de France et de Navarre, à tous ceux qui ces présentes verront, salut.

Notre intention étant de donner le plus tôt possible des règlements propres à perfectionner l'enseignement de l'art de guérir et à faire cesser les abus qui ont pu s'introduire dans l'exercice de ses différentes branches, nous avons pensé qu'un des meilleurs moyens de préparer ce double bienfait, était de créer une Académie spécialement chargée de travailler au perfectionnement de la science médicale, et d'accorder à cette Académie une protection particulière. Nous nous sommes d'ailleurs rappelé les services éminents qu'ont rendus, sous le règne de nos prédécesseurs, la Société royale de médecine et l'Académie royale de chirurgie, et nous avons voulu en faire revivre le souvenir et l'utilité en rétablissant ces compagnies célèbres sous une forme plus appropriée à l'état actuel de l'enseignement et des lumières.

A ces causes,

Sur le rapport de notre ministre secrétaire d'État au département de l'intérieur, nous avons ordonné et ordonnons ce qui suit :

Art. 1. — Il sera établi à Paris, pour tout notre royaume, une Académie royale de médecine.

Art. 2. — Cette Académie sera spécialement instituée pour

répondre aux demandes du Gouvernement sur tout ce qui intéresse la santé publique, et principalement sur les épidémies, les
maladies particulières à certains pays, les épizooties, les différents
cas de médecine légale, la propagation de la vaccine, l'examen
des remèdes nouveaux et des remèdes secrets, tant internes
qu'externes, les eaux minérales naturelles ou factices, etc.

Elle sera en outre chargée de continuer les travaux de la
Société royale de médecine et de l'Académie royale de chirurgie :
elle s'occupera de tous les objets d'étude et de recherches qui
peuvent contribuer au progrès des différentes branches de l'art
de guérir. En conséquence, tous les registres et papiers ayant
appartenu à la Société royale de médecine ou à l'Académie royale
de chirurgie, et relatifs à leurs travaux, seront remis à la nouvelle Académie et déposés dans ses archives.

L'Académie, composée de cent membres titulaires, est divisée
en onze sections plus une section de dix associés libres. Elle a
aussi vingt associés nationaux, vingt associés étrangers, cent correspondants nationaux et vingt-cinq correspondants étrangers.

Bureau de l'Académie, année 1900.

Bureau de l'Académie : MM. Marey, *président*; Guyon, *vice-
président*; Bergeron, *secrétaire perpétuel*; Vallin, *secrétaire
annuel*; Hanriot, *trésorier*.

1re Section. — Anatomie et physiologie.

Marey (Jules-Étienne), Sée (Marc), Tillaux (Paul), Polaillon
(Joseph-François-Benjamin), Duval (Mathias-Marie), Laborde
(Jean-Baptiste-Vincent), François-Franck (Charles-Émile), Chau-
veau (Jean-Baptiste), Farabeuf (Louis-Hubert), Richet (Charles).

2e Section. — Pathologie médicale.

Hérard (Hippolyte), Jaccoud (François-Sigismond), Fournier
(Alfred), Bucquoy (Marie-Edme-Jules), Potain (Pierre-Charles-
Édouard), Bouchard (Charles-Jacques), Dieulafoy (Georges),
Duguet (Nicolas-Jean-Baptiste), Kelsch (Achile-Louis-Félix), Lan-

douzy (Louis-Joseph), Fernet (Charles-Alexis), Rendu (Henri-Jules-Louis-Marie).

3ᵉ Section. — PATHOLOGIE CHIRURGICALE.

Panas (Photino), Labbé (Léon), Lannelongue (Odilon-Marc), Chauvel (Jules-Fidèle-Marie), Terrier (Louis-Félix), Périer (Charles), Monod (Charles), Pozzi (Jean-Samuel), Delorme (Edmond), Peyrot (Jean-Joseph).

4ᵉ Section. — THÉRAPEUTIQUE ET HISTOIRE NATURELLE MÉDICALE.

Chatin (Gaspard-Adolphe), Hayem (Georges), Debove (Georges-Maurice), Hallopeau (François-Henri), Laveran (Charles-Louis-Alphonse), Blanchard (Raphaël-Anatole-Émile), Huchard (Henri), Hutinel (Victor-Henri), Sevestre.

5ᵉ Section. — MÉDECINE OPÉRATOIRE.

Guyon (Félix), Duplay (Simon), Le Dentu (Jean-François-Auguste), Berger (Paul), Lucas-Championnière (Just-Marie-Marcellin), Reclus (Jean-Jacques-Paul), Richelot (Louis-Gustave).

6ᵉ Section. — ANATOMIE PATHOLOGIQUE.

Empis (Georges-Simonis), Lancereaux (Étienne), Cornil (André-Victor), Ranvier (Louis-Antoine), Grancher (Jacques-Joseph), Malassez (Louis-Charles), Raymond (Fulgence).

7ᵉ Section. — ACCOUCHEMENTS.

Hervieux (Jacques-François-Édouard), Guéniot (Alexandre), Budin (Pierre), Pinard (Adolphe), Porak (Charles-Auguste), Ribemont-Dessaignes (Alban-Alphonse-Ambroise), Champetier de Ribes.

8ᵉ Section. — HYGIÈNE PUBLIQUE, MÉDECINE LÉGALE ET POLICE MÉDICALE.

Bergeron (Étienne-Jules), Roussel (Théophile), Proust (Adrien)

Colin (Léon), Brouardel (Paul-Camille-Hippolyte), Besnier (Ernest), Vallin (Émile), Magnan (Valentin-Jacques-Joseph), Motet (Auguste-Alexandre), Napias (Henri-Claude-Robert).

9e *Section*. — MÉDECINE VÉTÉRINAIRE.

Leblanc (Camille), Trasbot (Léopold-Laurent), Nocard (Edmond), Weber (Émile-Alfred), Mégnin (Jean-Pierre), Raillet (Louis-Joseph-Alcide).

10e *Section*. — PHYSIQUE ET CHIMIE MÉDICALES.

Berthelot (Marcellin-Pierre-Eugène), Gautier (Émile-Justin-Armand), Gariel (Charles-Marie), Bouchardat (Gustave), Javal (Émile), Robin (Édouard-Charles-Albert), d'Arsonval (Arsène), Hanriot (Adrien-Armand-Maurice), Regnard (Paul-Marie-Léon), Pouchet (Anne-Gabriel).

11e *Section*. — PHARMACIE.

Caventou (Eugène), Riche (Alfred), Jungfleisch (Émile-Clément); Chatin (Joannès), Prunier (Léon), Marty (Jean-Hippolyte), Moissan (Henri), Guignard (Jean-Louis-Léon), Bourquelot (Élie-Émile).

MEMBRES ASSOCIÉS LIBRES.

Le Roy-de-Méricourt (Alfred), De Lacaze-Duthiers (Félix-Joseph-Henri), Lereboullet (Léon), Monod (Henri), Duclaux (Pierre-Émile), Blache (René-Henri), Roux (Pierre-Paul-Émile), Perrier (Jean-Octave-Edmond), Richer (Paul-Marie-Louis-Pierre), Filhol (Antoine-Pierre-Henri).

Bureau de 1900 : MM. Marey, président; Guyon, vice-président; Bergeron, secrétaire perpétuel; Vallin, secrétaire annuel; Hanriot, trésorier.

Conseil d'administration : MM. le président, le vice-président, le secrétaire perpétuel, le secrétaire annuel, le trésorier; Brouardel, doyen de la Faculté de médecine, Cornil et Lannelongue, membres annuels.

Épidémies. — Chaque année, à l'aide des documents qui lui sont transmis par le Ministère de l'intérieur, par les Conseils d'hygiène et de salubrité des départements et des médecins, l'Académie fait un rapport concernant les épidémies qui ont régné pendant les années précédentes.

Vaccine. — Elle adresse de même un rapport général annuel sur les vaccinations et revaccinations pratiquées en France et dans les colonies, également pendant l'année précédente. Ce rapport comprend les vaccinations et revaccinations faites au siège de l'Académie, à Paris, par le directeur de la vaccine. Le nombre des vaccinations et revaccinations gratuites, effectuées au siège de l'Académie, s'est élevé en 1899 à 2 521 ; le nombre de tubes de vaccin expédiés gratuitement, en France, dans les colonies et à l'étranger, s'est élevé pendant la même année à 81 342.

Remèdes secrets. — L'Académie est chargée, sur la demande du gouvernement, de l'examen des remèdes nouveaux et secrets et des appareils relatifs au traitement des maladies, à l'hygiène, etc., pour lesquels les inventeurs demandent une approbation ou l'avis de l'Académie.

Eaux minérales. — Elle est également chargée de faire les analyses et de donner son avis sur les autorisations sollicitées par les propriétaires d'eaux minérales en vue de l'exploitation et de la vente de ces eaux. De plus, elle rédige un rapport annuel sur les ouvrages publiés sur les eaux françaises et étrangères de l'année précédente.

Hygiène de l'enfance. — L'Académie, à l'aide de documents transmis par le Ministère de l'intérieur, provenant des inspecteurs départementaux chargés de la surveillance de l'application de la loi Roussel (protection du premier âge), fait un rapport annuel sur ce service d'une haute importance. L'Académie publie un *bulletin* hebdomadaire et des *mémoires*.

Travaux chimiques. — Le chef des travaux chimiques est chargé ds toutes les recherches et expériences qui lui sont demandées par les diverses commissions de l'Académie.

Bibliothèque, archives et collections. — La bibliothèque et les collections sont réservées aux membres de l'Académie; néanmoins elles sont ouvertes à tous les travailleurs sérieux autorisés. Le bibliothécaire est chargé de la conservation des livres, collections et archives. La bibliothèque contient 200 000 imprimés, une collection d'environ 6 000 portraits et estampes, une collection de plusieurs milliers d'instruments, pièces d'anatomie et d'histoire naturelle, et les archives de l'ancienne Académie royale de chirurgie et de la Société royale de médecine.

Elle s'alimente à l'aide de dons provenant des administrations publiques de la France et de l'étranger, des envois provenant du service des échanges avec les publications de l'Académie et de dons particuliers parmi lesquels il faut citer pendant ces dernières ceux de Baillarger, Dumontpallier, Lagneau, Magitot, Marjolin, Roger, etc., etc.

Fonctionnaires : MM. Hervieux, directeur du service de la vaccine; Meillère, chef des travaux chimiques; Dureau, bibliothécaire; Cambuzat, chef des bureaux.

Prix décernés par l'Académie.

Prix de l'Académie (1000 fr.). — Annuel. — Question à poser par l'Académie.

Prix Alvarenga de Piauhy (Brésil) (863 fr. de rente 3 pour 100).

— Annuel. — Ce prix sera décerné au meilleur mémoire ou œuvre inédite (dont le sujet restera au choix de l'auteur) sur n'importe quelle branche de la médecine.

Si aucun des mémoires n'était jugé digne du prix, celui-ci devrait être réuni au capital.

Prix Amussat (416 fr. de rente 5 pour 100). — Triennal. — Ce prix, qui peut être partagé, sera décerné à l'auteur du travail ou des recherches, basés simultanément sur l'anatomie et sur l'expérimentation qui auront réalisé ou préparé le progrès le plus important dans la thérapeutique chirurgicale.

Ne seront point admis au concours pour le prix de chirurgie expérimentale les travaux qui auraient antérieurement obtenu un prix ou une récompense, soit à l'un des concours ouverts sous un autre titre à l'Académie de médecine, soit à l'un des concours de l'Académie des sciences de l'Institut.

Mais ceux qui n'auraient obtenu que des encouragements pourront être admis à la condition d'avoir été depuis poursuivis et complétés.

Le sujet du travail restera au choix de l'auteur.

Prix du Marquis d'Argenteuil (1132 fr. de rente 5 pour 100). — Ce prix, qui est sexennal, sera décerné à l'auteur du perfectionnement le plus important apporté pendant cet espace de temps aux moyens curatifs des rétrécissements du canal de l'urèthre, mais dans ce cas seulement, ou à l'auteur du meilleur travail sur le traitement des autres maladies des voies urinaires.

Prix François-Joseph Audiffred (un titre de 24000 fr. de rente). — Ce prix sera décerné à la personne, sans distinction de nationalité ou de profession, fût-ce un membre résident de l'Académie, qui, dans un délai de vingt-cinq ans, à partir du 2 avril 1896, aura découvert un remède curatif ou préventif reconnu comme efficace et souverain contre la tuberculose par l'Académie de médecine de Paris, dont la décision ne pourra être sujette à aucune contestation.

L'Académie pourra, notamment, si elle le juge à propos, attribuer lesdits arrérages en tout ou partie, chaque année, à titre d'encouragement, aux personnes dont les travaux et les recherches tendraient à la découverte dont il s'agit.

Prix Baillarger (1000 fr. de rente 5 pour 100). — Biennal. — Ce prix sera décerné à l'auteur du meilleur travail sur la thérapeutique des maladies mentales et sur l'organisation des asiles publics et privés consacrés aux aliénés.

Les mémoires des concurrents devront toujours être divisés en deux parties. Dans la première, ils exposeront, avec observations cliniques à l'appui, les recherches qu'ils auront faites sur un ou plusieurs points de thérapeutique. Dans la seconde, ils étudieront séparément pour les asiles publics et pour les asiles privés, par quels moyens et, au besoin, par quels changements dans l'organisation de ces asiles, on pourrait faire une part plus large au traitement moral et individuel.

Prix du Baron Barbier (2000 fr. de rente 3 pour 100). — Annuel. — A l'auteur qui découvrira des moyens complets de guérison pour des maladies reconnues jusqu'à présent le plus souvent incurables, comme la rage, le cancer, l'épilepsie, la scrofule, le typhus, le choléra morbus, etc.

Des encouragements pourront être accordés à ceux qui, sans avoir atteint le but indiqué, s'en seront le plus rapprochés.

Prix Louis Boggio. — La somme à revenir à l'Académie sera placée en rente 3 pour 100, pour les arrérages être affectés, selon leur importance, à la fondation d'un prix biennal ou triennal pour encourager et récompenser les études faites dans le but de trouver la guérison de la tuberculose.

Prix Charles Boullard (618 fr. de rente 3 pour 100). — Ce prix sera décerné tous les deux ans au médecin qui aura fait le meilleur ouvrage ou obtenu les meilleurs résultats de guérison sur les maladies mentales en en arrêtant ou en en atténuant la marche terrible.

Prix Mathieu Bourceret (1209 fr. de rente 3 pour 100). — Ce prix sera décerné tous les ans à l'auteur qui aura fait le meilleur ouvrage ou les meilleurs travaux sur la circulation du sang.

Prix Henri Buignet (1500 fr. de rente 3 pour 100). — Ce prix sera décerné tous les ans à l'auteur du meilleur travail, manuscrit ou imprimé, sur les applications de la physique ou de la chimie aux sciences médicales.

Il ne sera pas nécessaire de faire acte de candidature pour les ouvrages imprimés; seront seuls exclus les ouvrages faits par des étrangers et les traductions.

Le prix ne sera pas partagé ; si, une année, aucun ouvrage ou mémoire n'était jugé digne du prix, la somme de 1500 fr. serait reportée sur l'année suivante, et, dans ce cas, la somme de 3000 fr. pourrait être partagée en deux prix de 1500 fr. chacun.

Prix Adrien Buisson (3512 fr. de rente 5 pour 100). — Ce prix sera décerné tous les trois ans à l'auteur des meilleures découvertes, ayant pour résultat de guérir des maladies reconnues jusque-là incurables, dans l'état actuel de la science.

Prix Campbell Dupierris (1155 fr. de rente 5 pour 100). — Biennal. — Ce prix sera décerné au meilleur ouvrage sur les anesthésies ou sur les maladies des voies urinaires.

Prix Capuron (1000 fr. de rente 5 pour 100). — Annuel. — Question à poser sur un sujet d'obstétrique ou sur les eaux minérales.

Prix Marie Chevallier (2000 fr. de rente 5 pour 100). — Triennal. — Ce prix sera décerné à l'auteur français du meilleur travail publié dans l'intervalle de chaque période triennale sur les origines, le développement ou le traitement, soit de la phtisie pulmonaire, soit des autres tuberculoses.

Prix Chevillon (1500 fr. de rente 5 pour 100). — Annuel. — Ce prix sera décerné à l'auteur du meilleur travail sur le traitement des affections cancéreuses.

Prix Civrieux (855 fr. de rente 5 pour 100). — Annuel. — Question à poser sur le traitement et la guérison des maladies provenant de la surexcitation de la sensibilité nerveuse.

Prix Clarens (428 fr. de rente 5 pour 100). — Annuel. — Ce prix, qui ne pourra être partagé, sera décerné à l'auteur du meilleur travail manuscrit ou imprimé sur l'hygiène.

Prix Daudet (1000 fr. de rente 5 pour 100). — Annuel. — Question à poser sur les maladies reconnues incurables jusqu'à ce jour, et plus spécialement sur les tumeurs.

Prix Desportes (1307 fr. de rente 5 pour 100). — Ce prix sera décerné tous les ans à l'auteur du meilleur travail de thérapeutique médicale pratique et sur l'histoire naturelle pratique et thérapeutique.

Prix Falret (565 fr. de rente 5 1/2 pour 100). — Biennal. — Question à poser sur les maladies mentales et nerveuses.

Prix Gerdy (5500 fr. de rente 3 pour 100). — Le legs Vulfranc Gerdy est destiné à entretenir, près des principales stations minérales de la France et de l'étranger, des élèves en médecine, nommés à la suite d'un concours ouvert devant l'Académie de médecine. (Voir le règlement du concours.)

Prix Ernest Godard (1000 fr. de rente 3 pour 100). — Annuel. — Ce prix sera décerné alternativement au meilleur mémoire sur la pathologie interne et sur la pathologie externe.

Aucun sujet de prix ne sera proposé. Dans le cas où une année le prix n'aurait pas été donné, il serait ajouté au prix de l'année suivante.

Prix Théodore Herpin (de Genève) (5000 fr. de rente 5 pour 100). — Annuel. — Ce prix sera décerné à l'auteur du meilleur ouvrage sur l'épilepsie et les maladies nerveuses.

Prix Herpin (de Metz), (520 fr. de rente 3 pour 100). — Quadriennal. — Question à poser sur les meilleures méthodes de traitement abortif d'une maladie interne ou externe, soit à son début, soit dans la période d'incubation.

A défaut de concurrents spéciaux, l'Académie pourra employer tout ou partie de ce prix à récompenser ou à provoquer des travaux sur les effets thérapeutiques comparés de plusieurs sources d'eaux minérales naturelles qui sont aujourd'hui employées contre des maladies semblables ou analogues entre elles.

Prix du Comte Hugo (200 fr. de rente 5 pour 100). — Ce prix sera décerné tous les cinq ans à l'auteur du meilleur travail, manuscrit ou imprimé, sur un point de l'histoire des sciences médicales.

Prix Huguier (1000 fr. de rente 5 pour 100). — Ce prix, qui est triennal, sera décerné à l'auteur du meilleur travail, manuscrit ou imprimé, en France, *sur les maladies des femmes et plus spécialement sur le traitement chirurgical de ces affections* (non compris les accouchements).

Il ne sera pas nécessaire de faire acte de candidature pour les ouvrages imprimés; seront seuls exclus les ouvrages faits par des étrangers et les traductions.

Ce prix ne sera pas partagé.

Prix Itard (799 fr. de rente 5 pour 100). — Ce prix, qui est triennal, sera accordé à l'auteur du meilleur livre de médecine pratique ou de thérapeutique appliquée.

Pour que les ouvrages puissent subir les épreuves du temps, il est de condition rigoureuse qu'ils aient au moins deux ans de publication.

Prix Jacquemier (578 fr. de rente 5 pour 100). — Triennal. — Ce prix sera décerné à l'auteur du travail sur un sujet d'obstétrique qui aurait réalisé un progrès important.

Les travaux devront avoir au moins six mois de publication avant l'ouverture du concours.

Prix Laborie (5098 fr. de rente 5 pour 100). — Ce prix sera décerné chaque année à l'auteur qui aura fait avancer notablement la science de la chirurgie.

Prix du Baron Larrey (500 fr. de rente 5 pour 100). — Annuel. — Ce prix, qui ne pourra être divisé que dans des cas exceptionnels, sera attribué à l'auteur du meilleur travail de statistique médicale. Dans le cas où, par exception, il ne pourrait être décerné, l'Académie serait autorisée à l'employer dans son intérêt.

Prix Laval (1082 fr. de rente 5 pour 100). — Ce prix devra être décerné chaque année à l'élève en médecine qui se sera montré le plus méritant. Le choix de cet élève appartient à l'Académie de médecine.

Prix Lefèvre (600 fr. de rente 5 pour 100). — Triennal. — Sur la mélancolie.

Prix Jules Lefort (60 fr. de rente 5 pour 100). — Quinquennal. — Ce prix sera attribué à l'auteur du meilleur travail original et non d'une œuvre de compilation. (*Étude chimique des eaux minérales et potables.*)

L'Académie aura la plus grande latitude pour décerner cette récompense et sera seule juge de son attribution.

Ce prix ne pourra être divisé; si, dans une période, aucun travail n'était jugé digne du prix, la somme de 500 fr. serait reportée sur la période suivante, ce qui en doublerait la valeur; mais, dans ce cas, l'Académie pourrait, sur la proposition de la Commission du prix, diviser le montant de la somme, même en fractions inégales, de façon à distribuer deux prix.

Prix Henri Lorquet (292 fr. de rente 5 pour 100). — Annuel. — Ce prix sera décerné à l'auteur du meilleur travail sur les maladies mentales.

Prix Louis (1000 fr. de rente 5 pour 100). — Triennal. — Question à poser sur l'action des agents thérapeutiques journellement employés.

Prix Magitot. — M. Magitot a laissé à l'Académie des titres convertis en une rente 5 pour 100 de 400 fr. Les intérêts seront capitalisés de façon à compléter une rente de 500 fr.

A partir de ce moment, un prix biennal de 1000 fr. sera institué pour récompenser le meilleur travail, manuscrit ou imprimé, paru dans les deux années précédentes, sur une question de stomatologie ou d'odontologie, plus spécialement d'odontologie.

Prix Mège (300 fr. de rente 5 pour 100). — Ce prix sera décerné tous les trois ans à l'auteur du meilleur ouvrage sur un sujet : 1º de physiologie expérimentale; 2º d'anatomie pathologique et ensuite à la volonté de l'Académie.

Prix Meynot aîné père et fils, de Donzère (Drôme) (2615 fr. de rente 5 pour 100). — Annuel. — Ce prix sera décerné alternativement au meilleur ouvrage sur les maladies des yeux et des oreilles.

L'Académie aura la plus grande latitude pour l'attribution de ces récompenses. Elle pourra ne pas les décerner si elle le juge convenable, et soit les reporter aux années suivantes, soit les ajouter au capital pour augmenter la valeur de ces prix.

Dans le cas où elle jugerait qu'il n'y a pas lieu de décerner les prix indiqués ci-dessus, elle pourra encore exceptionnellement et si l'occasion se présente, récompenser une grande découverte dans l'ordre médical.

Prix Monbinne (1500 fr. de rente 5 pour 100). — M. Adolphe Monbinne a légué à l'Académie une rente de 1500 fr., destinée « à subventionner par une allocation annuelle (ou biennale de préférence), des missions scientifiques d'intérêt médical, chirurgical ou vétérinaire.

« Dans le cas où le fonds Monbinne n'aurait pas à recevoir la susdite destination, l'Académie pourra en employer le montant soit comme fonds d'encouragement, soit comme fonds d'assistance, à son appréciation et suivant ses besoins. »

Prix Nativelle (559 fr. de rente 5 pour 100). — Annuel. — Ce prix sera décerné à l'auteur du meilleur mémoire ayant pour but l'extraction du principe actif, défini, cristallisé, non encore isolé d'une substance médicamenteuse.

Prix Orfila (1200 fr. de rente 5 pour 100). — Biennal. — Question à poser sur la toxicologie et la médecine légale. Le prix ne peut pas être partagé.

Prix Oulmont (1000 fr. de rente 5 pour 100). — Ce prix sera donné alternativement à l'interne en médecine et à l'interne en chirurgie qui aura obtenu le premier prix (médaille d'or) au concours annuel des prix de l'Internat.

Si ce concours était supprimé ou modifié de façon qu'il n'y ait plus de premier prix, ce legs serait attribué à un prix de thérapeutique, dont les conditions seraient indiquées par l'Académie, suivant les intentions de M. Oulmont.

Prix Perron (771 fr. de rente 5 pour 100). — Ce prix, qui est quinquennal, sera décerné à l'auteur du mémoire le plus utile aux progrès de la médecine. Il pourra être partagé.

Prix du Baron Portal (600 fr. de rente 5 pour 100, annuel). — Question à poser sur l'anatomie pathologique.

Prix Pourat (700 fr. de rente, 5 1/2 pour 100, annuel). — Question de physiologie à poser par l'Académie.

Prix Philippe Ricord (516 fr. de rente 5 pour 100, biennal) — Ce prix sera décerné à l'auteur du meilleur ouvrage paru dans les deux ans, sur les maladies vénériennes.

Prix Henri Roger (500 fr. de rente 5 pour 100). — Ce prix sera décerné tous les cinq ans à l'auteur du meilleur ouvrage de médecine des enfants. (Pathologie, hygiène ou thérapeutique.) Cet ouvrage devra avoir au moins deux ans de publication.

Pour ce prix, il ne sera pas nécessaire de faire acte de candidature; seront exclus du concours les ouvrages des médecins étrangers et les traductions. Le prix ne sera pas partagé. Dans le cas où il n'y aurait pas eu lieu de le décerner, la somme de 2500 francs serait reportée à la fin de la période suivante de cinq années, afin de constituer soit un prix unique de 5000 francs, soit deux prix d'une valeur inégale.

Prix Saintour (2218 fr. de rente 3 pour 100, biennal). — Ce prix sera décerné à l'auteur du meilleur travail manuscrit ou imprimé sur n'importe quelle branche de la médecine.

Prix Stanski (700 fr. de rente 3 1/2 pour 100). — Ce prix, qui est biennal, sera décerné à celui qui aura démontré le mieux l'existence ou la non-existence de la contagion miasmatique, par infection ou par contagion à distance, en l'étudiant dans les épidémies en général, ou au moins dans une maladie épidémique en particulier.

Si l'Académie de médecine ne trouvait pas un travail sous ce rapport digne de cette récompense, elle l'accordera à celui qui, dans le courant des deux années précédentes, aura le mieux éclairé une question quelconque relative à la contagion dans les maladies incontestablement contagieuses, c'est-à-dire, inoculables. (Extrait du testament.)

Prix Saint-Lager (1500 fr.). — Extrait de la lettre du fondateur :

Le prix ne sera donné que lorsque les expériences auront été répétées avec succès par la commission académique.

Prix Tremblay (1442 fr. de rente 3 pour 100). — Ce prix doit être décerné tous les cinq ans à l'auteur du meilleur mémoire traitant de maladie des voies urinaires, telles que catarrhe de la vessie, affection de la prostate, plus particulièrement ces deux cas.

Si le prix n'était pas donné, l'Académie pourrait le remettre à la période suivante, ce qui en doublerait la valeur.

Prix Vernois (724 fr. de rente 3 pour 100). — Ce prix, qui est annuel, sera décerné au meilleur travail sur l'hygiène (peut être partagé).

Prix périmés.

Prix Aubert (500 fr.). — M. le Dr Aubert, de Mâcon (Saône-et-Loire), a donné à l'Académie de médecine la somme de 500 francs pour être distribuée, en 1898, à l'auteur du meilleur travail sur le sujet suivant : *Recherche par l'observation clinique et expérimentale s'il existe chez l'homme des constitutions réfractaires à la tuberculose.* Si, dans le délai indiqué, personne n'a mérité le prix, l'Académie pourra remplacer cette question par la suivante : *Rechercher les conditions qui peuvent rendre l'homme réfractaire à l'ac-*

tion du bacille de la tuberculose. — Ce prix a été décerné en 1898.

Prix Moreau de la Sarthe. — « Je veux que mes livres de médecine soient donnés par concours et comme prix à l'élève qui aura montré le plus de savoir dans la littérature et la philosophie médicales. » — Ce prix a été décerné en 1829.

Prix Nadau. — Une somme de 3000 francs pour être donnée à l'auteur du meilleur cours d'hygiène populaire en vingt-cinq leçons, suivant un programme indiqué. — Ce prix a été décerné en 1854.

Prix Nivet. — Une somme de 5000 francs qui sera donnée au meilleur ouvrage, manuscrit ou imprimé, sur l'assainissement des casernes, des hôpitaux, des hospices, des écoles, des crèches, des asiles et des lycées. — Ce prix a été décerné en 1898.

Prix du marquis d'Ourches (25 000 fr.). — Savoir : 1° un prix de 20 000 francs pour la découverte d'un moyen simple et vulgaire de reconnaître, d'une manière certaine et indubitable, les signes de la mort réelle; la condition expresse de ce prix est que le moyen puisse être mis en pratique même par de pauvres villageois sans instruction. (Ce prix, n'ayant pas été décerné, a fait retour à l'hospice de Saint-Germain-en-Laye.)

2° Un prix de 5000 francs pour la découverte d'un moyen de reconnaître d'une manière certaine et indubitable les signes de la mort réelle, à l'aide de l'électricité, du galvanisme ou de tout autre procédé, exigeant soit l'intervention d'un homme de l'art, soit l'application de connaissances, l'usage d'instruments ou l'emploi de substances qui ne sont pas à la portée de tout le monde.

Prix Rufz de Lavizon. — 2000 francs. — Question :

« Établir, par des faits exacts et suffisamment nombreux chez les hommes et chez les animaux qui passent d'un climat dans un autre, les modifications, les altérations de fonctions et les lésions organiques qui peuvent être attribuées à l'acclimatation. »

Prix Saint-Paul. — M. et Mme Victor Saint-Paul ont offert à l'Académie une somme de 25 000 francs pour la fondation d'un prix de pareille somme qui serait décerné à la personne, sans distinction de nationalité ni de profession, qui aurait, la première, trouvé un remède reconnu par l'Académie comme efficace et souverain contre la *diphtérie.*

Jusqu'à la découverte de ce remède, les arrérages de la rente à provenir de cette donation seront consacrés à un prix d'encouragement qui sera décerné tous les deux ans, par l'Académie, aux personnes dont les travaux et les recherches sur la diphtérie lui auront paru mériter cette récompense.

Prix Boulongne, Éloi-Alfred. — 2480 francs de rente 3 pour 100. — Ce prix sera décerné tous les deux ans à l'auteur français du meilleur travail imprimé ou manuscrit paru pendant ces deux années écoulées ou de la découverte la plus importante faite sur la prophylaxie des maladies contagieuses en général et sur celle de la syphilis en particulier, précédé autant que possible d'une étude sur l'étiologie de ces affections. (Mme Boulongne a l'usufruit de cette rente.)

Legs Bragayract (Veuve JACQUEMIER). — 50 000 francs que l'Académie emploiera comme elle le jugera convenable.

Prix Demarle. — 486 francs de rente 5 pour 100. — Pour la fondation d'un prix qui sera décerné tous les trois ans à l'auteur du meilleur ouvrage, manuscrit ou imprimé, sur les sciences pharmaceutiques. (La famille Demarle a l'usufruit de cette rente.)

Legs Demarquay. — 100 000 francs. — Pour aider l'Académie à avoir un local digne d'elle.

Plusieurs membres de l'Académie ont bien voulu, dans le même but, joindre leur souscription à la somme initiale léguée par M. Demarquay.

Ce sont : MM. Bergeron, 10 000 fr. ; Caventou, 1000 fr. ; Féréol, 1000 fr. ; Guyon, 10 000 fr. ; Hallopeau, 1000 fr. ; Hervieux, 10 000 fr. ; Laboulbène, 1000 fr. ; Mesnet, 5000 fr. ; Pinard, 1000 fr. ; Tarnier, 10 000 fr. ; Weber, 1000 fr. ; Worms, 1000 fr. ; ainsi que MM. Hergott (F.-J.), de Nancy, 100 fr., et Demosthen (Ath.), de Bucarest, 500 fr.

Grâce à ces libéralités auxquelles sont venues se joindre d'autres ressources, l'Académie a pu, en 1898, assurer sa reconstruction à laquelle elle a concouru pour une somme de 540 000 francs.

Legs Bader d'Ernesti. — Une somme de 100 000 francs devant servir, avec d'autres ressources, à la construction projetée d'un nouveau local de l'Académie.

Prix Henri et Maurice Garnier. — Triennal. — 10 000 francs à convertir en rente 3 pour 100, pour la fondation d'un prix destiné à récompenser les meilleurs travaux et remèdes pratiques contre les maladies épidémiques et contagieuses, telles que fièvre typhoïde, diphtérie, érysipèle, scarlatine, etc. (L'usufruit appartient à la famille Durangel.)

Prix Guinchard. — 2000 francs de rente 5 pour 100. — Biennal. — Ce prix sera décerné à l'auteur du travail qui aura le mieux traité le sujet : *Maladies du croup et des angines croupales, et trouvé le meilleur remède contre ces maladies.* (Mme Guinchard a l'usufruit de cette rente.)

Prix Anna Morin. — 12 000 francs. — Cette somme est destinée à l'achat d'un titre de rente 3 pour 100 sur l'État français, et les revenus devront être consacrés à la fondation d'un prix quinquennal, qui sera décerné à un médecin âgé de moins de trente ans, ayant produit le meilleur travail pour la guérison de l'angine couenneuse. (L'usufruit de cette somme appartient à la famille Morin.)

Conditions. — Nota. — Les concours des prix de l'Académie de médecine sont clos tous les ans fin février. Les ouvrages adressés pour ces concours devront être inscrits lisiblement, en français ou en latin.

En général ils seront accompagnés d'un pli cacheté avec devise, indiquant les nom et adresse des auteurs. Tout concurrent qui se fera connaître directement ou indirectement sera, par ce seul fait, exclu du concours. Toutefois, les concurrents aux prix Amussat, Audiffred, Baillarger, Barbier, Charles Boullard, Bourceret, Buignet, Buisson, Campbell-Dupierris, Chevallier, Chevillon, Clarens, Desportes, Godard, Théodore Herpin (de Genève), Hugo, Huguier, Itard, Jacquemier, Laborie, Baron Larrey, Henri Lorquet, Meynot, Monbinne, Nativelle, Perron, Ricord, Saint-Lager, Saintour, Stanski, et Vernois, pouvant adresser à l'Académie des travaux *manuscrits* ou *imprimés*, sont exceptés de cette dernière disposition.

Les ouvrages présentés par des étrangers sont admis au concours, à l'exception des prix Buignet, Chevallier, Huguier et Roger.

Les mémoires présentés au concours pour les services généraux des Eaux Minérales, des Épidémies, de l'Hygiène de l'Enfance et de la Vaccine, travaux faits en dehors des questions posées pour les prix, doivent être adressés à l'Académie, tous les ans, avant le 1er juillet.

Les manuscrits, imprimés, instruments, etc., soumis à l'examen de l'Académie, ne seront pas rendus aux auteurs.

Les prix seuls donnent droit au titre de Lauréat de l'Académie de médecine; les encouragements, récompenses et mentions honorables n'y donnent pas droit.

Le même ouvrage ne pourra pas être présenté la même année à deux concours de l'Académie de médecine.

SUR LA VACCINATION ANIMALE
Instructions pratiques de l'Académie de Médecine

Les maladies éruptives d'où provient le virus dit *vaccin animal* ne se développent spontanément que sur deux espèces animales, l'*espèce chevaline* et l'*espèce bovine* : le cheval et la vache sont les seuls animaux sur lesquels on l'ait rencontré jusqu'à ce jour.

Comme le cheval peut être atteint d'une maladie grave transmissible à l'homme, la morve, c'est à peu près uniquement à la vache qu'on emprunte le vaccin animal, appelé aussi *cowpox*.

Les faits observés depuis une vingtaine d'années, en France comme à l'étranger, ne peuvent laisser aucun doute sur ses propriétés préservatrices de la variole. Les vaccinations suivies de revaccinations pendant les épidémies varioleuses le démontrent d'une façon péremptoire. Chaque année des faits de cette nature sont observés par nos confrères de l'armée. Grâce à ces vaccinations et revaccinations on voit des garnisons tout entières vivre au milieu de foyers épidémiques et rester indemnes de la maladie, alors même qu'elles cohabitent dans le même hôpital que la population civile plus ou moins violemment éprouvée (Lyon, Bordeaux, etc.).

De plus, le vaccin animal est d'une *innocuité* qu'on pourrait dire *absolue*, puisque toutes les expériences d'inoculation des virus autres que le cowpox sont restées complètement négatives. A ces avantages il faut ajouter les suivants :

A. *Abondance du liquide* presque illimitée, puisqu'elle dépend de l'inoculateur. En temps d'épidémie, cela n'est pas sans importance ;

B. *Facilité de se procurer un animal vaccinifère* et de le transporter où le besoin se fait sentir, ce qui est bien apprécié par tous ceux qui ont connu, par la pratique, les énormes difficultés qu'on éprouve, dans beaucoup de cas, pour se procurer des enfants vaccinifères. Une seule génisse peut suffire à pratiquer un millier de vaccinations ;

C. *La rapidité plus grande* de l'évolution du bouton vaccinal sur les animaux de l'espèce bovine que chez l'enfant ;

D. Suppression des impédiments divers provenant du vaccinifère et de sa mère ;

E. Possibilité de faire, en peu de jours, des revaccinations en masse sur toute une région, sur tout un corps d'armée, etc., et cela dans n'importe quelle saison.

D'abord mise en pratique par Négri de Naples vers 1840, elle fut importée en France par Lanoix. Expérimentée pendant de longs mois par Depaul à l'Académie de médecine, la vaccine animale a été répandue dans Paris par Lanoix et Chambon. Bientôt après, des instituts vaccinogènes furent fondés en Belgique par Warlomont, en Allemagne par Pinin. Des instituts du même genre s'ouvrirent enfin en Hollande, en Russie et en Suisse, etc.

Ce mode de vaccination se répand tous les jours de plus en plus dans notre armée. Il est d'une exécution facile ; il faut néanmoins en connaître les détails techniques et le manuel opératoire si l'on ne veut s'exposer à des insuccès. Pour toutes ces connaissances indispensables nous croyons ne pouvoir faire mieux que de renvoyer au petit *Manuel de vaccine animale* publié par M. le docteur Vaillard en 1886.

Ce manuel n'est que le résumé d'un travail récompensé par l'Académie d'un prix de 500 francs.

Nous y ferons de nombreux emprunts en parlant de la culture, de la conservation et de l'inoculation du vaccin animal.

Outillage. — Il peut se réduire à une table destinée à fixer l'animal au moyen de liens.

Les instruments consistent en :

A. Une lancette à scarifier (modèle Chambon) ou une lancette ordinaire, ou encore un bistouri quelconque;

B. Des pinces expressives *pas trop fortes*;

C. Une muselière en osier;

D. Une couverture de laine destinée à être placée autour de l'abdomen pour protéger les points d'inoculation contre les souillures et les frottements.

Choix d'un animal. — Bien qu'on puisse prendre n'importe quel sujet, pourvu qu'il soit bien portant, il est préférable de choisir les *génisses de 2 à 5 mois*. Elles sont plus faciles à manier et presque jamais atteintes de tuberculose. Les génisses sont plus commodes que les veaux à cause de la facilité plus grande d'éviter la souillure des points inoculés par l'urine.

Il est bon de laisser la génisse au repos pendant 24 heures après son arrivée; rejeter celles qui sont atteintes de diarrhée et chez lesquelles on constate un amaigrissement notable qui indique presque toujours une santé générale mauvaise.

Inoculation. — Pour pratiquer l'inoculation, il faut d'abord raser la peau dans la région choisie.

Communément on prend la partie latérale de la poitrine et de l'abdomen.

L'immobilisation de l'animal peut se faire sur une table disposée à cet effet[1] ou simplement par un certain nombre d'aides.

On coupe d'abord le poil avec des ciseaux ou une tondeuse.

1. Voir les figures du manuel du docteur Vaillard, en 1886.

puis on savonne toute la surface à inoculer et on la rase en ayant
soin de ne pas érafler l'épiderme; on lave la surface rasée, puis
on commence les scarifications et les piqûres. Ces dernières se
pratiquent avec de grosses aiguilles cannelées et munies d'un
manche, les premières avec un bistouri ou une lancette. Les
scarifications doivent être peu profondes; leur longueur sera de
douze à quinze millimètres, perpendiculairement à l'axe de
l'animal; distantes les unes des autres de trois centimètres. La
seconde ligne de scarifications doit être faite de manière à établir
une alternance entre les incisions. Il vaut mieux ne pas trop
multiplier les scarifications : cinquante suffisent en général; on
peut cependant en faire davantage. Autant que possible faire les
incisions assez superficielles pour qu'il n'y ait pas écoulement de
sang.

Cela fait, on sème la matière vaccinale.

Après dix à quinze minutes, on peut mettre l'animal sur pied
et on entoure son mufle d'une muselière en osier qui ne doit
être enlevée qu'au moment des repas; encore faut-il, à ce
moment, ne pas quitter la génisse.

Enfin envelopper le ventre d'un morceau de laine pour protéger les points d'inoculation.

Évolution. — Ce qui doit être noté, tout d'abord, dans cette
période, c'est une *rapidité plus grande* dans la série des divers
temps de cette évolution chez la génisse que chez l'enfant.

Quarante-huit heures après l'inoculation, on voit, autour de
chaque piqûre ou scarification, un liséré rouge reposant sur une
légère saillie ; le troisième jour la saillie se prononce davantage.
le liséré rouge devient plus vif et plus large.

Dès le quatrième jour le bouton vaccinal est formé ; on commence à y distinguer une dépression centrale entourée par une
auréole claire, d'un blanc argenté, circonscrite elle-même par
une zone d'un rouge vif qui s'étend au delà du bouton.

Le cinquième jour, le bouton prend un développement encore plus rapide; il forme une saillie plus grande et plus large; la dépression centrale se caractérise davantage; la zone argentée a pris un aspect brillant, comme nacré.

Pendant la durée du sixième jour, le bouton s'accroît encore et souvent les phénomènes d'inflammation locale commencent à se manifester. Quelquefois aussi la zone argentée perd de sa transparence et devient d'un blanc mat ou jaunâtre.

Vers la fin du septième jour, l'inflammation locale augmente encore et on peut apprécier dans toutes les parties de l'animal une légère élévation de température.

Déjà les boutons renferment du pus et bientôt se recouvrent d'une croûte.

Voilà la marche ordinaire; elle peut offrir quelques variétés, suivant la région cutanée, la température ambiante, la santé générale de la génisse, etc.

Ce qui n'infirme en rien la règle posée au début de ce paragraphe, à savoir que : *l'éruption vaccinale* est *plus rapide* chez la génisse que chez l'enfant, c'est le *cinquième* et le *sixième* jour qu'elle atteint son complet développement.

Inutile d'insister sur ce point capital pour faire comprendre toute son importance. Il fixe d'une façon qu'on ne doit pas oublier le moment le plus opportun pour la récolte du liquide vaccinal. Si l'on veut se placer dans les conditions les meilleures pour le succès des vaccinations et revaccinations, *il faut* prendre le liquide vaccinal du *cinquième* et du *sixième* jour, surtout du CINQUIÈME. Ce moment est celui de son maximum d'activité.

Récolte du vaccin. — La récolte se fait de façons différentes, suivant qu'on doit s'en servir immédiatement en le portant de la génisse à l'enfant ou qu'on veut le conserver plus ou moins longtemps. Dans le premier cas, il suffit d'en charger l'aiguille on la lancette et de pratiquer l'inoculation comme avec le vaccin humain. Dans le second cas, il faut modifier la manière d'opérer. A cause de la grande plasticité du vaccin animal, il faut faire ce qu'on appelle la *défibrination*, avant de remplir les *tubes capillaires*.

Dans tous les cas, pour faciliter l'écoulement du liquide, il faut exercer à la base du bouton une *légère* compression au moyen d'une pince, soit les pinces hémostatiques, soit une pince à verrou, soit la pince de Cambon. On enlève alors la couche épidermique et on recueille le vaccin dans un tube non capillaire effilé par un bout et long de 6 centimètres environ : l'extrémité effilée est plongée dans le liquide à recueillir ; celui-ci pénètre facilement, surtout si on a soin d'écarter avec une aiguille la couche fibrineuse qui se forme dans la lymphe ; quelquefois des coagulations fibrineuses se forment dans le tube collecteur ; on les extrait avec un crin de cheval. Le tube collecteur rempli, on le vide dans un verre de montre, ou tout simplement sur un morceau de verre. Après quelques instants de repos, on voit le vaccin se séparer en deux parties : une liquide, une solide fibrineuse. Il suffit alors de présenter des tubes capillaires, dont on a cassé les deux extrémités, par un de leurs bouts dans la partie liquide, pour les voir se remplir ; il ne reste plus qu'à les boucher.

Ce bouchage peut se faire soit à la lampe à esprit-de-vin, soit en les plongeant dans une sorte de bougie composée de trois parties de paraffine et une partie de suif (Chambon). Conserver ces tubes au frais et à l'abri de la lumière.

Le liquide vaccinal n'est pas seul utilisé ; on a aussi recommandé, comme contenant beaucoup de matière virulente, la fibrine séparée comme il vient d'être dit et aussi le produit du raclage des boutons qu'on mélange avec de la glycérine rendue aseptique pour en faire ce qu'on a appelé de la *pulpe vaccinale*. Cette pulpe vaccinale passe pour très active ; je ne l'ai jamais expérimentée, parce que j'ai toujours redouté de la voir s'altérer, devenir putride et septicémique. Il est si facile de se procurer du *vaccin animal liquide* que je ne puis concevoir que, de gaîté de cœur, on s'expose à tous les accidents que peut produire une substance animale autre que lui et conservée depuis un temps plus ou moins long.

Pour les vaccinations faites sur des enfants ou sur des hommes, je conseille donc, sans hésiter, de renoncer au vaccin animal conservé. Quand on n'en a pas d'autre à sa disposition, inoculer d'abord une génisse et récolter ensuite du vaccin frais sur celle-ci. C'est, du reste, la conclusion de M. le docteur Vaillard[1], et nous l'acceptons entièrement.

Soins à donner à la génisse. — L'étable doit être saine, à une température de 14 à 15 degrés. Il faut laisser reposer la génisse vingt-quatre heures. Ne pas se servir d'un animal atteint de diarrhée.

Comme nourriture, 8 à 10 litres de lait tiède en trois repas, auquel on ajoute deux ou trois œufs frais.

Quand les animaux ne savent pas boire seuls, on verse le lait dans la bouche au moyen d'une bouteille, ou encore on le met dans un seau; la main y est plongée, la face palmaire dirigée en haut, en faisant sortir le doigt médius et l'index accolés l'un à l'autre. De la main libre, abaisser la tête de l'animal jusqu'à la surface du liquide. Il ne tarde pas alors à pratiquer des mouvements de succion.

Pour ne pas laisser perdre la valeur à la génisse, la faire abattre avant la fièvre de suppuration[2].

1. Vaillard, *Traité pratique de vaccination animale*, 1886.
2. Vaillard, *loco citato*.

COLLÈGE DE FRANCE

Le Collège de France, l'une des institutions qui font le plus d'honneur à la France, est dû à Guillaume Budé, à sa persévérance et à sa grande et légitime influence sur François Ier, influence employée uniquement dans le but d'améliorer les études universitaires.

Au début il ne s'agissait que de l'étude des langues grecque et hébraïque, mais ainsi que l'a signalé fort justement M. Abel Lefranc, dans un livre remarquable consacré à l'histoire du Collège de France dont il est actuellement secrétaire[1], « c'est que le nouvel enseignement, si précaire et si incomplet fût-il, marque dans l'histoire de la pédagogie et de l'instruction publique en France un progrès décisif. Il rompait en visière avec des habitudes et des préjugés séculaires, substituant la liberté à la routine, l'esprit à la lettre. Plus de grades obligatoires, plus de licence pour enseigner, plus de frais d'études arbitraires et monstrueux : des cours indépendants, gratuits, ouverts à tous, le grec et l'hébreu envahissant l'École. C'était tout une révolution dont personne peut-être, pas même ceux qui la provoquèrent, n'avait au juste mesuré la portée. Quel immense changement quand on songe à cette école du vide, à cette gymnastique du néant qu'était alors l'Université ».

M. Lefranc n'a pu trouver dans les archives du Collège, ni dans celles déposées dans les dépôts publics, la date exacte des premiers cours. Tout ce que l'on sait c'est que le premier lecteur royal, comme on a dit longtemps, a été P. Danès, qui a professé le grec de 1530 à 1531.

La première chaire de médecine a été créée en 1542, date qui étonnera bien des médecins, en faveur de Vidus Vidius (Gui Guido) qui devint médecin du roi. Vidius a professé de 1542 à

---

1. *Histoire du Collège de France*, Paris, 1893, in-8°.

1547. Ses successeurs ont été, de 1547 à 1769, André Beauvais;
J. Dubois dit Sylvius; J. Goupyl; S. Baudichon; L. Duret;
M. Akakia; Jean Lecomte; J. Faber; Jean Duret; E. Gourmelen;
Jean Martin; Paul Lemaistre; Pierre Seguin; S. Pietre; P. Pous-
son ou Ponçon; Jacques d'Amboise; M. Akakia II; J. Riolan;
J. Laetus; Cl. Charles; E. de la Font; R. Chartier; Michel Séguin;
J. Cousinot; H. Blancuod; C. Bouvard; Jean Berault; C. Seguin;
D. Bazin; R. Moreau; J. Chartier; M. Akakia III; Gui Patin;
Ph. Chartier; Fr. Boujonier; Alex. Denyau; Paul Courtois;
J.-B. Moreau; Fontaine; J.-B. René Moreau; P. Legier; A. En-
guehard; Germain Préaulx; Nic. Andry; J.-P. de Tournefort;
Ét.-Fr. Geoffroy; P.-J. Burette; J.-B. Dubois; Jean Astruc;
A. Perrein; P. Isaac Poissonnier; M.-Ph. Bouvart; P.-Ch. Bellot;
P.-J. Malouin.

Dans cette liste on peut remarquer un certain nombre de
médecins du xvie et du xviie siècle, doyens de l'ancienne
Faculté de médecine pour la plupart, ayant acquis une
grande notoriété et dont l'enseignement au Collège de France a
été fort remarquable.

Il suffira de citer : Riolan, Bouvard, R. Moreau, Andry,
Astruc, et surtout Gui Patin.

En 1769, Antoine Portal, qui devait fonder l'Académie de
médecine actuelle, professait la médecine au Collège; à partir
de 1773 son cours devenait un cours d'anatomie qui fut supprimé à sa mort, en 1832.

Les successeurs de Portal en ce qui concerne la chaire de
médecine ont été : Rollin, Corvisart, Hallé, Laennec, Récamier,
Magendie, Claude Bernard.

Claude Bernard! Ce nom évoque l'une des phases les plus
brillantes de l'histoire du Collège de France, aussi bien qu'il
date un des plus magnifiques chapitres de l'histoire française de
la physiologie. Élève préparateur suppléant de Magendie, le
créateur de la médecine expérimentale, Claude Bernard était

son successeur désigné, s'inspirant de la méthode de son maître tout en la modifiant selon les circonstances. C'est sur le vivant qu'il trouvait l'explication des phénomènes de la vie jusqu'alors ignorés et incompris; et, dans ce laboratoire du Collège, insuffisant et malsain, visité bientôt par de nombreux élèves français et étrangers, devenus des maîtres pour la plupart, Claude Bernard, grâce à son labeur immense, à ses procédés merveilleux d'investigations et à la puissance de ses inductions entassait découvertes sur découvertes. Elles ont eu pour résultat de transformer la physiologie.

Il est à remarquer qu'à diverses époques il y eut en même temps plusieurs cours de médecine au Collège de France.

Ainsi Jean Lecomte, qui a professé de 1577 à 1585, a fait un cours en même temps que Faber, qui faisait le sien de 1582 à 1590, et nous trouvons plusieurs fois la même organisation.

Entre 1595 et 1605, un des cours de médecine réunissant l'anatomie et les simples, fut confié à J. Ponson; mais nous ne voyons plus reparaître l'anatomie qu'en 1775 avec Portal, qui l'occupa jusqu'à sa mort en 1852. Le cours d'anatomie disparut alors et devint cours d'anatomie générale.

Brown-Séquard, appelé à succéder à Claude Bernard en 1878, a occupé la chaire de médecine jusqu'à sa mort en 1894. Il avait été chargé de cours à la Faculté de 1870 à 1872. La physiologie des centres nerveux de l'encéphale, ses recherches sur l'inhibition et la dynamogénique et enfin ses travaux sur la sécrétion interne des glandes, qui l'ont conduit à établir sa méthode de thérapeutique par les injections sous-cutanées des liquides organiques, lui assignent un des premiers rangs parmi les professeurs du Collège.

On doit à Brown-Séquard la fondation de deux périodiques dans lesquels il a publié de nombreux mémoires : le *Journal de l'anatomie, de la physiologie de l'homme et des animaux* et les *Archives de physiologie*.

M. d'Arsonval, qui a succédé à Brown-Séquard, est titulaire
de la chaire. Son cours, qui a lieu en ce moment deux fois par
semaine, est consacré cette année aux lois de l'irritabilité.

La **chaire d'anatomie générale** a été créée en 1875 sur
l'initiative de Claude Bernard, en faveur d'un de ses élèves
devenu un maître éminent, M. Ranvier, qui était sur le point
d'aller professer en Suisse. Elle est encore occupée par lui, et
l'on sait que de son laboratoire sont sortis des travaux d'histologie considérables.

Une **chaire d'embryogénie** a été créée en 1844 pour Coste,
qui l'a occupée jusqu'en 1873. Le titulaire actuel est M. Henneguy, qui a remplacé Balbiani.

En 1864, un cours **d'histoire de la médecine** a été confié à
l'érudit Daremberg, et ses leçons de 1864 à 1867 ont été
réunies en deux volumes que l'on peut considérer comme renfermant des documents, en grand nombre inédits, qu'un histo-
rien de la médecine ne peut se dispenser de consulter à tout
instant.

La chaire **d'histoire naturelle des corps organisés** a été
créée en 1869 ; M. Marey est depuis la fondation titulaire de
cette chaire ; il y est suppléé par M. François Franck qui étudie
cette année, deux fois par semaine, l'expression des émotions à
l'état normal et pathologique.

Il faut noter comme présentant un réel intérêt pour les phy-
siologistes, autant que pour les linguistes, la création en
avril 1897 d'un laboratoire pour la phonétique expérimentale.
Directeur, M. l'abbé Rousselot.

MUSÉUM D'HISTOIRE NATURELLE

En 1626, Herward, premier médecin de Louis XIII, et Guy de la Brosse, médecin ordinaire, obtinrent des lettres patentes pour la création d'un jardin royal de plantes médicinales.

Un édit de mai 1635 nommait trois démonstrateurs et opérateurs pour faire la démonstration de l'intérieur des plantes. L'un des trois, Marin Cureau de la Chambre, se trouve, au terme d'une nouvelle ordonnance royale du mois de juin de la même année, particulièrement employé pour « faire la démonstration oculaire et manuelle de toutes et chacune des opérations de chirurgie de quelque valeur qu'elles puissent être ». Marin Cureau de la Chambre garde cet emploi jusqu'à sa mort, le 29 novembre 1669.

Son fils, François Cureau de la Chambre, lui succède le 51 juillet 1631, mais il commet, dès 1672, pour tenir à sa place les dossiers anatomiques, Pierre Cressé, docteur régent de la Faculté de médecine, et pour faire les dissections et démonstrations, Pierre Dionis, chirurgien du roi.

Le 20 janvier 1673, par une déclaration royale ayant pour objet de garantir aux professeurs du Jardin Royal la liberté de faire les opérations chirurgicales, dissertations et démonstrations anatomiques, et ordonnant que le premier corps exécuté leur soit délivré par préférence à tous autres, même aux doyen et docteurs de la Faculté de médecine de Paris, nonobstant tous privilèges à ce contraire.

François Cureau de la Chambre mourut le 22 mai 1680; parmi les professeurs d'anatomie, ses successeurs, on remarque : Duverney, Heinauld, Winslow, le célèbre anatomiste, Ferrein, Antoine Petit et Portal, qui prend le titre de professeur d'anatomie humaine lors de la transformation du Jardin du Roi en Muséum d'histoire naturelle, et qui garda sa chaire en même temps que celle dont il était titulaire au Collège de France jusqu'à sa mort, en 1832.

Flourens succède à Portal et garde la chaire jusqu'en 1838; mais, à cette date, il permute pour remplacer Frédéric Cuvier dans une chaire qui venait d'être créée le 24 décembre 1837, celle de physiologie comparée.

La chaire de *physiologie comparée* ne garda pas longtemps ce nom; elle devint, le 3 décembre 1838 : *chaire d'anatomie et d'histoire naturelle de l'homme* et fut occupée par Serres jusqu'en 1855, date à laquelle ce savant prit la chaire d'anatomie comparée à la mort de Duvernoy.

En 1855, la chaire *d'anatomie et d'histoire naturelle de l'homme* devint *chaire d'anthropologie*, et de Quatrefages de Bréau l'occupa jusqu'à son décès, en 1892. M. Hamy (T.-J.-E.) est le titulaire actuel. Il fait un cours deux fois par semaine.

Une chaire de **physiologie générale** a été créée en décembre 1868, pour Claude Bernard. Le titulaire actuel est M. Gréhant.

La chaire de **pathologie comparée**, qui date du 31 octobre 1879, a été nommée d'abord chaire de pathologie expérimentale; Bouley l'a occupée depuis sa fondation jusqu'à sa mort, le 30 novembre 1885. M. Chauveau en est le titulaire actuel.

ÉCOLE PRATIQUE DES HAUTES ÉTUDES

L'École pratique des Hautes Études, dont le siège est à la Sorbonne, est due à l'initiative de M. Duruy. La troisième section : *sciences naturelles*, intéresse tout particulièrement les médecins; elle a pour président M. de Lacaze-Duthiers.

DÉCRET du 31 juillet 1868, relatif à la création d'une École des Hautes Études.

Art. 1er. — Il est fondé à Paris, auprès des établissements scientifiques qui relèvent du Ministère de l'instruction publique, une *École pratique des Hautes Études* ayant pour but de placer, à côté de l'enseignement théorique, les exercices qui peuvent le fortifier et l'étendre.

Art. 2. — Cette École est divisée en quatre sections :

1° Mathématiques ;

2° Physique et chimie ;

3° Histoire naturelle et physiologie ;

4° Sciences historiques et philologiques.

Les professeurs ou les savants chargés de diriger les travaux des élèves prennent, dans la seconde et la troisième section, le titre de directeurs de laboratoires ; dans la première et la quatrième, celui de directeurs d'études.

Des avantages analogues à ceux qui sont faits aux directeurs de laboratoires de recherches, par le décret en date de ce jour sur les laboratoires, peuvent être attribués, dans la même forme, aux directeurs d'études.

Art. 3. — Il n'est exigé aucune condition d'âge, de grade ou de nationalité pour l'admission à l'École pratique ; mais les candidats sont soumis à un stage.

Admis provisoirement sur l'avis du directeur qui les accepte, leur situation est régularisée après une épreuve de trois mois au plus, sur le rapport de ce directeur et l'avis de la Commission permanente mentionnée à l'article 9.

L'admission est prononcée par le Ministre.

Un élève peut appartenir à plusieurs sections.

Art. 4. — La jouissance des avantages que confère l'inscription à l'École pratique ne peut pas dépasser trois ans.

Les élèves de l'École pratique sont admis : aux leçons normales faites par les professeurs dans leurs cours publics, aux conférences particulières faites, soit par les professeurs eux-mêmes, soit par des répétiteurs, et aux travaux des laboratoires d'enseignement.

Ils sont tenus : 1° de fournir des travaux écrits sur des sujets déterminés et des analyses d'ouvrages de science ou d'érudition publiés en France ou à l'étranger ; 2° d'effectuer sur des sujets déterminés des recherches dans les bibliothèques et les musées, et d'en produire les résultats par écrit.

Les élèves de la section d'histoire naturelle et de physiologie prennent part aux excursions scientifiques dirigées par les professeurs ; ceux des sections de mathématiques, de physique et de chimie, aux visites des usines renommées par leur outillage mécanique ou par leurs procédés de fabrication.

Art. 5. — Une indemnité annuelle peut être accordée par le Ministre, après avis du Conseil supérieur, à des élèves de l'*École pratique des hautes études*.

Art. 6. — Les élèves de l'École pratique des hautes études qui l'ont mérité par leurs travaux peuvent, par décision spéciale, prise sur l'avis du Conseil supérieur de l'École, être dispensés des épreuves de la licence pour se présenter au doctorat.

Art. 7. — Des élèves de l'École normale supérieure et des agrégés de l'enseignement public peuvent être désignés par le Ministre, pour être attachés exclusivement, pendant deux ans, en qualité de préparateurs auxiliaires ou de répétiteurs, à une des sections de l'École pratique des hautes études.

Durant ces deux années, les premiers jouissent des avantages assurés aux élèves de l'École normale supérieure et d'une indemnité de 1200 francs ; les seconds, d'une indemnité de 2000 francs.

Art. 8. — Des missions scientifiques sont confiées par le Ministre de l'instruction publique à des répétiteurs ou à des élèves de l'École pratique des hautes études.

Art. 9. — Les élèves de chacune des sections de l'École pratique sont placés sous le patronage d'une Commission permanente de cinq membres nommés pour trois ans par le Ministre de l'instruction publique, et choisis parmi les directeurs de laboratoires et d'études.

Ces commissions prennent les mesures nécessaires pour obtenir l'entrée des élèves dans les laboratoires de recherches ou dans les autres lieux d'études où elles jugent utile de les placer.

Elles donnent, quand il y a lieu, leur avis sur la publication, avec le concours ou aux frais de l'État, des travaux effectués par les élèves.

Elles proposent en faveur des élèves, après les avoir soumis à un examen spécial, en tenant compte des travaux qu'ils ont publiés ou produits, les indemnités, les dispenses et les missions mentionnées aux articles 5, 6 et 8. Le Ministre prononce, après avis du Conseil supérieur institué par l'article 10 du présent décret.

Les directeurs des laboratoires dans lesquels les élèves de l'École sont reçus siègent dans la Commission avec voix délibérative, toutes les fois qu'il s'agit de questions intéressant leur laboratoire.

Les directeurs des laboratoires et d'études rendent annuellement compte par un rapport écrit des travaux accomplis sous leur direction et des titres acquis par chaque élève. Ces rapports sont soumis par la Commission au Ministre pour être transmis au Conseil supérieur.

Art. 10. — Le Conseil supérieur de l'École est formé des secrétaires perpétuels de l'Académie des sciences et de l'Académie des inscriptions et belles-lettres, de l'administrateur du Collège de France, des directeurs du Muséum, de l'Observatoire, de l'École normale, des Archives de l'Empire et de l'École des chartes, de l'administrateur général de la Bibliothèque impériale, des conservateurs du Musée des Antiques, des doyens des Facultés des sciences, des lettres et de médecine, et des membres des quatre Commissions instituées par l'article 9.

Le Conseil donne son avis sur les matières suivantes :

1° Subventions pour la création et le développement des laboratoires de recherches ;

2° Indemnités à allouer aux directeurs des laboratoires de recherches ou aux directeurs d'études dépendant de l'École pratique ;

3° Indemnités à allouer aux élèves les plus méritants de l'École pratique ou à ceux des laboratoires particuliers ;

4° Dispense du grade de licencié à accorder aux élèves de l'École qui aspirent au doctorat ès-lettres et ès-sciences ;

5° Missions scientifiques à l'étranger, prévues par l'article 8 ;

6° Désignation des élèves sortants qui peuvent être, à raison de leur aptitude, chargés de cours dans l'enseignement secondaire, ou être employés comme préparateurs dans l'enseignement supérieur, comme aides naturalistes au Muséum, aides-astronomes à l'Observatoire impérial, bibliothécaires, etc.

Le Conseil peut être appelé à donner son avis sur les questions générales concernant l'École pratique des hautes études.

Il se réunit, sur la convocation du Ministre, au moins deux fois par an, au commencement et à la fin de chaque année scolaire.

Art. 11. — Sur la proposition du directeur de laboratoire ou d'études auprès duquel ils ont pris part aux travaux de l'École, et après avis de la Commission permanente, les candidats au doctorat peuvent être autorisés, par le Ministre, à préparer leur thèse de docteur dans les locaux de l'École.

Art. 12. — Les directeurs de laboratoires ou d'études peuvent donner des certificats d'études à leurs élèves. Ces certificats sont délivrés, au nom de l'École, par la commission permanente.

Art. 15. — Tous les ans, après examen des rapports des directeurs de laboratoire et d'études, sur l'avis de la Commission permanente et le Conseil supérieur entendu, le Ministre donne des missions aux élèves, leur accorde des médailles, des mentions, des subventions ou des récompenses spéciales.

Art. 14. — Il est pourvu par des règlements intérieurs, préparés par les commissions permanentes, aux dispositions particulières à chacune des sections de l'École pratique.

Art. 15. — Par décision du Ministre, rendue après avis du Conseil supérieur, l'École pratique des hautes études peut comprendre des annexes instituées auprès des établissements scientifiques des départements. Les directeurs de laboratoires ou d'études et leurs élèves jouissent dans ce cas des avantages énumérés au présent décret.

DÉCRET du 51 juillet 1868, relatif aux laboratoires d'enseignement et à la création de laboratoires de recherches.

Article premier. — Les *laboratoires d'enseignement* affectés aux chaires des établissements scientifiques dépendant du Ministère de l'instruction publique sont ouverts, pour les manipulations et les expériences classiques, aux candidats à la licence, aux élèves de l'École pratique des hautes études et aux aspirants à ladite École.

Si, à raison de l'insuffisance des locaux, toutes les demandes ne peuvent être accueillies, le professeur, à la suite d'un examen, classe les candidats, et les admissions ont lieu dans l'ordre de mérite.

Les élèves de l'École pratique des hautes études sont admis de droit dans les laboratoires d'enseignement.

Art. 2. — Des *laboratoires de recherches* destinés à faciliter les progrès de la science, peuvent être institués, après avis du Conseil supérieur de l'École pratique des hautes études, à titre permanent ou temporaire, auprès des établissements scientifiques dépendant du Ministère de l'instruction publique, au moyen de crédit spécial porté à cet effet au budget de l'État.

Le Ministre, après avis ou sur la proposition du Conseil supérieur, peut allouer une indemnité annuelle au directeur d'un laboratoire de recherches.

Art. 3. — Le directeur propose à l'agrément du Ministre les collaborateurs qu'il croit utile de s'adjoindre et les élèves qu'il reçoit dans son laboratoire.

Art. 4. — Le Ministre, après avis ou sur la proposition du Conseil supérieur, peut allouer des indemnités annuelles aux savants qui auraient institué des laboratoires de recherches indépendants des établissements publics.

Art. 5. — Le Ministre peut, après avoir pris l'avis du Conseil supérieur, accorder des indemnités aux élèves des laboratoires de recherches appartenant à l'État ou aux élèves des laboratoires libres qui s'en seront rendus dignes par leur travail.

Art. 6. — Le Ministre de l'instruction publique détermine annuellement les ressources affectées à chacun des laboratoires de recherches pour les dépenses du personnel et du matériel.

Les laboratoires de recherches de la 3e section (sciences naturelles) accessibles aux médecins, aux savants et aux étudiants, qui sont admis à y travailler en justifiant de l'objet de leurs recherches et de leurs aptitudes, sont les suivants :

Laboratoire de physique biologique. — Directeur, M. d'Arsonval ; directeur-adjoint, M. Alb. Hénocque ; maître de conférences, M. Roussy ; préparateur, M. Guyon.

Laboratoire d'anatomie comparée. — Directeur, M. H. Filhol ; sous-directeur, M. Gervais ; maître de conférences, M. Rémy Saint-Loup.

Laboratoire de physiologie générale au Muséum d'histoire naturelle. — Directeur, M. Gréhant ; préparateur, M. Arthaud.

Laboratoire d'histologie au Collège de France. — Directeur, M. Ranvier ; directeur-adjoint, M. Malassez ; répétiteur, M. Jolly.

Laboratoire d'anthropologie à la Faculté de médecine. — Directeur : M. J.-V. Laborde ; préparateurs, MM. Manouvrier, Papillault.

Station physiologique du Parc des Princes. — Directeur : M. Marey.

Laboratoire de physiologie pathologique au Collège de France. —

Directeur, M. François Franck ; préparateur, M. H. Lamy ; chef des travaux, M. Hallion.

Laboratoire de médecine expérimentale au Collège de France. — Directeur, M. Charrin ; préparateur, M. Guillemonat.

Laboratoire d'ophtalmologie. — Directeur, M. Javal ; directeur-adjoint, M. Tscherning.

Plusieurs, en raison de l'insuffisance des locaux ou de la nature de leur objet, sont établis à la Faculté de médecine, au Collège de France et au Muséum).

Il y a lieu d'ajouter ici, les **Conférences d'histoire des doctrines contemporaines** de physiologie physiologique, faites par le directeur d'études M. J. Soury.

Un cours d'enseignement populaire supérieur a été institué par le Conseil municipal à l'hôte de ville. Les cours suivants intéressent les médecins : *Cours de Biologie*, M. Retterer, agrégé de la Faculté ; *Cours d'hygiène*, M. A.-J. Martin, directeur du service de l'assainissement ; *Cours d'anthropologie*, M. Verneau, assistant au Muséum.

École d'anthropologie, 15, rue de l'École-de-Médecine. — Cette École a été fondée en 1876 par Paul Broca. Ce savant regretté, déjà le fondateur de la Société d'anthropologie, qui a servi de modèle à toutes les Sociétés de ce genre créées sur les continents, avait déjà obtenu, en 1868, un laboratoire rattaché à l'École des hautes études. L'École complétait le cycle de l'enseignement de l'anthropologie.

Directeur de l'École : M. N. Thulié. Professeurs : MM. Capitan, anthropologie préhistorique ; Mathias Duval, anthropogénie et embryologie ; Georges Hervé, ethnologie ; Laborde, anthropologie biologique ; André Lefèvre, linguistique et ethnographie ; Ch. Letourneau, sociologie (histoire des civilisations) ; P.-G. Mahoudeau ; anthropologie zoologique ; L. Manouvrier, anthropologie physiologique ; A. de Mortillet, technologie ethnographique ; Fr. Schrader, anthropologie géographique.

INSTITUT PASTEUR

L'Institut Pasteur a été fondé en 1886, à l'aide d'une souscription publique internationale, dont l'initiative a été prise par l'Académie des sciences, à la suite de la découverte par l'illustre Pasteur, de la méthode de prévention de la rage après morsure. Des bâtiments furent édifiés dans un terrain de 11 000 mètres situé rue Dutot ; et l'inauguration eut lieu en novembre 1888.

Les bâtiments de l'Institut comprennent le service de la bactériologie proprement dite, savoir :

Au rez-de-chaussée : 1° le service de préparation des vaccins pastoriens (vaccins contre le charbon, le rouget des porcs), de la malléine, de la tuberculine ; 2° le service de la rage où sont traitées les personnes mordues par des chiens reconnus enragés ou tout au moins suspects de rage.

Le service de la rage fonctionne tous les jours de dix heures à onze heures et demie. Les personnes mordues sont examinées par un médecin attaché au service qui constate la gravité des morsures, et qui prend les renseignements les plus circonstanciés sur l'état de l'animal mordu ; quand la chose est possible, un certificat de vétérinaire est réclamé aux patients. Après cet examen et cet interrogatoire, le médecin se prononce sur l'utilité du traitement pastorien, et, s'il doit avoir lieu, sur la durée de ce traitement qui varie de 15 à 21 jours. Les premières inoculations ont toujours lieu le matin même de l'arrivée de la personne mordue.

Depuis 1886 jusqu'au 8 juin 1900, 25 464 personnes ont subi le traitement antirabique à l'Institut Pasteur. En 1899, 1 614 ont subi le traitement, 4 ont néanmoins succombé à la rage, ce qui fait une mortalité de 0.25 pour 100, qui concorde avec la mortalité des années précédentes.

Au premier étage, se trouve le service de microbie technique, service spécial, lequel est pendant les mois d'hiver un laboratoire d'enseignement et devient pendant les autres mois un laboratoire de recherches. Il est dirigé par M. Roux, qui donne deux séries de cours de quarante-cinq leçons suivies de travaux pratiques.

Une partie de ces leçons sont professées par son collègue M. Metchnikoff; ne sont admises à ce cours que les personnes agréées par le chef de service; ce sont des docteurs français et étrangers, des internes en médecine, et un certain nombre de chimistes, de naturalistes et de pharmaciens. Le droit d'inscription pour les travaux pratiques est de 50 francs.

Au deuxième étage : le service de microbie morphologique de M. Metchnikoff qui est exclusivement consacré aux recherches originales.

M. Duclaux fait à l'Institut, deux fois par semaine, pendant le semestre d'hiver, le cours de chimie biologique de la chaire qu'il occupe à la Sorbonne; des travaux pratiques préparatoires au certificat de chimie biologique ont lieu pendant le semestre d'été.

Comme annexes, l'Institut Pasteur possède à Garches (Seine-et-Oise) et à Paris, rue d'Alleray, des écuries pour les chevaux destinés à la préparation des divers sérums thérapeutiques.

Personnel. — Directeur : M. Duclaux; sous-directeur : M. Roux; chefs de service : MM. Chamberland, Metchnikoff, Nocard.

Des agrandissements considérables viennent d'être réalisés dans l'installation de l'Institut : un terrain de 14 000 mètres situé entre la rue Dutot et la rue de Vaugirard a été occupé, dans la partie qui longe la rue Dutot, par un institut consacré à la chimie biologique; dans la partie qui longe la rue de Vaugirard; par deux pavillons d'hôpital, pouvant contenir chacun 58 lits, un pavillon pour la consultation et le logement du service hospitalier, un petit hôtel pour le médecin résident, M. le docteur Martin, et diverses annexes (cuisine, buanderie, lingerie, amphithéâtre).

L'Institut de chimie biologique comprendra : au rez-de-chaussée : 1° un laboratoire pour la préparation industrielle des levures de fermentation (bière, cidre, vin, etc.); 2° un laboratoire de préparation des toxines telles que la toxine tétanique et la toxine diphtérique; 3° un laboratoire de chimie et microbie agricole.

Au premier étage : les laboratoires de recherches de chimie biologique de MM. Étard et G. Bertrand.

Au deuxième étage : le laboratoire de chimie biologique dépendant de la chaire que M. Duclaux occupe à la Sorbonne.

L'Institut de chimie biologique et l'hôpital fonctionneront dès l'automne de 1900

SOCIÉTÉS SCIENTIFIQUES

Association française pour l'avancement des sciences,
28, rue Serpente. — Cette Association a été fondée en 1872 à la
suite des malheurs de 1870. La pensée des fondateurs, Combes,
Delaunay, Claude Bernard, Broca, Wurtz, de Quatrefages, qui
depuis longtemps suivaient les travaux de l'*Association bri-
tannique*, était de favoriser le développement des sciences par
des réunions plénières, des conférences, des allocations en
argent et en nature aux travailleurs pour subvenir aux dépenses
nécessitées par leurs recherches, et le regretté Paul Broca a
surtout travaillé à la réalisation de ce projet.

Une Association de ce genre, fondée en 1834, par de Caumont,
avait déjà rendu d'utiles services, mais périclitait faute de
ressources. L'Association française pour l'avancement des
sciences arrivait à un moment opportun, et le concours de
toutes les classes de la société vint consacrer son établissement.
En 1887, l'Association scientifique, fondée par M. Le Verrier vint
fusionner avec l'Association française pour l'avancement des
sciences. Les sections suivantes intéressent la médecine : zoologie
— anatomie — physiologie ; anthropologie ; sciences médicales ;
hygiène et médecine publique ; électricité médicale.

Président, M. Hamy, membre de l'Institut ; secrétaire général,
M. Gariel, membre de l'Académie de médecine.

Indépendamment des grands corps savants et établissements
qui précèdent, il y a lieu d'indiquer un certain nombre de
Sociétés scientifiques privées dont nous donnons la liste
ci-après :

Société de médecine de Paris, fondée le 22 mars 1796, par Corvisart, Hallé, Sédillot, etc. Siège, rue de l'Abbaye, 5.

Société anatomique de Paris, fondée par Dupuytren en 1805. Siège à l'École pratique.

Société de médecine pratique, fondée en 1808. Siège, rue Serpente, 28.

Société médico-pratique de Paris, fondée en 1805. Siège, rue Serpente, 28.

Société de chirurgie de Paris, fondée en 1845. Siège, rue de Seine, 12.

Société de biologie, fondée en 1848. Siège à l'École pratique.

Société médicale des hôpitaux, fondée en 1849. Siège, rue de l'Abbaye, 5.

Société de thérapeutique, fondée en 1867. Siège, rue Serpente, 28.

Société de médecine légale, fondée en 1868. Siège au Palais de Justice.

Société d'hydrologie médicale, fondée en 1454. Siège, rue de l'Abbaye, 5.

Société d'anthropologie de Paris, a été fondée en 1859, par le savant encyclopédiste, Paul Broca. Siège à l'École pratique.

Société française d'hygiène. Siège, rue du Dragon, 50.

Société de médecine publique et d'hygiène professionnelle. Siège, rue Serpente, 28.

Société contre l'abus du tabac. Siège, rue Saint-Benoît, 20 *bis*.

Société de psychologie physiologique. Siège, rue Serpente, 28.

Société de l'hygiène de l'enfance. Siège à la mairie du IVᵉ arrondissement.

Société d'hypnologie et de psychologie, fondée en 1889. Siège, rue Serpente, 28.

Société de pédiatrie. Siège à l'École pratique.

Société obstétricale et gynécologique. Siège, rue Serpente, 28.

Société obstétricale de France, fondée en 1891. Siège, rue Serpente, 28.

Société française d'électrothérapie. Siège à la mairie du 1er arrondissement.

Société d'ophtalmologie, Siège, rue Serpente, 28.

Société d'ophtalmologie de Paris. Siège, rue Serpente, 28.

Société de stomatologie. Siège, rue Serpente, 28.

L'Association générale des Etudiants de Paris, 45, rue des Écoles, fondée en 1884, a été reconnue d'utilité publique par décret du 25 juin 1891.

But de l'Association. — L'Association a pour but : 1° de réunir les étudiants dans l'intérêt de leurs études; 2° d'établir entre tous ses membres des liens de solidarité et de fraternité, afin de procurer à chacun aide et assistance. Dégagée de tout caractère politique ou religieux, elle s'efforce uniquement d'assurer à la communauté des étudiants des avantages intellectuels et matériels de toute sorte; elle ne restreint en rien l'initiative personnelle qu'elle développe au contraire en favorisant l'échange d'idées scientifiques et sociales entre des étudiants appartenant à tous les ordres d'études. L'administration appartient exclusivement à un Comité d'étudiants français et majeurs élus par leurs camarades des différentes Écoles. *Conditions d'admission* : être étudiant. Verser une cotisation annuelle de 18 francs.

L'Association possède une bibliothèque de 25 000 volumes. Des conférences de droit, de médecine, de sciences et de lettres sont faites en vue des examens divers. Elle publie un bulletin et un annuaire. Elle donne des fêtes mensuelles gratuites et procure à ses membres tous les sports : gymnastique, escrime, équitation, etc.

ENSEIGNEMENT SUPÉRIEUR

DANS LES DÉPARTEMENTS

Des créations nouvelles et des améliorations considérables ont été introduites, depuis l'autonomie des Universités, dans l'organisation de l'enseignement de la médecine des Facultés de province. Nous indiquerons les principales, d'après les documents qui nous sont parvenus.

Les Universités établies en vertu de la loi du 21 juillet 1897 sont au nombre de onze, savoir : Paris, Aix-Marseille, Bordeaux, Caen, Clermont, Dijon, Grenoble, Lille, Lyon, Montpellier, Nancy.

Toutes peuvent délivrer aux étrangers, en ce qui concerne la science médicale, le diplôme universitaire de docteur en médecine.

L'Université de Lyon délivre en plus un diplôme d'études psycho-physiologiques.

L'Université de Nancy délivre des attestations d'études supérieures de sciences biologiques et un diplôme de docteur ès sciences biologiques.

Les attestations d'études supérieures de sciences biologiques sont au nombre de trois, à savoir : 1° une attestation de sciences biologiques avec mention anatomie; 2° une attestation de sciences biologiques avec mention physiologie; 3° une attestation de sciences biologiques avec mention microbiologie. Le programme d'études de chaque attestation comprend trois matières : deux obligatoires; une à option, que le candidat peut choisir parmi les matières indiquées. L'épreuve unique pour chaque matière consiste dans la mise au point de l'état actuel d'une question laissée au choix du candidat.

Les candidats munis d'une des attestations ci-dessus peuvent seuls se présenter au doctorat ès sciences biologiques. L'épreuve consiste dans la présentation, sous forme de thèse, d'un mémoire relatant des faits personnels sur une question de sciences biologiques, et dans une soutenance publique.

Marseille.

Cinq cours complémentaires ont été créés par le Conseil municipal de Marseille (délibérations du 17 mars et du 8 août 1899), et autorisés par décision ministérielle du 20 novembre de la même année, savoir :

1° Pathologie et Bactériologie des maladies exotiques;

2° Hygiène, Climatologie et Épidémiologie coloniales;

3° Histoire naturelle coloniale;

4° Clinique des maladies exotiques;

5° Histoire médicale et bromatologique des colonies.

Cet enseignement a été créé en vue de former l'instruction des futurs colons et de susciter des vocations coloniales.

Bordeaux.

L'Institut anatomique de la Faculté de médecine de Bordeaux est l'un des plus beaux et des mieux aménagés qui existent. Trouver le moyen de faire de l'amphithéâtre d'anatomie, ce vieil épouvantail des étudiants, un lieu fréquenté et recherché était un problème à solution bien difficile. Un aménagement satisfaisant aux lois les plus rigoureuses de l'hygiène tout en présentant les plus grandes commodités pour l'étude, une nouvelle injection des cadavres supprimant leur odeur si repoussante, tout en coupant court à l'infection de la piqûre anatomique, paraissent l'avoir résolue de la façon la plus complète.

Situé à l'est de la grande cour d'honneur de la Faculté, l'Institut anatomique se compose de trois pavillons A, B et C, des cabinets des professeurs, de celui du chef des travaux et du prosecteur, des cabinets des aides. Les sous-sols sont aménagés pour l'injection et la conservation des cadavres.

Tous les locaux et toutes les ressources anatomiques de l'Institut sont en principe au service de l'anatomie en hiver et de la médecine opératoire en été.

Lyon.

Institut sérothérapique et antirabique. — Depuis plusieurs années déjà on prépare des sérums thérapeutiques dans les laboratoires de la chaire de médecine expérimentale de la Faculté, sous les auspices des hôpitaux et hospices civils de Lyon.

Un service antirabique analogue à celui qui fonctionne à l'Institut Pasteur de Paris a été ouvert en avril dernier.

Le service des sérums et celui de la rage constituent l'Institut sérothérapique et antirabique de Lyon. Celui-ci, installé provisoirement dans les locaux de la Faculté de médecine, sera relié à l'Université par son directeur, qui doit être constamment le professeur de médecine expérimentale et comparée. Au point de vue de sa gestion, il forme un établissement indépendant. pourvu d'un Conseil d'administration, où figurent des membres de la municipalité, des hôpitaux, du Conseil général, de la Chambre de commerce, de l'Université, etc., etc. Ses ressources consistent en subventions annuelles données par la ville de Lyon, l'administration des hôpitaux, le département du Rhône et les départements voisins, ainsi que par les villes de la région lyonnaise, dont les habitants pourront, à l'occasion, bénéficier du traitement antirabique sans s'astreindre à des déplacements pénibles et onéreux.

Enseignement de la médecine légale à l'Université de Lyon. — Cet enseignement est donné aux étudiants en médecine et aux étudiants en droit. La médecine légale doit être enseignée en un an : elle se divise naturellement en deux parties, *une médecine légale générale* (des droits et des obligations du médecin dans la société et devant la justice, questions pouvant se présenter dans toute procédure et relatives à la personne vivante : âge, sexe, état civil, identité, responsabilité, questions relatives à la mort, au cadavre, aux taches et aux empreintes) ; *une médecine légale spéciale* (coups et blessures, asphyxies diverses, empoisonnements, questions relatives à l'instinct sexuel et aux fonctions de reproduction). Le professeur et son chef de travaux traitent chacun à leur tour l'une ou l'autre de ces parties.

Cet enseignement théorique est heureusement complété par un enseignement pratique auquel est faite une part de plus en plus large, à l'aide d'autopsie des corps de pendus, de noyés, d'asphyxiés, etc.

Si l'autopsie ne peut être pratiquée, le professeur indique la marche à suivre pour procéder à la levée du corps et étudier toutes les constatations indispensables à faire à l'effet de répondre à la question le plus souvent posée : est-ce un suicide, un accident, un crime ?

Un autre enseignement pratique qui paraît spécial est celui qui est fait dans les musées du laboratoire de médecine légale. Ces musées contiennent, outre les appareils nécessaires aux démonstrations, une collection de crânes, don de la veuve Duchêne. De nombreuses pièces anatomiques recueillies au fur et à mesure des expertises judiciaires constituent une collection précieuse pour l'enseignement médico-judiciaire des médecins et des magistrats ; des vitrines renfermant des pièces anatomiques, des pièces à conviction, des pièces relatives au fœtus, au nouveau-né ; des squelettes d'embryons à divers âges ; pièces

avec blessures variées dans des cas d'infanticide; cordons ombi-
licaux sectionnés ou déchirés, cas de mutilation et de dépeçage;
instruments ou divers objets employés par les avorteuses: des
monstruosités, des crânes provenant de morts accidentelles,
suicides ou crimes.

D'autres vitrines, contenant la plupart des armes (couteaux,
stylets, hâches, revolvers, etc.) recueillies à propos de chaque
affaire et une collection de pièces sèches ou conservées dans
l'alcool, relatives aux coups et blessures et empoisonnements,
et une collection de graphiques et de photographies, pour les
constatations anthropométriques (système Bertillon).

M. Lacassagne ajoute, dans un rapport écrit fort intéressant sur
l'enseignement théorique et pratique de la médecine légale à
Lyon, que, « grâce à l'autorisation de M. le Préfet du Rhône, les
élèves sont conduits à la prison Saint-Paul, où ils voient fonctionner le service anthropométrique et se rendent compte des
grands services rendus par le Bertillonnage.

« De plus, pendant le service d'assises, lorsque le professeur
de médecine légale ou le chef des travaux, experts ordinaires du
Parquet, ont à déposer devant la Cour, l'affaire est présentée aux
élèves; on rappelle, s'il y a lieu, les constatations de l'autopsie
ou les recherches ayant conduit à certaines conclusions, le rapport est discuté. Le lendemain une série d'élèves est admise,
grâce à la bienveillance de M. le président d'assises, pour assister
à la déposition de l'expert médical. L'élève peut ainsi apprécier
la différence entre le rapport écrit et la déposition orale, il
entend les objections qui sont faites, les questions posées de
l'un ou de l'autre côté de la barre. Il s'initie ainsi à toutes les
phases de la mission de l'expert, depuis l'autopsie et la rédaction
du rapport jusqu'à l'exposé devant un tribunal.

« Il est enfin nécessaire de dire que nous avons à la disposition
des élèves une bibliothèque médico-légale qui est alimentée
surtout par les échanges faits avec les *Archives d'anthropologie*

criminelle et des sciences pénales, fondées en 1886, dans lesquelles se trouvent la plupart des travaux de l'École lyonnaise médico-légale. »

L'Institut de chimie, fondé par l'Université, avec le concours de l'État, de la ville de Lyon et du département du Rhône, sera ouvert aux étudiants dès la rentrée. C'est dans ses vastes laboratoires que fonctionneront désormais les services de la chimie des deux Facultés des sciences et de médecine, ainsi que l'École de chimie industrielle dont il est question plus loin.

Montpellier.

Il y a lieu de citer comme nouvellement installé l'*Institut de physique et de chimie médicales*, voisin de la Faculté, spécialement affecté aux enseignements et manipulations de physique et de chimie biologiques.

Nancy.

Il y a lieu de mentionner un musée comprenant de nombreuses pièces anatomiques et d'anatomie pathologique qui se trouve dans le nouvel Institut anatomique, un Musée d'histoire naturelle et un Musée d'hygiène également à la Faculté.

Un Institut chimique a été créé à la Faculté des sciences dans le but d'offrir aux jeunes gens, qui veulent faire de la chimie leur carrière, une instruction générale, à la fois théorique et pratique.

L'enseignement théorique comprend des cours de chimie générale, minérale, organique et analytique. Ces cours, qui constituent la base de l'enseignement, sont complétés par des leçons dans lesquelles on développe une série d'industries spéciales, comme la métallurgie, la céramique, la grande industrie chimique, les matières colorantes, la féculerie, les boissons ermentées, la distillerie, et cet enseignement, dans plusieurs de ses parties, intéresse l'hygiène publique.

INSTITUTS PASTEUR

Lille. — Parmi les Instituts Pasteur, qui viennent d'être créés en France récemment, nous devons citer celui de Lille, fondé peu de temps après une visite que M. Pasteur, déjà malade, avait faite à Lille, où il était venu présider une réunion de la Société de secours des Amis des sciences.

Cet Institut a été construit à l'aide d'une souscription publique organisée par un groupe de citoyens philanthropes, à la tête desquels se placèrent MM. Gavelle, industriel, premier adjoint au maire de Lille; le docteur Th. Barrois et le docteur Combemale, professeurs de la Faculté de médecine de Lille. Cette souscription, ainsi que M. Calmette l'a écrit avec émotion, provoqua dans la région du Nord un magnifique élan d'enthousiasme et d'admiration ; riches et pauvres, chacun, sans distinction d'opinions politiques ou religieuses, voulut apporter son offrande.

La pose de la première pierre a eu lieu au mois de novembre 1895 et la ville de Lille et le comité de souscription décidèrent, avec l'assentiment de M. Pasteur, de donner le nom de l'illustre savant au nouvel Institut.

MM. Pasteur et Roux furent en même temps priés de désigner celui de leurs élèves qui devait organiser et diriger l'établissement. Leur choix s'arrêta sur le docteur Calmette, qui avait déjà été chargé quelques années auparavant de créer, en Indo-Chine, un Institut du même genre pour la préparation du vaccin et pour le traitement de la rage.

Le nouvel Institut s'installa dans des locaux provisoires, et on commença dès le mois de février 1895 à préparer les sérums et les vaccins nécessaires aux divers services hospitaliers et aux médecins de la région. De plus, l'Université de Lille décida la création d'une chaire de bactériologie et de thérapeutique expérimentale, qui devait être rattachée à l'Institut Pasteur.

L'Institut, aujourd'hui terminé, a été reconnu comme établissement d'utilité publique, par décret du Président de la République du 1er avril 1898. Son administration est autonome. Il y a un conseil, présidé de droit par le maire de Lille, composé de onze membres élus par le Conseil municipal, de sept membres nommés par le Conseil général du Nord, d'un membre nommé par le Conseil général du Pas-de-Calais et d'un nombre illimité de membres donateurs.

L'Institut Pasteur, de Lille, a pour directeur M. Calmette, professeur à l'Université de Lille. Les services sont les suivants : *Laboratoire de bactériologie et service de la rage*, chef de laboratoire, M. Déléarde, professeur agrégé de la Faculté de médecine ; *Laboratoire des sérums et vaccins*, chef, M. Guérin ; *Laboratoire de chimie biologique*, chef, M. Sanguinetti ; *Laboratoire de fermentations industrielles*, chef, M. Roland ; *Laboratoire de microbie agricole*, chef, M. Boullanger ; *Laboratoire d'électricité biologique*, chef, M. Marmier.

L'Institut Pasteur est situé boulevard Louis XIV et l'installation des services est des plus remarquables.

Alger. — L'Institut Pasteur, d'Alger, a été créé le 1er novembre 1894. Les dépenses d'établissement ont été supportées par le budget de l'Algérie; aujourd'hui, les recettes annuelles excèdent les dépenses. Il comprend les services suivants, et les résultats donnés sont totalisés depuis la fondation de l'Institut jusqu'au 31 décembre 1899.

Médecine humaine : *Service du traitement contre la rage.* — Nombre de cas traités : 1 856.

Service de la vaccination animale. — Nombre de tubes de vaccin distribués gratuitement aux communes et aux particuliers : 47 631.

Analyses d'eau d'alimentation : 869 ; ces analyses ont été faites à titre gracieux.

Médecine vétérinaire : *Service de la clavelisation.* — La clavelée règne à l'état presque permanent sur le troupeau ovin algérien, et c'est à ce troupeau importé en France, disent les vétérinaires autorisés, que l'on doit certaines maladies redoutables qui déciment les moutons de la métropole ; aussi, dès sa création, l'Institut d'Alger fut-il chargé par le gouvernement de produire un claveau remplissant les conditions voulues, pour être répandues dans toute l'Algérie.

Le produit obtenu a été jugé de la façon suivante par M. Nocard : « J'affirme qu'au double point de vue technique et expérimental, le claveau mis à la disposition des vétérinaires par l'Institut Pasteur, d'Alger, remplit les conditions nécessaires de pureté et d'activité. J'ajoute que j'ai assisté, à l'Institut Pasteur, d'Alger, à toutes les manipulations que comporte la culture du claveau sur des moutons clavelifères (inoculation, récolte, dilution et distribution du virus) et que tout s'y passe suivant les règles de l'asepsie la plus rigoureuse. »

Vaccin charbonneux. Doses distribuées : 21 655 : *Tuberculine.* Doses distribuées : 116. *Service de la pathologie végétale.* Préparation du sporotrichum, distribution de 879 paquets.

En outre, l'Institut distribue les divers sérums antidiphtéritique, antistreptococique, antitétanique et antipesteux, qui lui sont fournis par les Instituts Pasteur de Paris et de Lille.

Le *Directeur de l'Institut* est M. Trolard, professeur à l'École de médecine d'Alger ; le *Directeur adjoint*, M. Soulié, professeur suppléant à la même école.

ASSISTANCE PUBLIQUE

ASSISTANCE PUBLIQUE

L'Assistance publique, telle qu'on la comprend de nos jours, c'est-à-dire les soins donnés aux malades pauvres dans les hôpitaux, les secours de tout genre, distribués aux indigents par les bureaux de bienfaisance, n'est point une conception nouvelle née d'hier, comme le grand public semble le croire, et l'on étonnerait beaucoup de gens en les renvoyant aux arrêts du roi Childebert et aux Capitulaires de Charlemagne. L'organisation des secours à domicile en France est stipulée dans les canons du Concile de Trente de 567, qui ordonnent que la cité doit prendre ses pauvres à sa charge, ce qui, implicitement, est l'origine du secours à domicile, et Charlemagne introduisit cette prescription dans la loi civile. Mais la mort de l'empereur, le démembrement de son vaste empire, arrêtèrent l'essor des institutions nouvelles, auxquelles il fallut songer lorsque les guerres continues et les épidémies vinrent accroître la misère.

Saint Louis fit revivre les lois protectrices de Charlemagne; des édits se publièrent obligeant les communes à s'occuper de leurs pauvres, et Henri III sécularisa l'administration des hôpitaux; les ordres religieux, malgré leur bon vouloir et leur dévouement hors pair, devenant insuffisants devant le nombre croissant des malades et des indigents.

L'Assemblée nationale de 1789 essaya de modifier l'organisation administrative des bureaux de bienfaisance, et l'Assemblée législative de 1792 entendit un rapport du Comité des secours publics qui proposait de réunir tous les fonds donnés pour l'assistance des pauvres, d'établir une juste répartition des revenus et recommandait surtout la distribution des secours à

domicile; mais ce ne fut qu'en 1793 et 1794 que la Convention
rendit plusieurs décrets, le premier du 19 mars, concernant
l'organisation des secours publics; le second du 15 octobre,
supprimant la mendicité; le troisième du 11 mai 1794, ordonnant la formation d'un livre de bienfaisance nationale. Ces
trois décrets constituaient la première loi organique sur l'assistance publique, mais la loi du 16 vendémiaire, an V (1797), rendit aux hospices la possession de leurs biens, leur administration fut confiée à la municipalité, et la loi du 31 octobre 1820,
sauf de légères modifications, vint confirmer la précédente.

Enfin la loi sur l'assistance médicale gratuite, que nous
donnons ci-après, est venue combler une lacune considérable,
mais en laissant intacte la loi du 20 janvier 1849, spéciale
à l'Assistance publique de Paris, qui comprend de plus les
secours à domicile, l'article 55 de la nouvelle loi autorisant les
communes à avoir une organisation particulière.

LOI SUR L'ASSISTANCE MÉDICALE GRATUITE
(15 juillet 1893).

TITRE PREMIER. — ORGANISATION DE L'ASSISTANCE MÉDICALE.

Article premier. — Tout Français malade, privé de ressources,
reçoit gratuitement de la commune, du département ou de l'État, suivant son domicile de secours, l'assistance médicale à domicile ou, s'il
y a impossibilité de le soigner utilement à domicile, dans un établissement hospitalier. Les femmes en couches sont assimilées à des
malades. Les étrangers malades, privés de ressources, seront assimilés
aux Français toutes les fois que le Gouvernement aura passé un traité
d'assistance réciproque avec leur nation d'origine.

Art. 2. — La commune, le département ou l'État peuvent toujours
exercer leur recours, s'il y a lieu, soit l'un contre l'autre, soit contre
toutes personnes, sociétés ou corporations tenues à l'assistance médicale
envers l'indigent malade, notamment contre les membres de la famille
de l'assisté désignés par les articles 205, 206, 207 et 212 du code
civil.

Art. 3. — Toute commune est rattachée pour le traitement de ses malades à un ou plusieurs des hôpitaux les plus voisins. Dans le cas où il y a impossibilité de soigner utilement un malade à domicile, le médecin délivre un certificat d'admission à l'hôpital. Ce certificat doit être contresigné par le président du bureau d'assistance ou son délégué. L'hôpital ne pourra réclamer à qui de droit le remboursement des frais de journée qu'autant qu'il présentera le certificat ci-dessus.

Art. 4. — Il est organisé dans chaque département, sous l'autorité du préfet et suivant les conditions déterminées par la présente loi, un service d'assistance médicale gratuite pour les malades privés de ressources. Le Conseil général délibère dans les conditions prévues par l'art. 48 de la loi du 10 août 1871 : 1° Sur l'organisation du service de l'assistance médicale, la détermination et la création des hôpitaux auxquels est rattachée chaque commune, ou syndicat de communes; 2° Sur la part de la dépense incombant aux communes et au département.

Art. 5. — A défaut de délibération du Conseil général sur les objets prévus à l'article précédent, ou en cas de la suspension de la délibération en exécution de l'article 49 de la loi du 10 août 1871, il peut être pourvu à la réglementation du service par un décret rendu dans la forme des règlements d'administration publique.

TITRE II. — DOMICILE DE SECOURS.

Art. 6. — Le domicile de secours s'acquiert : 1° Par une résidence habituelle d'un an dans une commune, postérieurement à la majorité ou à l'émancipation; — 2° Par la filiation. L'enfant a le domicile de secours de son père. Si la mère a survécu au père, ou si l'enfant est un enfant naturel reconnu par sa mère seulement, il a le domicile de sa mère. En cas de séparation de corps ou de divorce des époux, l'enfant légitime partage le domicile de l'époux à qui a été confié le soin de son éducation; — 3° Par le mariage. La femme, du jour de son mariage, acquiert le domicile de secours de son mari. Les veuves, les femmes divorcées ou séparées de corps, conservent le domicile de secours antérieur à la dissolution du mariage ou au jugement de séparation. — Pour les cas non prévus dans le second article, le domicile de secours est le lieu de la naissance jusqu'à la majorité ou l'émancipation;

Art. 7. — Le domicile de secours se perd : 1° Par une absence ininterrompue d'une année postérieurement à la majorité ou à l'émancipation; — 2º Par l'acquisition d'un autre domicile de secours. Si l'absence est occasionnée par des circonstances excluant toute liberté de choix de séjour ou par un traitement dans un établissement hospitalier situé en dehors du lieu habituel de résidence du malade, le délai d'un an ne commence à courir que du jour où ces circonstances n'existent plus.

Art. 8. — A défaut de domicile de secours communal, l'assistance médicale incombe au département dans lequel le malade privé de ressources aura acquis son domicile de secours. Quand le malade n'a ni domicile de secours communal, ni domicile de secours départemental, l'assistance médicale incombe à l'État.

Art. 9. — Les enfants assistés ont leur domicile de secours dans le département au service duquel ils appartiennent, jusqu'à ce qu'ils aient acquis un autre domicile de secours.

TITRE III. — BUREAU ET LISTE D'ASSISTANCE.

Art. 10. — Dans chaque commune, un bureau d'assistance assure le service de l'assistance médicale. La commission administrative du bureau d'assistance est formée par les commissions administratives réunies de l'hospice ou du bureau de bienfaisance, ou par cette dernière seulement quand il n'existe pas d'hospice dans la commune. A défaut d'hospice ou de bureau de bienfaisance, le bureau d'assistance est régi par la loi du 24 mai 1873 (articles 1 à 5) modifiée par la loi du 5 août 1879, et possède, outre les attributions qui lui sont dévolues par la présente loi, tous les droits et attributions qui appartiennent aux bureaux de bienfaisance.

Art. 11. — Le président du bureau d'assistance a le droit d'accepter, à titre conservatoire, des dons et legs et de former, avant l'autorisation, toute demande en délivrance. Le décret du Président de la République ou l'arrêté du préfet qui interviennent ultérieurement ont effet du jour de cette acceptation. Le bureau d'assistance est représenté en justice et dans tous les actes de la vie civile par un de ses membres que ses collègues élisent, à cet effet, au commencement de chaque année. L'administration des fondations, dons et legs qui ont été faits aux pauvres ou aux communes, en vue d'assurer l'assistance médicale, est dévolue aux bureaux d'assistance. Les bureaux d'assistance sont soumis aux règles qui régissent l'administration et la comptabilité des hospices, en ce qu'elles n'ont rien de contraire à la présente loi.

Art. 12. — La commission administrative du bureau d'assistance, sur la convocation de son président, se réunit au moins quatre fois par an. Elle dresse, un mois avant la première session ordinaire du Conseil municipal, la liste des personnes qui, ayant dans la commune leur domicile de secours, doivent être, en cas de maladie, admises à l'assistance médicale, et elle procède à la revision de cette liste un mois avant chacune des trois autres sessions. Le médecin de l'assistance ou un délégué des médecins de l'assistance, le receveur municipal et un des répartiteurs désignés par le sous-préfet, peuvent assister à la séance avec voix consultative.

Art. 13. — La liste d'assistance médicale doit comprendre nominativement tous ceux qui seront admis aux secours, lors même qu'ils sont membres d'une même famille.

Art. 14. — La liste est arrêtée par le conseil municipal, qui délibère en comité secret; elle est déposée au secrétariat de la mairie. Le maire donne avis du dépôt par affiches aux lieux accoutumés.

Art. 15. — Une copie de la liste et du procès-verbal constatant l'accomplissement des formalités prescrites par l'article précédent est en même temps transmise au sous-préfet de l'arrondissement. Si le préfet estime que les formalités prescrites par la loi n'ont pas été observées, il défère les opérations, dans les huit jours de la réception de la liste, au conseil de préfecture, qui statue dans les huit jours et fixe, s'il y a lieu, le délai dans lequel les opérations annulées seront refaites.

Art. 16. — Pendant un délai de vingt jours à compter du dépôt, les réclamations en inscriptions ou en radiations peuvent être faites par tout habitant ou contribuable de la commune.

Art. 17. — Il est statué souverainement sur ces réclamations, le maire entendu ou dûment appelé par une commission cantonale composée du sous-préfet de l'arrondissement, du conseiller général, d'un conseiller d'arrondissement, dans l'ordre de nomination, et du juge de paix du canton. Le sous-préfet, ou, à son défaut, le juge de paix, préside la commission.

Art. 18. — Le président de la commission donne, dans les huit jours, avis des décisions rendues au sous-préfet et au maire, qui opèrent sur la liste les additions ou les retranchements prononcés.

Art. 19. — En cas d'urgence, dans l'intervalle de deux sessions, le bureau d'assistance peut admettre provisoirement, dans les conditions de l'article 12 de la présente loi, un malade non inscrit sur la liste. En cas d'impossibilité de réunir à temps le bureau d'assistance, l'admission peut être prononcée par le maire, qui en rend compte, en comité secret, au conseil municipal dans sa plus prochaine séance.

Art. 20. — En cas d'accident ou de maladie aiguë, l'assistance médicale des personnes qui n'ont pas le domicile de secours dans la commune où s'est produit l'accident ou la maladie incombe à la commune, dans les conditions prévues à l'article 21, s'il n'existe pas d'hôpital dans la commune. L'admission de ces malades à l'assistance médicale est prononcée par le maire, qui avise immédiatement le préfet et rend compte, en comité secret, au conseil municipal dans sa plus prochaine séance. Le préfet accuse réception de l'avis et prononce dans les dix jours sur l'admission aux secours de l'assistance.

Art. 21. — Les frais avancés par la commune en vertu de l'article précédent, sauf pour les dix premiers jours de traitement, sont remboursés par le département d'après un état régulier dressé conformément au tarif fixé par le conseil général. Le département qui a fourni l'assistance peut exercer son recours contre qui de droit. Si l'assisté à son domicile de secours dans un autre département, le recours est exercé contre le département, sauf la faculté, pour ce dernier, d'exercer à son tour son recours contre qui de droit.

Art. 22. — L'inscription sur la liste prévue à l'article 12 continue à valoir pendant un an, au regard des tiers, à partir du jour où la personne inscrite a quitté la commune, sauf la faculté pour la commune de prouver que cette personne n'est plus en situation d'avoir besoin de l'assistance médicale gratuite.

Art. 23. — Le préfet prononce l'admission aux secours de l'assistance médicale des malades privés des ressources et dépourvus d'un domicile de secours communal. Le préfet est tenu d'adresser, au commencement de chaque mois, à la commission départementale ou au ministre de l'Intérieur, suivant que l'assistance incombe au département ou à l'État, la liste nominative des malades ainsi admis pendant le mois précédent aux secours de l'assistance médicale.

TITRE IV. — SECOURS HOSPITALIERS.

Art. 24. — Le prix de journée des malades placés dans les hôpitaux aux frais des communes, des départements ou de l'État est réglé, par arrêté du préfet, sur la proposition des commissions administratives de ces établissements et après avis du conseil général du déparement, sans qu'on puisse imposer un prix de journée inférieur à la moyenne du prix de revient constaté pendant les cinq dernières années.

Art. 25. — Les droits résultant d'actes de fondations, des édits d'union ou de conventions particulières sont et demeurent réservés. Il n'est pas dérogé à l'article 1er de la loi du 7 août 1851. Tous les lits dont l'affectation ne résulte pas des deux paragraphes précédents ou qui ne seront pas reconnus nécessaires aux services des vieillards ou incurables, des militaires, des enfants assistés et des maternités, seront affectés au service de l'assistance médicale.

Titre V. — Dépenses, voies et moyens.

Art. 26. — Les dépenses du service de l'assistance médicale se disent en dépenses ordinaires et dépenses extraordinaires.

Les dépenses ordinaires comprendront : 1° les honoraires des médecins, chirurgiens et sages-femmes du service d'assistance à domicile; 2° les médicaments et appareils; 3° Les frais de séjour des malades dans les hôpitaux. Ces dépenses sont obligatoires. Elles sont supportées par les communes, le département et l'État, suivant les règles établies par les articles 27, 28 et 29. Les dépenses extraordinaires comprennent les frais d'agrandissement et de construction d'hôpitaux. L'État contribuera à ces dépenses par des subventions dans la limite des crédits votés. Chaque année, une somme sera, à cet effet, inscrite au budget.

Art. 27. — Les communes, dont les ressources spéciales de l'assistance médicale et les ressources ordinaires inscrites à leur budget seront insuffisantes pour couvrir les frais de ce service, sont autorisées à voter des centimes additionnels aux quatre contributions directes ou des taxes d'octroi pour se procurer le complément des ressources nécessaires. Les taxes d'octroi votées en vertu du paragraphe précédent seront soumises à l'approbation de l'autorité compétente, conformément aux dispositions de l'article 157 de la loi du 5 avril 1884. La part que les communes seront obligées de demander aux centimes additionnels ou aux taxes d'octroi ne pourra être moindre de 20 pour 100, ni supérieure à 90 pour 100 de la dépense à couvrir, conformément au tableau A.

Art. 28. — Les départements, outre les frais qui leur incombent de par les articles précédents, sont tenus d'accorder aux communes qui

auront été obligées de recourir à des centimes additionnels ou à des
taxes d'octroi des subventions d'autant plus fortes que leur centime
sera plus faible, mais qui ne pourront dépasser 80 pour 100, ni être
inférieures à 10 pour 100 du produit de ces centimes additionnels ou
taxes d'octroi, conformément au tableau A précité. En cas d'insuffisance des ressources spéciales de l'Assistance médicale et des resources
ordinaires de leur budget, ils sont autorisés à voter les centimes additionnels aux quatre contributions directes dans la mesure nécessitée
par la présente loi.

Art. 29. — L'État concourt aux dépenses départementales de l'assistance médicale par des subventions aux départements dans une proportion qui variera de 10 à 70 pour 100 du total de ces dépenses couvertes par des centimes additionnels et qui sera calculée en raison
inverse de la valeur du centime départemental par kilomètre carré,
conformément au tableau B ci-annexé. L'État est en outre chargé :
1° des dépenses occasionnées par le traitement des malades n'ayant
aucun domicile de secours ; 2° des frais d'administration relatifs à l'exécution de la présente loi.

Titre VI. — Dispositions générales.

Art. 30. — Les communes, les départements, les bureaux de bienfaisance et les établissements hospitaliers possédant, en vertu d'actes
de fondation, des biens dont le revenu a été affecté par le fondateur à
l'assistance médicale des indigents à domicile, sont tenus de contribuer
aux dépenses du service de l'assistance médicale jusqu'à concurrence
dudit revenu, sauf ce qui a été dit à l'article 25.

Art. 31. — Tous les recouvrements relatifs au service de l'assistance
médicale s'effectuent comme en matière de contributions directes.
Toutes les recettes du bureau d'assistance pour lesquelles les lois et
règlements n'ont pas prévu un mode spécial de recouvrement s'effectuent
sur les états dressés par le président. Ces états sont exécutoires après
qu'ils ont été visés par le préfet ou le sous-préfet. Les oppositions,
lorsque la matière est de la compétence des tribunaux ordinaires, sont
jugées comme affaires sommaires, et le bureau peut y défendre sans
autorisation du conseil de préfecture.

Art. 32. — Les certificats, significations, jugements, contrats, quit-
tances et autres actes faits en vertu de la présente loi et exclusivement
relatifs au service de l'assistance médicale sont dispensés du timbre et

enregistrés gratis lorsqu'il y a lieu à la formalité de l'enregistrement, sans préjudice du bénéfice de la loi du 22 janvier 1851 sur l'assistance judiciaire.

Art. 33. — Toutes les contestations relatives à l'exécution soit de la délibération du conseil général prise en vertu de l'article 5, ainsi que les réclamations des commissions administratives relatives à l'exécution de l'arrêté préfectoral prévu à l'article 24, sont portées devant le conseil de préfecture du département du requérant, et, en cas d'appel, devant le Conseil d'État. Les pourvois devant le Conseil d'État, dans les cas prévus au paragraphe précédent, sont dispensés de l'intervention de l'avocat.

Art. 34. — Les médecins de service de l'assistance médicale gratuite ne pourront être considérés comme inéligibles au conseil général ou au conseil d'arrondissement à raison de leur rétribution sur le budget départemental.

Art. 35. — Les communes ou syndicats de communes qui justifient remplir d'une manière complète leur devoir d'assistance envers leurs malades peuvent être autorisés par une décision spéciale du ministre de l'Intérieur, rendue après avis du Conseil supérieur de l'Assistance publique, à avoir une organisation spéciale.

Art. 36. — Sont abrogées les dispositions du décret de la loi du 24 vendémiaire an II, en ce qu'elles ont de contraire à la présente loi.

La présente loi, délibérée et adoptée par le Sénat et par la Chambre des Députés, sera exécutée comme loi de l'État.

Le *Conseil supérieur de l'Assistance publique* a été organisé et réorganisé par les décrets des 14 avril 1888, 11 mai 1888, 27 janvier 1891, 15 janvier 1894 et 9 mars 1898.

Bureau du Conseil :

Président d'honneur : le Ministre de l'Intérieur.

Président : M. Théophile Roussel, sénateur.

Vice-présidents : MM. Sabran, président du Conseil général d'administration des hospices de Lyon, et Thulié, ancien président du Conseil municipal de Paris.

Secrétaire général : Désiré Giraud, directeur des Sourds-Muets.

Secrétaire général adjoint : M. Couturier, secrétaire de la direction de l'Assistance et de l'Hygiène publiques.

Membres de droit en raison de leurs fonctions :

MM. Henry Monod, directeur de l'Assistance et de l'Hygiène publiques;

Bruman, directeur de l'Assistance départementale et communale;

Duflos, directeur de l'Administration pénitentiaire;

Dieu, directeur du service de santé au Ministère de la guerre;

Cunéo, directeur du service de santé au Ministère de la marine;

La Borde, directeur des affaires civiles et du sceau au Ministère de la justice;

Bergeron, secrétaire perpétuel de l'Académie de médecine;

Brouardel, président du Comité consultatif d'hygiène publique de France;

Duval, directeur du Mont-de-Piété de Paris;

Henri Napias, directeur de l'administration générale de l'Assistance publique de Paris;

MM. Constantin, Drouineau, Lefort, Emile Ogier, Regnard, inspecteurs généraux.

Membres nommés par décret :

MM. les sénateurs : Bérenger, Goujon, Labiche, Labrousse, Milliard, Théophile Roussel, Paul Strauss.

MM. les députés : Aynard, Bompard, Léon Bourgeois, Joseph Caillaux, Cruppi, Dron, Jules Legrand, Alfred Muteau, Émile Rey, Thierry.

MM. Armaingaud (le D^r), professeur du cours municipal d'hygiène à Bordeaux;

Boucard, maître des requêtes au Conseil d'État;

Bourneville, médecin des hôpitaux ;

Marcel Briand, médecin en chef de l'Asile de Villejuif ;

Loys Brueyre, ancien chef de division à la préfecture de la Seine ;

Caubet, administrateur des hospices à Toulouse ;

Cheysson, inspecteur général des ponts et chaussées ;

De Crisenoy, ancien directeur au Ministère de l'intérieur ;

Cros-Mayrevieille, vice-président de la Commission administrative des hospices à Narbonne ;

Dreyfus-Brisac, médecin des hôpitaux ;

Gailleton (le D^r), ancien maire de Lyon ;

Gaufrès, président de l'Orphelinat de la Seine ;

Hébrard de Villeneuve, conseiller d'État ;

Hendlé, préfet de la Seine-Inférieure ;

Henrot (le D^r), ancien maire de Reims ;

Lardier (le D^r), à Rambervillers ;

Magnan, médecin en chef de l'Asile Sainte-Anne ;

Marbeau, ancien conseiller d'État ;

A.-J. Martin (le D^r), inspecteur général de l'assainissement de Paris ;

Henry Michel, chargé de cours à la Faculté des lettres ;

Olivier (le D^r), à Lille ;

Porson (le D^r), ancien président de l'Union des syndicats médicaux de France, Nantes ;

Hermann Sabran, président du Conseil général d'administration des hospices, Lyon ;

Thulié (le D^r), ancien président du Conseil municipal de Paris ;

Van Cauwenberghe, maire de Saint-Pol-sur-Mer ;

Félix Voisin, conseiller à la Cour de cassation, vice-président du Conseil de surveillance de l'Assistance publique de Paris ;

Secrétaire général : M. Désiré Giraud, directeur de l'Institution nationale des sourds-muets ;

Secrétaires : MM. Campagnole, docteur en droit, rédacteur principal au Ministère de l'intérieur ;

Chevallereau, médecin de la clinique nationale des Quinze-Vingts ;

Albert Coutaud, docteur en droit, ancien sous-préfet ;

Bluzet, docteur en droit, rédacteur principal au Ministère de l'intérieur ;

Cristofini (le D^r), secrétaire du Comité supérieur des enfants du premier âge ;

Faivre (le D^r), inspecteur des services de la santé dans les ports, secrétaire du Comité supérieur des enfants du premier âge ;

Legrain, médecin en chef de l'asile de Ville-Évrard ;

Rondel, docteur en droit, délégué au contrôle de l'assistance médicale gratuite ;

Archiviste-bibliothécaire : M. Henry Lannes.

L'Assistance publique à Paris constitue un service autonome. Elle a son budget spécial de recettes et dépenses et, en cas d'insuffisance des recettes, la différence est portée au débit du budget général de la Ville de Paris.

Le Conseil municipal est appelé par conséquent à se prononcer sur tous les détails de ce budget, après que le Conseil de l'Assistance publique a donné son avis sur les propositions de l'Administration entraînant une recette ou une dépense, et le Conseil municipal qui, d'ailleurs, a droit d'initiative, décide en dernier ressort sur les propositions qui lui sont soumises.

En cas de désaccord, le Ministre de l'intérieur prononce : il peut rétablir une dépense à faire ou annuler une dépense à engager. Le rôle du Conseil est donc considérable. Il n'est que juste de reconnaître qu'en ce qui touche l'amélioration de tous les services de l'Assistance publique, les derniers Conseils municipaux ont réalisé un progrès considérable, en organisant, à côté des établissements hospitaliers déjà créés, des asiles spéciaux pour les indigents ne pouvant demeurer à l'hôpital, en créant des refuges de nuit, en améliorant le mode de répartition des secours, aussi bien qu'en subventionnant largement les œuvres pouvant contribuer à diminuer la misère, et à venir en aide aux déshérités si nombreux dans une grande cité comme Paris.

On peut donc dire qu'à côté de cette Assistance publique obligée de se renfermer dans le texte de la loi de 1849, le Conseil municipal a créé une assistance complémentaire qu'on pourrait appeler assistance municipale et à laquelle nous devons consacrer un chapitre de ce livre indiquant les établissements et les œuvres subventionnés directement par le Conseil municipal.

LOI du 20 juillet 1849 sur l'administration générale de l'Assistance publique à Paris.

Article premier. — L'administration générale de l'Assistance publique, à Paris, comprend le service des secours à domicile et le service des hôpitaux et hospices civils.

Cette administration est placée sous l'autorité du préfet de la Seine et du Ministre de l'intérieur; elle est confiée à un directeur responsable, sous la surveillance d'un conseil dont les attributions sont ci-après déterminées.

Art. 2. — Le directeur est nommé par le Ministre de l'intérieur, sur la proposition du préfet de la Seine.

Art. 3. — Le directeur exerce son autorité sur les services intérieurs et extérieurs.

Il prépare les budgets, ordonnance toutes les dépenses et présente le compte de son administration.

Il représente les établissements hospitaliers et de secours à domicile en justice, soit en demandant, soit en défendant. Il a la tutelle des enfants trouvés, abandonnés et orphelins, et a aussi celle des aliénés.

Art. 4. — Les comptes et budgets sont examinés, réglés et approuvés conformément aux dispositions de la loi du 18 juillet 1839 sur les attributions municipales.

Art. 5. — Le conseil de surveillance est appelé à donner son avis sur les objets ci-après énoncés :

1° Les budgets, les comptes, et, en général, toutes les recettes et dépenses des établissements hospitaliers et de secours à domicile;

2° Les acquisitions, échanges, ventes de propriétés et tout ce qui intéresse leur conservation et leur amélioration;

3° Les conditions des baux à ferme ou à loyer des biens affermés ou loués par ces établissements ou pour leur compte :

4° Les projets de travaux neufs, de grosses réparations ou de démolitions;

5° Les cahiers des charges des adjudications et exécution des conditions qui y sont insérées;

6° L'acceptation ou la répudiation des dons et legs faits aux établissements hospitaliers et de secours à domicile;

7° Les placements des fonds et des emprunts;

8° Les actions judiciaires et les transactions;

9° La comptabilité, tant en deniers qu'en matières;

10° Les règlements de services intérieurs des établissements et du service de santé, et l'observation desdits règlements;

11° Toutes les questions de discipline concernant les médecins, chirurgiens et pharmaciens ;

12° Toutes les communications qui lui seraient faites par l'autorité supérieure et par le directeur.

Les membres du conseil de surveillance visiteront les établissements hospitaliers et de secours à domicile aussi souvent que le conseil le jugera nécessaire.

Les médecins, chirurgiens et pharmaciens des hôpitaux et hospices sont nommés au concours. Leur nomination est soumise à l'approbation du Ministre de l'intérieur. Ils ne peuvent être révoqués que par le même ministre, sur l'avis du conseil de surveillance et sur la proposition du préfet de la Seine.

Les médecins et chirurgiens attachés au service des secours à domicile sont également nommés au concours ou par l'élection de leurs confrères. Ils sont institués par le Ministre de l'intérieur; ils peuvent être révoqués par le même ministre, sur l'avis du Conseil de surveillance.

Un règlement d'administration publique déterminera la composition du Conseil de surveillance de l'administration générale et l'organisation de l'assistance à domicile, etc.

*RÈGLEMENT d'administration publique pour l'organisation
de l'assistance à domicile à Paris.*

(Décret du 15 novembre 1895)

TITRE PREMIER. — DE L'ASSISTANCE AUX INDIGENTS ET AUX NÉCESSITEUX.

CHAPITRE PREMIER : *Organisation des bureaux de bienfaisance.* —
Article premier. — Dans chacun des arrondissements de la ville de Paris
un bureau de bienfaisance est chargé, sous l'autorité du directeur de
l'administration générale de l'Assistance publique, du service des
secours à domicile.

Art. 2. — Chaque bureau de bienfaisance se compose : 1º Du maire
de l'arrondissement ; 2º des adjoints ; 3º des conseillers municipaux de
l'arrondissement ; 4º d'administrateurs, au nombre de quatre, au
moins, par quartier ; 5º d'un secrétaire-trésorier ayant voix consultative.
Le maire préside le bureau de bienfaisance ; en son absence, la présidence appartient à l'un des adjoints.

Art. 3. — Les bureaux de bienfaisance désignent au scrutin, parmi
les administrateurs, un administrateur-contrôleur.

Art. 4. — Les administrateurs sont nommés pour quatre ans par le
préfet de la Seine et choisis sur une liste double de candidats proposés
par une commission spéciale comprenant le maire, les adjoints, les
conseillers municipaux de l'arrondissement et quatre habitants désignés
par le directeur de l'Assistance publique. Les fonctions d'administrateur sont gratuites. Le nombre des administrateurs sera augmenté, s'il
y a lieu, en raison des circonstances locales, par arrêté du préfet de la
Seine, sur la proposition du directeur. Les femmes peuvent être nommées administratrices du bureau de bienfaisance. Les administrateurs
sont répartis en quatre séries, par voie de tirage au sort ; chaque
année, il sera procédé au renouvellement d'une série ; les administrateurs peuvent être réinvestis. Lorsqu'il y a lieu de remplacer un administrateur avant l'expiration de son mandat, le nouvel administrateur
ne reste en exercice que jusqu'à l'époque où il y aurait eu lieu au
renouvellement de celui qu'il remplace. Les administrateurs ne
peuvent être révoqués que par le Ministre de l'intérieur, sur la proposition du préfet de la Seine, après avis du conseil de surveillance et du
directeur. Dans les cas urgents, la suspension provisoire est prononcée
par le préfet.

Art. 5. — Après vingt ans de services, les administrateurs peuvent être nommés administrateurs honoraires par le Ministre de l'intérieur.

Art. 6. — Le bureau de bienfaisance se réunit au moins deux fois par mois sur la convocation du maire. Ses délibérations ne sont valables que si la majorité de ses membres est présente.

Art. 7. — Une délégation du bureau de bienfaisance se réunit chaque jour à la mairie, à une heure déterminée, sous la présidence du maire ou d'un adjoint désigné par lui. Cette délégation se compose de quatre administrateurs, à raison d'un par quartier, désignés chaque semaine à tour de rôle. En cas d'empêchement, les membres de la délégation se font remplacer par leurs collègues.

Art. 8. — Il est attaché à chaque bureau, pour le service des enquêtes, des visites et des quêtes, des commissaires et des dames patronnesses dont les fonctions sont gratuites, et, au besoin, des agents salariés. Les cadres du personnel administratif sont fixés, pour chaque bureau, par arrêté du directeur, approuvé par le préfet de la Seine. Le secrétaire-trésorier, les commissaires, les dames patronnesses et les employés de tout grade ayant droit à une pension de retraite sont nommés par le préfet de la Seine sur une liste de trois candidats présentés par le directeur de l'Assistance publique. Le directeur nomme les surveillants et gens de service. Les révocations sont prononcées par l'autorité qui a nommé aux emplois.

CHAPITRE 2 : *Attributions des bureaux de bienfaisance.* — Art. 9. — Les bureaux de bienfaisance font emploi des ressources de toute nature dont ils ont la disposition en vertu de l'article 15 ci-après.

Ils donnent leur avis sur les comptes et budgets spéciaux à chacun d'eux.

Ils préparent la liste des indigents.

Ils adressent tous les ans au directeur un rapport sur la marche du service de l'assistance à domicile dans l'arrondissement, sur les besoins particuliers de ce service et les ressources spéciales dont il dispose.

Art. 10. — Les administrateurs assurent la distribution des secours, chacun dans la circonscription qui lui est spécialement confiée. Ils portent au domicile des indigents et nécessiteux les titres de secours de toute sorte.

Les commissaires et les dames patronnesses leur prêtent leur concours.

Art. 11. — L'administrateur-contrôleur est chargé, sous l'autorité du maire, de suivre l'exécution des décisions du bureau : il a la surveillance des procès-verbaux, des registres et de la comptabilité ; il vise les pièces de recettes et de dépenses et, à la fin de chaque mois, le journal général.

Art. 12. — Le secrétaire-trésorier rédige les procès-verbaux, tient les registres, prépare la correspondance. Il dirige le travail des employés et veille à l'exécution des règlements intérieurs, reçoit les fournitures et signe les ordres de livraison des marchandises. Il est exclusivement chargé de la garde de la caisse et des magasins ; il est régisseur de recettes et de dépenses dans les conditions prévues par les paragraphes 4 et 5 de l'article 15 et par le paragraphe 3 de l'article 18.

Art. 13. — La délégation permanente est spécialement chargée de l'attribution des secours aux nécessiteux et des secours extraordinaires aux indigents.

Art. 14. — Les membres du bureau, les commissaires et dames patronnesses doivent rester étrangers à tout maniement de deniers.

CHAPITRE 3 : *Régime financier des bureaux de bienfaisance.* — Art. 15. — Les recettes de chaque bureau de bienfaisance comprennent : 1° le produit des dons, donations ou legs qui lui ont été faits ; 2° la part proportionnelle à la population indigente de l'arrondissement, qui est attribuée au bureau dans le produit du bien des pauvres centralisé au budget de l'Assistance publique ; 3° la part attribuée au bureau dans la subvention votée par le conseil municipal et inscrite au budget général de l'Assistance publique ; 4° le produit des troncs, quêtes, collectes et fêtes de bienfaisance ; 5° le produit de tous les dons recueillis par les maire, adjoints, administrateurs, commissaires et dames patronnesses. Le montant des recettes mentionnées aux paragraphes 4 et 5 est intégralement versé dans la caisse du secrétaire-trésorier, pour être reversé par lui à la caisse de l'administration centrale, au compte spécial du bureau de bienfaisance destinataire.

Art. 16. — La subvention prévue par le paragraphe 3 de l'article 15 est répartie annuellement entre les vingt bureaux de bienfaisance, par arrêté du préfet de la Seine rendu après avis du conseil de surveillance et du conseil municipal, en tenant compte, pour chaque bureau, du nombre d'indigents qu'il a à secourir et des ressources permanentes ou variables dont il dispose, de façon à assurer une répartition aussi égale que possible des secours publics entre tous les indigents de Paris.

Art. 17. — Les dépenses du bureau de bienfaisance s'appliquent, en dehors des frais d'administration : 1° aux secours aux indigents ; 2° aux secours aux nécessiteux.

Art. 18. — Le budget et les comptes de chaque bureau de bienfaisance forment respectivement un sous-chapitre spécial dans les budgets et les comptes de l'administration générale de l'Assistance publique; le receveur de l'Assistance publique est seul justiciable de la Cour des comptes; il centralise toutes les recettes et pourvoit à toutes les dépenses. Il est autorisé à faire aux secrétaires-trésoriers, sur mandat du directeur de l'Assistance publique, une avance de fonds qui ne pourra excéder le douzième des sommes figurant au crédit budgétaire du bureau de bienfaisance, à charge par le secrétaire-trésorier de produire à l'Administration centrale, dans le délai d'un mois, les pièces justificatives des sommes par lui payées. Les secrétaires-trésoriers sont astreints au dépôt d'un cautionnement dont le montant est fixé par l'arrêté de nomination.

Chapitre IV : *Des personnes à secourir.* — Art. 19. — Les personnes à secourir comprennent :

1° Les indigents ; 2° les nécessiteux.

Art. 20. — Ne peuvent être admis à recevoir des secours annuels que les indigents inscrits sur la liste générale préparée chaque année par le bureau de bienfaisance et arrêtée par le directeur de l'Assistance publique. Les radiations en cours d'année sont opérées dans les mêmes formes que les inscriptions.

Art. 21. — La liste des indigents comprend les personnes de nationalité française domiciliées à Paris depuis trois ans au moins, incapables par leur âge ou leur invalidité de pourvoir à leur subsistance par le travail, ainsi que les femmes veuves, séparées, divorcées ou abandonnées ayant des charges exceptionnelles de famille et qui remplissent les conditions ci-dessus de nationalité et de domicile.

Art. 22. — Les indigents sont tenus de faire connaître au secrétariat du bureau de bienfaisance la quotité des secours permanents qu'ils reçoivent d'institutions charitables étrangères à l'administration de l'Assistance publique. En cas de fausse déclaration, les secours annuels seront supprimés. La liste des indigents peut être communiquée, avec autorisation du maire, aux représentants des œuvres qui prennent l'engagement de communiquer au bureau de bienfaisance la liste des personnes qu'elles secourent.

Art. 23. — Sont secourus temporairement comme nécessiteux les individus valides ou malades : 1° qui ne peuvent momentanément pourvoir à leur subsistance; 2° qui, étant inscrits comme indigents, ont besoin de secours exceptionnels.

CHAPITRE V : *Des secours.* — Art. 24. — Les bureaux de bienfaisance accordent des secours en argent et exceptionnellement des secours en nature; ils peuvent voter des allocations de tout genre destinées à soulager des misères spéciales, telles que : prêts d'objets usuels, secours de route et de rapatriement, avances pour loyers.

Art. 25. — Les secours annuels aux indigents sont payés sur cartes nominatives et sur l'acquit de la partie prenante.

Les cartes sont visées chaque mois et avant payement par l'administrateur.

Les objets en nature sont délivrés contre reçu.

Lors du payement mensuel, les cartes de secours restent entre les mains du secrétaire-trésorier; sur le vu des cartes, l'administrateur-contrôleur établit un procès-verbal constatant leur entrée régulière au bureau.

Ce procès-verbal, qui constitue un certificat de vie et un certificat de vu-payer collectifs, est produit à l'appui des mandats de régularisation.

Les cartes sont ensuite remises aux administrateurs divisionnaires qui demeurent chargés de les faire parvenir aux indigents après les avoir visées à nouveau.

Art. 26. — Les secours accordés aux nécessiteux par la délégation permanente, conformément à l'article 25, sont payés sur bons numérotés, détachés de livrets à souche et signés par le maire ou son délégué.

Ces bons ne sont valables que pendant un mois à partir de leur délivrance et ne peuvent être payés que sur l'acquit des parties prenantes.

Art. 27. — Le directeur peut accorder d'urgence un secours aux personnes nécessiteuses dont la demande lui paraît fondée.

La dépense est imputée sur le crédit ouvert annuellement à cet effet au budget de l'Assistance publique et qui ne pourra dépasser 5 pour 100 du total des crédits affectés annuellement aux nécessiteux.

Sur le montant des allocations inscrites au budget pour secours à domicile, une somme qui ne pourra excéder 50,000 francs sera mise à la disposition du préfet de la Seine pour être distribuée à titre de secours exceptionnels.

Un état des secours ainsi accordés devra être produit chaque année à l'appui des comptes.

Art. 28. — Les bureaux de bienfaisance sont autorisés à s'entendre avec les sociétés d'assistance par le travail à l'effet de substituer, autant que possible, les secours en travail aux secours en argent.

Art. 29. — Les secours représentatifs du séjour à l'hospice en faveur des vieillards et des infirmes sont alloués par le directeur de l'Assistance publique, sur la proposition des bureaux de bienfaisance, après avis de la commission de placement dans les hospices et suivant les règles d'admission dans ces établissements. Le dixième des secours représentatifs peut être accordé par le directeur sans présentation des bureaux de bienfaisance. Les secours représentatifs sont accordés aux vieillards et aux infirmes sur les fonds du budget général de l'Assistance publique, sans distinction d'arrondissement. Les secours représentatifs sont délivrés par le secrétaire-trésorier, dans la même forme que les secours aux indigents, sur les fonds spéciaux qui lui seront avancés à cet effet par le receveur de l'Assistance publique. Ces secours peuvent toujours être supprimés.

TITRE II. — DE L'ASSISTANCE MÉDICALE.

Art. 30. — L'organisation et la direction de l'assistance médicale et des services qui en dépendent sont confiées au directeur de l'Assistance publique. Les bureaux de bienfaisance concourent, sous l'autorité du directeur, au fonctionnement et à la surveillance de ces services et demeurent chargés de visiter et d'assister les pauvres malades.

Les malades inscrits sur la liste des indigents ou reconnus nécessiteux par la délégation permanente ont seuls droit, sauf le cas d'urgence, à l'assistance médicale gratuite.

Art. 31. — L'assistance médicale assure aux malades, soit la visite et le traitement à domicile, soit la consultation et le traitement au dispensaire.

Art. 32. — Un ou plusieurs dispensaires sont affectés aux malades de chacun des arrondissements. Les dispensaires peuvent être installés dans les bâtiments affectés aux hôpitaux, mais à la condition d'être absolument distincts des services hospitaliers.

Art. 33. — A chaque dispensaire est attaché : 1° un personnel médical ; 2° un personnel administratif ; 5° un personnel auxiliaire, pouvant comprendre des dames chargées d'assister les malades traités à domicile. Les employés, ayant droit à une pension de retraite, sont nommés par le préfet de la Seine sur une liste de trois candidats présentés par le directeur de l'Assistance publique. Le directeur nomme les surveillants et les gens de service. Les révocations sont prononcées par l'autorité qui a nommé aux emplois.

Art. 54. — Les médecins préposés au service de l'assistance médicale sont nommés au concours pour trois années commençant au 1er janvier qui suit leur institution. Ils reçoivent leur investiture du Ministre de l'intérieur. Ils peuvent être réinvestis après avis du directeur de l'Assistance publique et du bureau de bienfaisance. Tout médecin non réinvesti ne peut plus se représenter au concours.

Les candidats doivent réunir les conditions suivantes : 1° être de nationalité française et pourvus du diplôme de docteur en médecine délivré par une des facultés de médecine de l'État; 2° s'ils postulent pour le service du traitement à domicile, s'engager à résider dans l'arrondissement où ils seront appelés à exercer leurs fonctions, ou dans un quartier limitrophe. Les fonctions de médecin de l'assistance médicale sont incompatibles avec celles d'administrateur du bureau de bienfaisance.

Les médecins de l'assistance médicale reçoivent une indemnité fixe; ceux d'entre eux qui sont chargés du traitement à domicile reçoivent en outre une indemnité variable suivant le nombre de visites qu'ils ont faites pendant l'année.

Les médecins peuvent être avertis ou réprimandés par le directeur de l'Assistance publique, après avis du conseil de surveillance. Ils peuvent être destitués par le Ministre de l'intérieur, après avis du conseil de surveillance. En cas d'urgence, le préfet peut prescrire la suspension provisoire. Aucun médecin ne peut rester en activité après sa soixante-cinquième année.

Art. 35. — Les malades auront la faculté de choisir leur médecin parmi les médecins chargés du traitement à domicile dans leur quartier.

Art. 36. — Les sages-femmes préposées au service de l'assistance médicale doivent être de 1re classe. Elles sont nommées par le directeur de l'Assistance publique. Elles sont tenues à la résidence dans l'arrondissement où elles exercent leurs fonctions.

Art. 57. — Les femmes enceintes auront la faculté de choisir leur sage-femme parmi celles qui sont préposées au service médical de l'arrondissement.

Art. 58. — Il est créé, dans un ou plusieurs dispensaires par arrondissement, une pharmacie spéciale approvisionnée par la pharmacie centrale des hôpitaux. Toutefois, le directeur pourra autoriser exceptionnellement, après avis du conseil de surveillance, la fourniture des médicaments par les pharmaciens de la ville dans les arrondissements où ce mode de distribution offrirait de réels avantages. Sauf les cas d'urgence, les médicaments sont délivrés exclusivement aux indigents ou nécessiteux.

Art. 39. — Les pharmaciens sont nommés par le directeur de l'Assistance publique. Ils reçoivent un traitement fixe et doivent habiter le dispensaire, de façon à assurer constamment le service.

Art. 40. — Les dépenses afférentes au service de l'assistance médicale forment un chapitre spécial du budget de l'Assistance publique. Les fonds alloués actuellement aux bureaux de bienfaisance pour le traitement des malades et des accouchées font retour au budget général de l'Assistance publique.

Administration générale de l'Assistance publique à Paris

Avenue Victoria, 3, et quai de Gesvres, 4.

MM. Napias, directeur; Derouin, secrétaire général; Nielly et Gory, inspecteurs; Malluile, secrétaire du directeur.

CONSEIL DE SURVEILLANCE (MAI 1900)

MM. le préfet de la Seine, président; le préfet de police: Bernheim; Beurdeley; Breuillé; Brouardel ; Brun; Budin; Chérioux; Cléry (Léon); Dubrisay; Faillet; Gaufrès, Godchaux; Guadet; Heppenheimer; Honoré; Lannelongue; Lefèvre (André); Lucipia (Louis); Masson; Mathé; Morel; Mourier; Navarre; Opportun; Potain; Ranson; Risler; Rousselle (Henri); Rotillon; Thomas; Thuillier; Voisin (Félix); Worms.

Le **budget** de l'Assistance publique pour l'année 1899, s'élève à 53 043 607 fr. 50.

Les recettes proprement dites sont de 29 411 330 francs.

La différence portée au budget de la Ville de Paris est de 25 652 277 fr. 50.

HOPITAUX

Les établissements hospitaliers peuvent être divisés en : hôpitaux généraux, hôpitaux spéciaux (maladies des enfants, maladies cutanées et syphilitiques, maladies mentales et nerveuses, hôpitaux d'accouchement), hospices généraux, maisons de retraites, asiles divers, orphelinats.

Le personnel médical des hôpitaux comprend : des médecins, des chirurgiens, des accoucheurs, des ophtalmologistes, des assistants de consultations, des internes et des externes, des chefs de laboratoires et des dentistes.

Les *médecins, chirurgiens et accoucheurs des hôpitaux* doivent être docteurs en médecine et avoir été internes. Ils sont nommés, au concours, par le Ministre de l'intérieur. Ils suppléent les médecins, chirurgiens et accoucheurs chefs de service, sont chargés des services temporaires et des consultations, et deviennent chefs de service au fur et à mesure des vacances. Ils sont retraités, les médecins à soixante-cinq ans, les chirurgiens et accoucheurs à soixante-deux ans.

Les *médecins chirurgiens et accoucheurs chefs de service* ont la direction entière du service qui leur est confié ; ils doivent visiter les malades chaque matin et se rendre à l'hôpital, en cas d'appel d'urgence, à toute heure.

Les *accoucheurs* chefs de service, en outre de leur service à l'hôpital, ont la direction des accouchements chez les sages-femmes agréées de la ville, attachées à leur hôpital ; ils doivent visiter les pensionnaires envoyées par l'Administration, au moment de la sortie, et ils doivent pratiquer les opérations obstétricales nécessaires.

Ophtalmologistes des hôpitaux. — Par arrêté du 22 décembre 1899, il a été créé, pour être chargés exclusivement de la direction des services spéciaux d'ophtalmologie existant actuellement ou à créer dans les hôpitaux, un ordre nouveau de praticiens qui prendront le titre « d'ophtalmologistes des hôpitaux ». Ils seront nommés, dans les mêmes formes que les médecins, chirurgiens et accoucheurs des hôpitaux, à la suite d'un concours.

Les *deux services d'oto-rhino-laryngologie* existant à Lariboisière et à Saint-Antoine sont distraits du roulement général des services de médecine et de chirurgie par arrêté du 31 juillet 1899.

Les médecins et chirurgiens peuvent demander à remplacer les titulaires actuels avec engagement de spécialisation. Au cas où aucun médecin ou chirurgien des hôpitaux ne demanderait à se spécialiser, un concours spécial sera institué pour la nomination aux places de chef de service d'oto-rhino-laryngologie.

Internes des hôpitaux. — Les internes des hôpitaux sont nommés au concours. Ils doivent avoir été externes. Ils sont chargés chaque matin de la visite générale des malades de leurs salles, doivent assister ensuite à la visite du chef de service, rédiger les observations cliniques, faire les pansements importants et surveiller ceux confiés aux externes, enfin visiter dans la journée, quand il y a lieu, les malades graves, et examiner et recevoir les malades et blessés amenés en cas d'urgence; ils assistent aux consultations externes. Leurs fonctions durent quatre années.

Leurs fonctions consistent à aider les internes dans la tenue des cahiers de visite, à recueillir les observations cliniques, à faire les pansements. Ils assistent à toutes les visites et consultations. La durée de l'externat est de trois années.

Les *dentistes* doivent être docteurs en médecine et munis du diplôme de chirurgien-dentiste d'une école dentaire reconnue, u d'un certificat de stage d'une année dans un service dentaire ,'hôpital. Il y a des dentistes titulaires et des dentistes adjoints. .es titulaires doivent faire une visite chaque matin, à l'heure de l visite générale, afin que les chefs de service puissent leur ndiquer les malades ayant besoin de leurs soins, et ils doivent ussi faire les consultations, deux fois par semaine, soit aux nalades de l'hôpital, soit aux malades du dehors lorsqu'il existe lans l'établissement un service de consultations externes.

Des *assistants de consultations* sont attachés aux hôpitaux, elon les besoins du service. Ils sont pris parmi des docteurs en nédecine ayant quatre années d'internat. Ils sont nommés pour rois ans par le directeur de l'Assistance publique, sur la propo-ition des médecins ou des chirurgiens de l'hôpital. Ils ne ,euvent faire que le service des consultations.

Externes des hôpitaux. — Les externes des hôpitaux sont nommés au concours. Tout élève en médecine qui justifie de quatre inscriptions, peut se présenter au concours de l'externat.

Les *chefs de laboratoire* sont nommés par le directeur de 'Assistance publique, sur la proposition des chefs de service de nédecine, de chirurgie, etc.

Un *pharmacien* et des internes et externes en pharmacie nommés au concours sont également attachés à chaque hôpital ou hospice.

Un *directeur* nommé par le Ministre de l'intérieur sur la présentation du directeur de l'Assistance publique est chargé de tous les détails administratifs.

HOPITAUX GÉNÉRAUX

Les hôpitaux généraux reçoivent les blessés adultes des deux sexes, les femmes en couches et les malades des deux sexes, à l'exception des enfants, des incurables, des aliénés, des personnes attaquées de maladies vénériennes ou chroniques.

Hôtel-Dieu, 1, *place du Parvis-Notre-Dame.* — L'Hôtel-Dieu, le plus ancien hôpital de Paris, a été fondé au viie siècle par l'évêque saint Landry, et porta successivement les noms de Saint-Christophe, de Maison-Dieu et d'hôpital Sainte-Marie.

Reconstruit en partie vers la fin du xiie siècle, les deux grands corps de logis de l'Hôtel-Dieu étaient élevés sur les deux rives du petit bras de la Seine et communiquaient entre eux par le pont Saint-Charles démoli lors de la construction du quai de Montebello. Cette construction amena la disparition du bâtiment de l'hôpital situé sur la rive droite. Il reste encore une partie des bâtiments de la rive gauche, toujours utilisés par l'Assistance publique; ils sont appelés à disparaître prochainement par l'ouverture de la rue Monge prolongée.

Pendant la Révolution, l'Hôtel-Dieu s'est appelé hôpital de l'Humanité. L'édifice actuel a été commencé en 1864, et terminé en 1878. L'hôpital est desservi par la congrégation des Augustines qui y ont leur maison mère.

On admet à l'Hôtel-Dieu les malades, les blessés adultes des deux sexes, les femmes en couches, mais non les enfants, les incurables, les aliénés, les malades vénériens et chroniques.

Il existe dans cet hôpital trois chaires de cliniques de la Faculté : une médicale, une chirurgicale, et une de clinique ophtalmologique. Les laboratoires d'histologie, de physiologie, d'ophtalmologie et de chimie sont convenablement installés. Une bibliothèque destinée aux internes est subventionnée par le Conseil municipal.

Médecins : MM Dieulafoy, clinique médicale; Cornil, Audhoui, Muselier, Faisans, Brissaud. *Chirurgiens* : M. Panas (clinique ophtalmologique), M. Duplay (clinique chirurgicale) et M. Lucas-Championnière. *Accoucheur* : M. Charpentier de Ribes. *Dentiste* : M. Pietkiewicz.

Nombre de lits, 828, savoir : médecine H. 265, F. 245; chirurgie, H. 67, F. 70; maladies des yeux H. 59, F. 20; accouchement, 53; crèches, 6; berceaux, 63.

Hôpital de la Pitié.

— Autrefois Notre-Dame-de-Pitié, a été construit en 1612 sur l'emplacement d'un jeu de paume; on y reçut des vieillards indigents, puis des vieilles femmes et des petites filles et petits garçons. Enfin, un bâtiment séparé, le « Bon-Secours », servit d'asile à des filles débauchées repenties. Puis un édit de Louis XIV de 1656 destina l'établissement « au renfermement des pauvres mandiants de la ville et faux-bourgs de Paris », comme faisant partie de l'hôpital général, qui comprenait plusieurs hôpitaux : Bicêtre, la Salpètrière; la Pitié fut le chef-lieu dudit hôpital général. En 1788, les femmes débauchées furent envoyées dans la maison de Sainte-Pélagie, et les enfants à l'hôpital, aujourd'hui Trousseau. Dès cette époque, la Pitié devint sous ce nom hôpital général.

Il existe actuellement à la Pitié une clinique médicale et une clinique chirurgicale de la Faculté, plus quatre services de médecine, un service de chirurgie, un service d'accouchements et un service des maladies de la peau. Une école municipale d'infirmiers et infirmières est annexée à l'hôpital. La bibliothèque réservée aux internes est subventionnée par le Conseil municipal.

Médecins : M. Jaccoud (clinique médicale), MM. Alb. Robin, André Petit, Babinski, Giraudeau et Thibierge, chargé du service des maladies de la peau. *Chirurgiens* : M. Terrier (clinique chirurgicale) et M. Chaput. *Accoucheur* : M. Lepage. *Dentiste* : M. Ferrier.

Nombre de lits, 729, savoir : médecine, H. 264, F. 244 ; chirurgie, H. 109, F. 65 ; accouchement, 21 ; berceaux, 16 ; crèche 10.

L'Hôpital de la Charité, 47, rue Jacob, a été fondé par lettres patentes de Henri IV, de mars 1602, à la demande de la reine Marie de Médicis qui fit venir d'Italie quatre religieux de la congrégation de Saint-Jean-de-Dieu, dits Frères de la Charité, que leur règle astreignait à être à la fois médecins et pharmaciens ; en 1605, elle les mit à la tête d'un petit hôpital, situé rue de la Petite-Seyne devant le port Malaquest, aujourd'hui quai Malaquais.

En 1806, Marguerite de Valois, voulant installer les Petits Augustins dans cet hôpital, donna en échange aux Frères de la Charité plusieurs maisons et terrains situés rue des Saints-Pères, où ceux-ci transportèrent leur hôpital dont ils avaient la direction entière.

Le premier bâtiment de l'hôpital est celui construit en façade sur le boulevard Saint-Germain, percé sur l'emplacement de la rue Taranne. L'entrée, hors d'usage aujourd'hui, existe encore à gauche de la chapelle de l'hôpital ; chapelle occupée par l'Académie de médecine.

Des achats successifs de terrains ont agrandi l'hôpital qui, actuellement, s'étend depuis le boulevard Saint-Germain jusqu'à la rue Jacob. C'est un des grands hôpitaux de Paris. L'amphithéâtre, qui occupe le chœur de l'ancienne chapelle, est celui où Corvisart a inauguré la première chaire de clinique interne créée à Paris pendant la Révolution ; cet établissement porta le nom d'hôpital de l'Unité.

Les laboratoires des professeurs des cliniques sont assez bien aménagés. La première bibliothèque des internes à Paris a été organisée par le Dr Passant, à la Charité, grâce à ses dons personnels et à des dons de Clozel de Boyer, Bouillaud et Farcy. Elle reçoit une subvention du Conseil municipal.

Il y a dans cet hôpital six services de médecine, dont un pour la clinique de la Faculté ; deux services de chirurgie, dont un pour la clinique de la Faculté et un service d'accouchements.

Médecins : MM. Potain (clinique médicale), Bouchard, Gouraud, Labadie-Lagrave, Moutard-Martin, Oulmont. *Chirurgiens* : MM. Tillaux (clinique chirurgicale), Campenon. *Accoucheur* : M. Maygrier. *Dentiste* : M. Cruet.

Nombre de lits, 650, savoir : médecine, H. 182, F. 186 ; chirurgie, H. 10,4 F. 60 ; accouchement, 50 ; crèches, 14 ; berceaux, 54.

L'Hôpital Saint-Antoine, 184, rue du Faubourg-Saint-Antoine, occupe une ancienne abbaye de femmes, de l'ordre de Cîteaux, fondée en 1178 par Foulques, curé de Neuilly et prédicateur de la quatrième croisade. Cette abbaye a été affectée à l'hôpital Saint-Antoine par décret de la Convention du 17 janvier 1795. Pendant la Révolution, cet établissement porta le nom d'hôpital de l'Est. Divers achats de terrains, en 1855, l'ont agrandi. Une bibliothèque réservée aux internes est subventionnée par le Conseil municipal.

Il y a neuf services de médecine, deux de chirurgie, un d'accouchements et un service d'oto-rhino-laryngologie.

Médecins : MM. Hayem, Ballet, Gaucher, Siredey, Gaillard, Gilles de la Tourette, Béclère, Thoinot et Lermoyez, chargé du service d'oto-rhino-laryngologie. *Chirurgiens* : MM. Monod et Blum. *Accoucheur* : M. Bar. *Dentiste* : M. Gaillard.

Nombre de lits, 900, savoir : médecine, H. 346, F. 212 ; chirurgie, H. 92, F. 53 ; laryngologie, H. 17, F, 15 ; accouchement, 65 ; crèches, 20 ; berceaux, 80.

Pavillon Moïana, 184, rue du Faubourg-Saint-Antoine, construit sur un terrain dépendant de l'hôpital Saint-Antoine par suite d'un legs de M. Moïana fait en 1876.

Cet établissement constitue une annexe de l'hôpital Saint-Antoine et contient 20 lits.

L'Hôpital Necker, rue de Sèvres, 151, a été fondé en 1778 par M. Necker à l'aide de fonds de la loterie royale et de dons divers, sur l'emplacement d'un couvent de Bénédictines de Notre-Dame-de-Liesse, qui, devenu vacant, fut alloué d'abord au curé de Saint-Sulpice pour neuf ans. Aussi on l'appela d'abord hospice de Saint-Sulpice, puis hospice de Charité. En 1792, il devint hospice de l'Ouest et, en 1802, le Conseil des hôpitaux lui donna son nom actuel.

C'est le premier établissement hospitalier à Paris où l'on ait fait usage du chauffage par la circulation de l'eau.

Il est le siège de deux cliniques de la Faculté, l'une des voies urinaires, l'autre chirurgicale.

Il existe un musée de pièces pathologiques spéciales, le musée Civiale formé par ce chirurgien, et un musée de pièces analogues fondé par M. Guyon. Une bibliothèque réservée aux internes est subventionnée par le Conseil municipal.

Médecins : MM. Rendu, Huchard, Cuffer et Barth. *Chirurgiens* : MM. Guyon (clinique des voies urinaires), Le Dentu (clinique chirurgicale) et Routier. *Dentiste* : M. Brochard.

Nombre de lits, 479, savoir : médecine, H. 122, F. 107 : chirurgie, H. 125, F. 93 ; crèches, 16 ; berceaux, 16.

Hôpital Cochin, 47, rue du Faubourg-Saint-Jacques. — Fondation de l'abbé Cochin, curé de Saint-Jacques-du-Haut-Pas, en 1780, et acquisitions diverses jusqu'à nos jours.

D'abord nommé Saint-Jacques-du-Haut-Pas ; puis, pendant la Révolution, hospice Jacques, puis hôpital du Sud. L'abbé Cochin administra l'établissement jusqu'à sa mort en 1783. En 1790, l'hôpital Cochin obtint par lettres patentes une existence

légale, et ces mêmes lettres organisèrent, pour régir et adminis-
trer l'hospice, un bureau composé du curé et des marguilliers
en charge, de deux anciens marguilliers élus pour deux ans,
de cinq autres administrateurs choisis parmi les notables parois-
siens, et de l'aîné mâle de la famille Cochin, membre de droit.
— Ce bureau subsista jusqu'en l'an III, époque où les biens des
hôpitaux, hospices, fondations et dotations particulières furent
attribués à l'État.

Indépendamment des anciens bâtiments où sont situés les
salles de malades, un pavillon est exclusivement réservé au service d'accouchements.

Deux nouveaux pavillons d'opérations (Pasteur et Lister) ont
été inaugurés en 1893; ils ont été bâtis pour recevoir les services installés jusque-là dans les baraquements en bois, édifiés
après la guerre. Ces deux pavillons, construits d'après les lois
de l'hygiène moderne, dans les jardins de l'hôpital, n'ont qu'un
rez-de-chaussée.

Les salles ne contiennent qu'un nombre très restreint de lits
très espacés et il s'y trouve plusieurs chambres particulières
réservées aux malades dont l'isolement sera reconnu utile. Les
salles d'opérations sont des modèles du genre. — Des gradins
sont ménagés d'un côté pour les étudiants en médecine qu'une
barre sépare du centre de la salle où doivent se tenir l'opérateur
et ses aides. Les angles des murs sont arrondis afin qu'aucune
poussière ne puisse s'y fixer, et la salle peut être facilement
lavée après chaque opération.

Il existe aussi des laboratoires très bien aménagés, l'un de
bactériologie, l'autre de thérapeutique, et un amphithéâtre de
cours où les chefs de service, les chefs de laboratoire et les
internes font leurs conférences. La bibliothèque réservée aux
internes est subventionnée par le Conseil municipal.

Médecins : MM. Chauffard et Delpeuch. *Chirurgiens.*
MM. Schwartz, Bouilly et Quénu. *Dentiste*, M. Moiroud.

Nombre de lits, 475, savoir : médecine, H. 158. F. 67 ; chirurgie, H. 132, F. 75 ; accouchements, 65.

Hôpital Beaujon, 208, rue du Faubourg-Saint-Honoré. — Fondé par Beaujon, receveur général des finances en 1784. pour 24 orphelins de la paroisse, il a été transformé en hôpital par décret de la Convention du 17 janvier 1795, qui lui donna le nom d'hôpital du Roule.

Il est pourvu d'un pavillon destiné aux opérations ordinaires, avec un amphithéâtre, et d'un pavillon, isolé du reste de l'établissement, spécialement affecté à l'ovariotomie.

Il va être prochainement augmenté de deux salles d'opérations afin que chaque service de chirurgie en ait une. La bibliothèque réservée aux internes est subventionnée par le Conseil municipal.

Médecins : MM. Fernet, Debove, Troisier et Lacombe. *Chirurgiens* : MM. Benjamin Anger, Berger et Bazy. *Accoucheur* : M. Ribemont-Dessaignes. *Dentiste* : Aquilhon de Saran. L'École annexe d'accouchement de la Faculté, rattachée à Beaujon, est placée sous sa direction.

Nombre de lits, 554, savoir : médecine, H, 129, F. 119 ; chirurgie, H. 113, F. 78; accouchement : 58; crèches, 11 : berceaux, 46.

L'Hôpital Lariboisière, 2, rue Ambroise-Paré. — Commencé en 1846, dans l'enclos Saint-Lazare, il a été ouvert le 15 mars 1854. Il porte le nom de la comtesse de Lariboisière qui a légué sa fortune à l'Assistance publique.

Les pavillons des malades au nombre de dix sont élevés de deux étages, à droite et à gauche d'une cour d'honneur de bel aspect; ils sont séparés entre eux par des promenoirs. Une grande galerie-promenoir, éclairée d'un grand nombre de baies, facilite les communications à couvert, entre chaque service; elle est surmontée de terrasses. Un pavillon affecté aux grandes opérations a été ajouté et les laboratoires des services de

chirurgie et d'histologie sont convenablement installés.
existe à Lariboisière un service d'oto-rhino-laryngologie. Un.
bibliothèque réservée aux internes est subventionnée par le
Conseil municipal.

Médecins : MM. Duguet, Landrieux, Dreyfus-Brisac, Tapret,
Brault, Gougenheim, chargé du service d'oto-rhino-laryngologie.
Chirurgiens : MM. Delens, Peyrot, Reynier et Tuffier. *Accou-
cheur* : M. Bonnaire. *Dentiste* : M. Rodier.

Nombre de lits, 968, savoir : médecine, H. 220, F. 234 ;
chirurgie, H. 202, F. 136 ; laryngologie, H. 10, F. 12 ; accouchement, 62 ; crèches, 8 ; berceaux, 64.

Hôpital Tenon, 2, rue de la Chine. — A été construit par l'Assistance publique ; terminé en 1878, il s'élève sur le coteau de
Ménilmontant, nom dont il fut d'abord appelé ; mais un arrêté
préfectoral du 14 février 1879 lui a donné le nom de Tenon, en
souvenir du célèbre médecin philanthrope qui, dans son Mémoire
remarquable sur les hôpitaux, publié en 1788, avait signalé le
coteau de Ménilmontant comme très bien situé, au point de vue
de la salubrité, pour la construction d'un hôpital. Très bien
aménagé, Tenon comprend un bâtiment avec deux avant-corps
occupés par l'administration et quatre pavillons pour les malades,
reliés entre eux par des galeries couvertes et séparés par de
vastes cours et préaux. Plus deux pavillons isolés : un pour les
femmes en couches ; l'autre, primitivement destiné aux varioleux, a été affecté depuis à une partie du service de chirurgie
infantile. Chaque bâtiment est élevé de quatre étages et, à
chacun des étages, se trouvent deux salles de vingt-deux lits,
séparées par un salon de réunion, et les dépendances de chaque
service (lavabos, office, etc.). — La plupart des chefs de service
possèdent un laboratoire à proximité d'un · des salles et chaque
service de chirurgie est pourvu d'une salle d'opérations. Le
transport du matériel et des vivres se fait à l'aide des ascen-

seurs, reliés entre eux et avec la cuisine par un chemin de fer souterrain. L'aération de cet hôpital a été bien comprise. Une bibliothèque réservée aux internes est subventionnée par le Conseil municipal,

Médecins : MM. Launois, H. Martin, Le Gendre, Bourcy, Achard, Ménetrier, Duflocq et Morel-Lavallée, *Chirurgiens* : MM. Felizet, Lejars et Poirier. *Accoucheur* : M. Boissard. *Dentiste* : M. Richer.

Nombre de lits, 919, savoir : médecine, H. 302, F. 248; chirurgie : H. 119, F. 54; chirurgie infantile, G. 38, F. 34; accouchement, 36; crèches, 26 : berceaux, 62.

Hôpital Laënnec, rue de Sèvres, 42. — A été fondé, en 1634, grâce à la libéralité de l'abbé François Joullet qui, en 1625, avait par testament disposé de sa fortune en vue de l'établissement d'un hospice d'incurables des deux sexes, et aussi à l'aide des dons de Mme Le Bret et du cardinal de La Rochefoucauld.

En 1802, les malades hommes furent transférés dans le couvent des Récollets; les femmes demeurèrent rue de Sèvres jusqu'en 1869, époque à laquelle elles furent transportées à l'hospice actuel d'Ivry, construit pour recevoir aussi les incurables des deux sexes. L'établissement évacué resta fermé, mais les événements de 1870 obligèrent à le rouvrir; on en fit une annexe de la Charité. — Évacué encore en juillet 1871, il était rouvert de nouveau en mars 1874 et devenait l'hôpital Temporaire ; son administration fut dès lors distincte de celle de la Charité. En 1878, il fut maintenu à titre définitif et prit le nom de Laënnec.

La moitié des lits est affectée aux maladies aiguës, l'autre aux maladies chroniques. L'hôpital possède un pavillon spécial pour les grandes opérations, un musée pathologique, un laboratoire affecté au service de chirurgie, un grand laboratoire d'histologie et de micrographie avec musée et atelier de photographie.

Il existe à l'hôpital un service balnéaire important, affecté aux besoins de l'établissement en même temps qu'à ceux du public de l'extérieur; on y trouve, indépendamment de deux vastes salles de douches, des salles de sudation, de vapeur, etc., et une étuve de désinfection. Une bibliothèque réservée aux internes est subventionnée par le Conseil municipal.

Médecins : MM. Landouzy, Merklen, Barié et Dirtz. *Chirurgien* : M. Reclus. *Dentiste* : M. Rousseau.

Nombre de lits, 633, savoir : médecine, H. 260, F. 238 ; chirurgie, H. 58 F. 57 ; crèches, 20 ; berceaux, 20.

Hôpital Bichat, boulevard Ney (bastion 39). — Ancienne caserne d'octroi, affectée à l'usage d'hôpital par arrêté préfectoral du 11 décembre 1882, pour obvier à la suppression d'un certain nombre de lits nécessitée à l'Hôtel-Dieu par suite de démolitions.

L'ancienne caserne d'octroi, construite en pierres de taille, forme le bâtiment central. A droite et à gauche, on a disposé deux pavillons système Tollet, reliés au corps de bâtiment par des ailes.

Le service de chirurgie est installé d'une manière très complète. Il existe un laboratoire d'histologie et de bactériologie et un laboratoire de recherches thérapeutiques.

L'hôpital comprend un service de bains externes au moyen duquel 30 000 bains sont, en moyenne, délivrés par an à la population nécessiteuse des quartiers environnants.

Médecins : MM. Roques et Talamon. *Chirurgien* : M. Picqué. *Dentiste* : M. Rousseau.

Nombre de lits, 191, savoir : médecine, H. 63, F. 56 ; chirurgie, H. 51, F. 38 ; berceaux, 3.

Hôpital Andral, 33, rue des Tournelles. — Ancien hôpital de la Charité-Notre-Dame, supprimé en 1795 ; affecté successivement à la filature des indigents, puis à la direction des nourrices de 1867 à 1876.

L'Assistance publique y installa, en 1880, un hôpital temporaire nommé Hôpital des Tournelles qui ne fonctionna que d'une façon intermittente de 1880 à 1882, date à laquelle il devint un hôpital définitif, et prit son nom actuel en 1885.

Un service de médecine seulement. *Médecin* : M. Mathieu. *Dentiste* : M. Rousseau.

Nombre de lits, 100 : H. 66, F. 34.

L'**Hôpital Broussais**, rue Didot, 96, a été construit, en 1883, légèrement en briques et en bois ; ce devait être un hôpital d'attente en cas d'épidémie.

Actuellement les malades sont reçus comme dans les hôpitaux généraux ; mais chaque service de médecine comprend un certain nombre de lits pour maladies chroniques.

Médecins : MM. Gilbert et Œttinger. *Chirurgien* : M. Michaux. *Dentiste* : M. Roy.

Nombre de lits, 270, savoir : médecine, H. 114, F. 96 ; chirurgie, H. 30, F. 34.

Hôpital Hérold, place du Danube. — Construit en 1892, au moment de l'épidémie de choléra, sur un terrain, place du Danube, appartenant à l'Administration, il a été ouvert au mois d'octobre de la même année. Il se compose de six baraquements en bois du type Pombla. L'un d'eux est affecté à l'administration, les cinq autres contiennent chacun vingt lits. D'abord nommé hôpital du Danube, il a été définitivement appelé, en février 1893, hôpital Hérold, en souvenir de l'ancien Préfet de la Seine.

Il ne comporte pas de service de chirurgie. Les malades proviennent des autres hôpitaux, et ne sont pas admis directement.

Médecin : M. Lannois.

Nombre de lits, 100 ; H. 60, F. 40.

Hôpital Boucicaut, 62, rue de la Convention. — Fondé avec un legs de Mme Boucicaut, par son testament du 29 novembre 1887. Ouvert le 16 novembre 1897 et inauguré solennellement le 2 décembre suivant par le President de la République Félix Faure, cet hôpital a été aménagé conformément aux exigences les plus récentes de l'hygiène hospitalière.

Médecin : M. Letulle. *Chirurgien* : M. Gérard-Marchant. *Accoucheur* : M. Doléris. *Dentiste* : M. Didsbury.

Nombre de lits, 206, savoir :

Médecine, H. 49, F. 34 ; chirurgie, H. 38, F. 28 ; accouchement, 51 ; berceaux, 25.

HOPITAUX SPÉCIAUX

L'Hôpital Saint-Louis, rue Bichat, 40, destiné aux maladies de la peau, est le plus vaste établissement de ce genre. Fondé par Henri IV en 1607, pour recevoir les pestiférés, en mémoire de saint Louis, mort de la peste en Palestine, il fut ouvert ensuite à tous les malades atteints d'une affection cutanée quelconque, gale, teigne, dartres, etc., mais depuis Bazin, les galeux, pouvant être traités à domicile, ne sont plus internés.

Pendant la période révolutionnaire, Saint-Louis reçut le nom d'hôpital du Nord. Il est devenu une véritable école pour l'enseignement et le traitement des maladies de la peau et de la syphilis. Il est le siège de la clinique de la Faculté. Il réunit six services de médecine, trois services de chirurgie, un d'accouchements. Les consultations pour les malades externes constituent un service important. Ce service est assuré par les dix chefs de service et par deux assistants de consultation. Le nombre des malades reçus à la consultation en 1899 s'est élevé à

140 000. Ils sont admis tous les jours, pour les cas de chirurgie tous les matins, pour la médecine tous les matins à 9 heures, même les dimanches et jours fériés, et, de plus, tous les jours de la semaine à une heure après midi.

Cet hôpital renferme un musée remarquable de moulages, exécutés par M. Baretta, collection probablement unique et une collection de pièces données par MM. Lailler et Péan.

La bibliothèque, exclusivement dermatologique, fort importante, a été fondée par les médecins de l'hôpital et il existe aussi une bibliothèque pour les internes, grâce à une subvention du Conseil municipal.

Saint-Louis possède des pavillons isolés, des laboratoires bien organisés et un pavillon pour les malades payants.

Médecins : MM. Fournier, professeur de la clinique; Hallopeau, Tenneson, du Castel, Danlos, Balzer. *Chirurgiens* : MM. Richelot, Nelaton et Ricord, *Accoucheur* : M. Auvard. *Dentiste* : M. Combe.

Nombre de lits, 1357, savoir : médecine, H. 361, F. 236; chirurgie, H. 104, F., 149 ; enfants, 397 ; accouchement, 55; berceaux, 55.

L'Hôpital Ricord, 111, boulevard de Port-Royal, anciennement Hôpital du Midi, occupe un ancien couvent de Capucins. Il est spécialement consacré au traitement des malades vénériens hommes, autrefois traités aux Petites-Maisons; hôpital établi en 1497 pour les pauvres vénériens sans domicile et sans parents. En ce temps-là, les malades aisés pouvaient se faire traiter chez eux, mais cependant ils ne pouvaient sortir en ville qu'après avoir fait constater qu'ils avaient suivi un traitement.

Le bâtiment des Petites-Maisons tombant en ruines, les malades alors des deux sexes furent transportés à Lourcine, puis à Bicêtre. Jusqu'en 1700, les malades hommes et femmes étaient fustigés avant et après le traitement.

En 1785, les vénériens furent envoyés dans l'hôpital actuel, mais, en 1836, les malades femmes furent transférées à l'hôpital de Lourcine.

L'hôpital Ricord renferme un musée intéressant fondé par Horteloup et il a hérité de la bibliothèque de Ricord. Il existe dans chaque service de médecine une salle pour les maladies de la peau.

Médecins : MM. Renault et Queyrat. *Chirurgien* : M. Humbert. *Dentiste* : M. Bruneau.

Nombre de lits, 517, savoir : médecine, 213; chirurgie, 104.

Hôpital Broca, rue Broca, 111, ancien hôpital Lourcine, ouvert en 1836, et affecté aux femmes atteintes de maladies vénériennes. Autrefois maison de refuge, il occupe l'emplacement d'un ancien couvent de Cordelières, fondé par Marguerite de Provence, femme de saint Louis. Depuis 1895, chaque service de médecine a une salle pour les maladies de la peau. A l'Hôpital est aussi annexé un service de 60 lits pour les maladies ordinaires. Enfin il y a dans cet hôpital un service important de gynécologie dirigé par le chirurgien de l'hôpital.

Médecins : MM. de Beurmann et Brocq. *Chirurgien* : M. Pozzi. *Dentiste* : M. Bruneau.

Nombre de lits, 291, savoir : maladies syphilitiques, 178 : maladies cutanées, 44; chirurgie, 57; accouchement, 6; berceaux, 6.

HOPITAUX D'ACCOUCHEMENT

Maternité (Maison-école d'accouchement), boulevard de Port-Royal, 119. — La Maison d'accouchement, appelée aussi Maternité, occupe les bâtiments de l'ancienne abbaye de Port-Royal fondée en 1625 et supprimée en 1790. Le couvent, après avoir servi de prison pendant quelques années, devint en 1795 un hospice

divisé en deux sections : celle de l'allaitement et celle de l'accouchement.

Le nom de *la Bourbe*, sous lequel on a désigné autrefois cet
établissement, était celui de la rue sur lequel il était en façade.
Les deux sections ont été séparées en 1814, et les enfants transportés dans la maison de l'Oratoire, actuellement hospice des
Enfants-Assistés.

L'établissement est divisé en deux parties : 1° la Maternité
proprement dite, destinée à recevoir les femmes enceintes qui
viennent y faire leurs couches; 2° l'École d'accouchement, destinée à former des sages-femmes de 1re classe.

Accoucheur en chef : M. Porak. *Accoucheur adjoint* :
M. Potochi. *Médecin* : M. Charrin. *Sage-femme en chef* :
Mlle C. Hénault. *Dentiste* : M. Moiroud.

Nombre de lits, 443, savoir : accouchement. 154; crèches,
25; berceaux, 160; lits d'élèves, 104.

Clinique d'accouchement Tarnier, 89, rue d'Assas. —
Lamartinière, premier chirurgien de Louis XV, directeur du
Collège et de l'Académie de chirurgie, eut la pensée d'établir un
hôpital destiné exclusivement à l'enseignement clinique des
élèves en médecine et en chirurgie. Cet établissement fut ouvert
sous Louis XVI, dans les bâtiments de l'ancien couvent des
Cordeliers, à côté de l'École de médecine actuelle; il porta le nom
d'hôpital Saint-Cosme ou de l'Observance, et il devint l'hôpital
des cliniques de la Faculté en 1854. Il renfermait deux services
distincts, un de chirurgie, un d'accouchement. C'est ce dernier
service qui, en 1877, par suite de la démolition des bâtiments
situés en face de la Faculté actuelle, fut transporté à la rue
d'Assas où l'établissement actuel fut construit à frais communs
par la Ville et l'État sur un terrain municipal. On y reçoit les
femmes arrivées à la fin de leur grossesse. Celles dont l'accouchement ne paraît pas devoir amener de complications peuvent

être dirigées chez des sages-femmes agréées par l'administration. Un pavillon isolé avec salle de huit lits est spécialement destiné aux femmes atteintes d'une affection puerpérale contagieuse. Les étudiants peuvent faire leur stage obstétrical à la clinique Tarnier.

Le service administratif est placé sous la surveillance de la Maternité.

Professeur : M. Budin. *Chef de clinique* : M. Schwab. *Chef de clinique adjoint* : M. Macé.

Nombre de lits, 210, savoir : accouchement, 124; berceaux, 75; nourrices, 11.

La **Maison d'accouchement Baudelocque**, clinique de la Faculté, 123, boulevard de Port-Royal, est située sur une partie de terrain occupé entièrement autrefois par la Maternité. Les services affectés à cette clinique sont installés dans des bâtiments neufs, dans un pavillon portant le nom de Tarnier, pavillon ouvert en 1876, complètement isolé, contenant une salle de huit lits destinés aux femmes atteintes de maladies contagieuses, et dans une série de baraquements.

Les conditions d'admission sont les mêmes qu'à la clinique Tarnier. Les étudiants peuvent faire leur stage obstétrical à la clinique Baudelocque.

Professeur : M. Pinard. *Chef de clinique* : M. Paquy. *Chef de clinique adjoint* : M. X.... *Sage-femme en chef* : Mlle Roze; *Dentiste* : M. Moiroud.

Nombre de lits, 178, savoir : accouchement, 90; gynécologie, 14; berceaux, 20; lit d'isolement, 4.

Hôpital de la porte d'Aubervilliers, 57, rue de l'Ourcq. — Autrefois hôpital temporaire d'isolement de la porte d'Aubervilliers, il a été classé définitivement, en janvier 1805, au nombre des hôpitaux généraux.

L'Assistance publique avait obtenu du génie militaire en 1884, lors de l'épidémie de choléra, l'autorisation de construire des baraquements sur les glacis des bastions nos 30 et 31, près de la porte d'Aubervilliers. Ces baraquements, bien que provisoires, ont été affectés par l'Assistance publique, depuis juin 1887, à un service de varioleux. Les malades occupent les baraquements du milieu, plus une partie du baraquement de gauche, divisé en trois compartiments à l'usage des malades douteux. Le baraquement de droite, du côté de la porte d'entrée, renferme les bureaux et les services généraux. Des clôtures séparatives, établies entre les trois constructions, interdisent toute communication entre les malades et les gens venant de l'extérieur. Elles sont reliées aux bureaux et à la chambre de garde de l'interne par un fil téléphonique.

Le service administratif est placé sous la surveillance du directeur de l'hôpital Bichat.

Médecin : M. Roger.

Nombre de lits, 258, savoir : médecine, H. 136, F. 122.

L'Hôpital du Bastion 29, 4, boulevard Macdonald, a été ouvert en 1893.

Médecin : M. Chantemesse.

Nombre de lits, 122, savoir : H. 35. F. 71; enfants, 16.

HOPITAUX D'ENFANTS

Hôpital des Enfants-Malades, 149, rue de Sèvres. — Ancienne maison des Filles de l'Enfant-Jésus, fondée par l'abbé Longuet de Gergy, curé de Saint-Sulpice en 1732, avec le patronage de la reine Marie Leczinska, sous le titre de *Maison de l'Enfant-Jésus*, pour recueillir les femmes et les filles sans occupation.

D'abord hospice des orphelines, cet établissement fut ensuite exclusivement réservé aux enfants malades des deux sexes âgés de deux à quinze ans, par décision du Conseil général des hospices du 9 floréal an X (28 mai 1802).

Trois pavillons d'isolement sont affectés, l'un pour le traitement de la diphtérie, le second pour le traitement de la scarlatine, le troisième pour le traitement de la rougeole.

Depuis le 1er janvier 1884, date de l'établissement dans cet hôpital de la clinique des enfants, une nouvelle distribution des services et une amélioration importante ont été réalisées. Au lieu de réserver exclusivement les salles des maladies aiguës à certains médecins, et les maladies chroniques à d'autres, actuellement, chaque médecin a un service de maladies aiguës, et un de maladies chroniques.

Il existe à cet hôpital une consultation externe comportant la délivrance gratuite des médicaments, bains et douches, pour les affections de toute nature.

La teigne est l'objet d'un traitement spécial. *Médecins* : MM. Grancher (clinique de la Faculté), Descroizilles, Moizard, Sevestre, Comby et Variot. *Chirurgiens* : MM. Lannelongue et Brun. *Dentiste* : M. Galippe.

Nombre de lits, 652, savoir : médecine 384, chirurgie 224, berceaux, 24.

Hôpital de Forges-les-Bains (Seine-et-Oise). — Cet établissement est une succursale de l'hôpital des Enfants-Malades, et il est spécialement affecté au traitement des scrofuleux. Inauguré le 15 octobre 1859, il est situé dans un pays très sain, abrité du vent du Nord et largement exposé au soleil ; la mortalité s'y élève à peine à un pour cent. *Médecin* : M. Doumenge.

Nombre de lits, 224, savoir : garçons 112, filles 112.

Hôpital Trousseau, 89, rue de Charenton. — A été fondé en 1660 par M. et Mme d'Aligre. Il avait été affecté aux enfants

trouvés. En 1853, il a reçu le nom d'hôpital Sainte-Eugénie, et
a été réservé aux enfants malades, puis, en 1880, il est devenu
hôpital Trousseau. Des services d'isolement dans des pavillons
sont destinés aux diphtériques, aux teigneux, aux rubéoleux et
aux scarlatineux, savoir : pavillon Bretonneau inauguré en
1879 pour la diphtérie ; pavillon d'Aligre inauguré le 25 juillet
1889 pour les rubéoleux avec salles spéciales, et des chambres d'isolement y sont réservées à toutes les complications de
la rougeole ; pavillon Davenne, inauguré à la même époque,
pour les scarlatineux. Ce dernier (système André) constitue un
type remarquable, mais coûteux de construction hospitalière en
bois. — En 1892 est entré en service un pavillon de douteux,
non encore dénommé, qui comprend des chambres isolées pour
recevoir provisoirement les enfants atteints d'une maladie non
caractérisée jusqu'au jour de la révélation de cette maladie. Ces
services d'isolement sont faits alternativement par les médecins
à tour de rôle.

Un service de coqueluche, avec personnel spécial, et complètement isolé, divisé en coqueluches simples et coqueluches com-
pliquées, garçons et filles, a été inauguré le 1er juillet 1892.
L'administration projette de nouveaux bâtiments séparés pour
les varioleux. Trousseau est appelé à prendre une importance
très grande et de nouveaux laboratoires d'histologie pathologique
et de chimie vont être créés. Un amphithéâtre pourvu de tous
moyens d'études désirables est annexé au service de chirurgie.
L'hôpital renferme un musée organisé sous la direction de
M. Lannelongue : ce musée fournit aux étudiants de précieux
sujets d'étude. Une bibliothèque fondée par l'initiative des internes, et aussi grâce à la générosité même de ce chirurgien, reçoit
une subvention du Conseil municipal. Un traitement externe
pour la teigne a lieu à l'hôpital. *Médecins* : MM. Josias, Netter,
Guinon et Richardière. *Chirurgiens* : MM. Kirmisson et Broca ;
Dentiste : M. Queudot.

Nombre de lits, 596, savoir : médecine, 416 ; chirurgie, 180.

La Roche-Guyon, route de Vernon (Seine-et-Oise). — Cet établissement, dû à une donation de M. Georges de La Rochefoucauld, en date du 22 octobre 1863, est destiné au traitement des enfants convalescents des deux hôpitaux d'enfants de Paris. Dans son testament, le comte G. de La Rochefoucauld avait légué la nue propriété de la maison à la communauté des Sœurs de Saint-Vincent-de-Paul, et à son défaut à l'Administration générale de l'Assistance publique ; l'usufruit devait en tout cas appartenir aux père et mère du testateur. La congrégation ayant refusé le legs, le duc et la duchesse de La Rochefoucauld renoncèrent à l'usufruit, et ajoutèrent au legs la donation du mobilier et des parties accessoires de l'immeuble qui leur appartenaient en propre. Un décret du 21 janvier 1863 a autorisé l'Administration à accepter ces libéralités. — La fondation Fortin a été rattachée à cet établissement pour le service médical et le service administratif, ce dernier placé sous la surveillance du directeur de l'hôpital Trousseau.

Nombre de lits, 111.

Hôpital de Berck-sur-Mer (Pas-de-Calais), fondé par des acquisitions de l'État en 1861, 1864, et le don Delhomel, de 1869. Cet établissement reçoit les enfants des hôpitaux de Paris atteints d'affections scrofuleuses et rachitiques, âgés de moins de 15 ans.

En 1861, l'administration de l'Assistance publique de Paris construisit sur la plage de Berck un hôpital provisoire destiné à recevoir cent enfants scrofuleux venant des hôpitaux d'enfants de Paris et de l'hôpital des Enfants-Assistés. L'essai de traitement par l'hydrothérapie maritime ayant donné de bons résultats, l'administration fit construire l'hôpital actuel édifié sur une partie de dune battue par les vagues au sud et à l'ouest.

Considéré comme un modèle de construction hospitalière, il consiste dans une série de bâtiments séparés entre eux par une galerie où sont réunis la plupart des services généraux. Dans les bâtiments affectés aux garçons se trouvent l'administration, les magasins et l'infirmerie; du côté filles, communauté, lingerie et buanderie. Au centre, faisant face à la mer, est la chapelle.

L'hôpital est desservi par des religieuses Franciscaines qui sont chargées des fonctions de surveillantes, et de celles qui dans les autres établissements incombent aux infirmières et filles de service.

A côté du grand hôpital, l'administration a conservé les petites constructions en bois de l'hôpital provisoire de 1861. Elles sont affectées à des jeunes malades de Paris et du département de la Seine pouvant acquitter les frais de leur traitement.

Chirurgien : M. Ménard.

Nombre de lits, 750, savoir : chroniques, 576 : infirmerie, 136; lits d'isolement, 22; berceaux, 16.

Un lazaret de 40 lits, construit en 1894, reçoit en observation les enfants nouvellement arrivés.

Sanatorium d'Hendaye (Basses-Pyrénées). — Il est destiné au traitement des enfants rachitiques, anémiés; spécialement aux enfants faibles dont l'état ne doit pas amener une intervention chirurgicale.

Construit en 1897 avec les fonds du pari mutuel, il a été ouvert le 7 juin 1899 pour 200 enfants.

Médecin : M. Canino.

Nombre de lits, 200.

Maison municipale de santé, 200, rue du Faubourg-Saint-Denis. — Reçoit seulement des malades payants, soit des étrangers, soit ceux de la ville même qui préfèrent se faire soigner hors de leu domicile. L'établissement a été fondé en 1802, à la suite d'un don remis à l'Assistance publique par un inconnu. Primitivement installée faubourg Saint-Martin, elle a été transférée au faubourg Saint-Denis, en 1806, vis-à-vis la prison Saint-Lazare, et ensuite dans les bâtiments nouvellement construits qu'elle occupe aujourd'hui. Le public l'appelle encore Maison Dubois, en souvenir de l'habile chirurgien qui, pendant de longues années, fut chargé du service chirurgical.

La Maison de santé possède une bibliothèque destinée aux internes, léguée par Demarquay et subventionnée par le Conseil municipal. Considérée comme un établissement privé, les internes et externes de l'établissement peuvent seuls assister aux visites.

Médecins : MM. Widal et Vaquez. *Chirurgiens* : MM. Walther et Potherat.

Nombre de lits, 340, savoir : médecine, H. 988, F. 100, chirurgie, H. 79, F. 63.

HOSPICES

Enfants assistés, rue Denfert-Rochereau, 75. — Un arrêt du Parlement du 11 août 1552 obligea les seigneurs hauts-justiciers à contribuer à l'entretien des enfants trouvés et exposés, et confia l'administration des biens et deniers affectés à ces enfants aux maîtres et gouverneurs de l'hôpital de la Trinité ; une femme était commise pour recevoir les enfants exposés.

Au commencement du xvie siècle, les enfants trouvés étaient encore allaités et nourris dans la maison du pont Saint-Landry, près de Notre-Dame. — En 1570, un arrêt du Parlement prescrivit que les personnes ecclésiastiques, seigneurs justiciers de Paris, s'assembleraient à jours fixes, pour délibérer sur l'administration des enfants trouvés, leur nourriture et sur les mesures destinées à assurer leur bien-être.

Il arrivait que les enfants étaient mal soignés, et les servantes chargées de leur service les vendaient parfois à des bateleurs.

En 1638, saint Vincent de Paul fit, en faveur de ces enfants, une croisade qui réussit; on loua pour eux une maison à la porte Saint-Victor; Mlle Legras, assistée de sœurs de charité, en prit la direction.

Les enfants trouvés furent bientôt transférés à Bicêtre, mais la mortalité y étant très grande, on les ramena à Paris, faubourg Saint-Denis.

Après diverses pérégrinations dans plusieurs hôpitaux, l'hospice des enfants trouvés ou assistés, auxquels un décret de l'an II avait donné le nom d'Enfants de la Patrie, fut installé, en 1814, dans la maison de l'Oratoire, rue Denfert-Rochereau, où les orphelins vinrent les rejoindre en 1858.

Depuis 1881, les enfants moralement abandonnés, c'est-à-dire les enfants qui sont maltraités, laissés en état de vagabondage, sans direction ni surveillance par les parents ou tuteurs, sont admis à l'hospice.

Les *Enfants assistés* sont admis depuis le premier jour de leur naissance jusqu'à leur douzième année; ils se composent des enfants trouvés, abandonnés et des orphelins pauvres. Aussitôt après leur réception, les enfants sont envoyés à la campagne, les nouveau-nés sont confiés à des nourrices, et les plus âgés sont placés chez des artisans et des cultivateurs.

Les Enfants au dépôt. — L'hospice reçoit au dépôt les enfants des personnes admises comme malades dans les hôpitaux, ou qui ont été abandonnés par suite de l'arrestation de leurs père et mère, ou de condamnations prononcées contre eux, quand la peine infligée doit être de courte durée.

L'hospice reçoit enfin les nourrices des campagnes destinées aux *enfants secourus*.

Le tour qui existait à la porte de la rue d'Enfer a disparu depuis 1864: les admissions d'enfants abandonnés se font aujourd'hui à bureau ouvert, nuit et jour. Il existe à l'hospice un lazaret et une nourricerie destinée à l'allaitement, par douze ânesses, des enfants syphilitiques.

Médecin : M. Hutinel. *Chirurgien* : M. Jalaguier. *Dentiste* : M. Thomas.

Nombre de lits, 980, savoir : enfants, 905 ; nourrices, 75.

Annexe de l'hospice des Enfants-Assistés, à Thiais (Seine). — Ouvert en 1885 dans un immeuble appartenant à M. Mesnard, cet établissement reçoit en dépôt de l'hospice les enfants sevrés âgés de plus de dix-huit mois, qui n'y sont envoyés qu'après avoir été soumis au lazaret de l'hospice à une période d'observation de quatorze jours ; s'ils tombent malades, ils rentrent à l'hospice.

Médecin : M. Delamarre.

Nombre de lits, 100 pour enfants des deux sexes.

Le service administratif est celui de l'hospice des Enfants-Assistés.

Annexe de Châtillon, sous Bagneux. Ouverte le 15 janvier 1895, destinée à recevoir les Enfants assistés incapables de supporter les fatigues du voyage à Berck ou présentant des symptômes suspects de syphilis.

Médecin : M. Barbillion.

Nombre de lits, 136.

Hospice de Bicêtre, à Gentilly (Seine), rue du Kremlin. — Doit son nom à Jean de Pontoise, évêque de Winchester (Bicêtre par corruption) qui fit bâtir un château sur cet emplacement. Le domaine de Bicêtre, acquis par Aimé VI, comte de Savoie, devint plus tard, par échange, propriété de la Maison royale de France. En 1632, l'édifice actuel fut élevé par ordre de Richelieu pour recevoir les invalides militaires. Il fut compris en 1656 au nombre des maisons de l'Hôpital général. — A la fin du siècle

dernier, c'était, à la fois, un hospice, un hôpital et une prison.
Enfin, en 1857, les prisonniers de Bicêtre furent enfermés à la
Roquette, les vénériens transférés à l'hôpital du Midi, et Bicêtre
resta hospice d'incurables hommes.

En dehors des vieillards et incurables proprement dits, on y
reçoit les enfants atteints de maladies nerveuses, et les cancérés
incurables. Les anciens serviteurs de l'administration de l'Assistance publique y sont admis sous le nom de *reposants*.

En chirurgie, les blessés du dehors, venant surtout des
carrières de Gentilly, sont admis. Une division de l'hospice est
réservée aux aliénés du département de la Seine.

L'établissement entretient des ateliers de tailleurs, tapissiers,
lampistes, couvreurs, chaudronniers, tonneliers, vanniers, dont
les travaux servent uniquement aux besoins de l'établissement.
D'autres ateliers sont affectés aux administrés qui veulent travailler pour leur compte.

Un quartier, commencé en 1885, est réservé aux enfants idiots
et épileptiques, arriérés, imbéciles, hémiplégiques et véritables
aliénés. On essaie de leur mettre un peu de clarté dans l'intelli-
gence obscurcie, d'assouplir leurs membres, et de les faire par-
ticiper autant que possible aux avantages de la vie humaine. Cet
enseignement qui a pour premier créateur un Français, Édouard
Seguin, repose sur l'éducation des sens. Édouard Seguin a été
nommé en 1842, à la suite d'un rapport d'Orfila au Conseil
général des hospices, instituteur des enfants de Bicêtre. — Guidé
par l'expérience du Dr Bourneville, l'architecte Gallois a groupé
dans une construction remarquable tous les services affectés au
traitement physique de ces enfants. Bon nombre de ceux-ci, qui
paraissaient devoir rester une charge constante pour la société
sont devenus capables de gagner leur vie, grâce à la direction
intelligente et continue de M. Bourneville, chargé de ce service
important.

Les procédés employés sont : *l'éducation des deux sexes,*

toucher, main, parole : *leçons de choses*, à l'aide d'images, de projections; les *exercices physiques*, gymnastique, danse, escrime, etc., et un *enseignement professionnel*, menuiserie, serrurerie, typographie, brosserie, vannerie, couture, cordonnerie.

Les comptes rendus annuels de ce service, publiés par M. Bourneville, sont des plus intéressants à consulter. Nous croyons devoir indiquer plus loin, parmi les établissements privés, l'Institut médico-pédagogique, fondé par ce médecin, pour les malades payants.

L'hospice de Bicêtre est le siège d'une des quatre Écoles municipales d'infirmiers et d'infirmières. Il a une bonne bibliothèque d'internes subventionnée par le Conseil municipal. Un musée d'anatomie pathologique a été créé en 1880 par le Dr Bourneville.

Médecins : M. Marie. *Chirurgien* : M. Potherat, *service des aliénés*. *Médecins* : MM. Bourneville, Léglas et Chaslin. *Médecin adjoint* : M. Nageotte. *Dentiste* : M. Bouvet.

Nombre de lits, 3153, comprenant : les vieillards et infirmes, les cancéreux, les épileptiques les reposants, les malades d'infirmerie, et les aliénés.

Hospice de la Salpêtrière, 47, boulevard de l'Hôpital. — Construite sous Louis XIII, pour servir d'arsenal, la Salpêtrière se composait de quelques bâtiments en forme de grange, où l'on travaillait le salpêtre, d'une petite chapelle consacrée à saint Denis, et d'une sorte de grand château, occupant un emplacement de 20 arpents. En 1656, la Salpêtrière se trouvait abandonnée. Louis XIV en fit don à l'Hôpital général qu'il venait de fonder pour être affectée « au renfermement des pauvres ». Les bâtiments qui avaient servi à la fabrication du salpêtre, servirent de dortoirs. Au centre de l'hospice, en 1654, se trouvait une prison pour femmes et filles de mauvaise vie. Peu de temps après, dans la partie nord de l'établissement, fut édifié aux frais de Mazarin un bâtiment qui prit son nom, pendant qu'on construisait sur la façade méridionale le bâtiment Sainte-Claire, aujourd'hui Monthyon. On l'appela Fouquet et Bellièvre.

En 1669, Louis XIV fit remplacer la petite chapelle par une église proportionnée à l'importance de la maison. Construite sur les plans de Libéral-Bruant, elle rappelle par sa forme les anciennes basiliques et se compose de 4 nefs rayonnant autour d'un dôme central, dont le maître-autel occupe le milieu ; à sa gauche se trouve le bâtiment portant le nom de la marquise de Lassay, qui fournit l'argent de sa construction en 1756. Jusqu'à la Révolution, on recevait à la Salpêtrière les femmes et les filles enceintes, les nourrices et les nourrissons, les enfants mâles jusqu'à 5 ans, les folles furieuses, des épileptiques, des aveugles, des incurables de toute espèce. Au commencement du siècle, la Salpêtrière fut réservée aux malades incurables, femmes ou enfants du sexe féminin pour les affections nerveuses et mentales. Elle reçoit aussi les anciennes servantes des hôpitaux ou reposantes. Depuis 1881, la Faculté a obtenu de l'Assistance publique que la clinique des maladies nerveuses serait établie à la Salpêtrière, qui recevant des maladies aiguës est devenue hospice et hôpital. Il y a une consultation externe très importante.

La Salpêtrière, le plus vaste établissement nosocomial de l'Europe abrite plus de 4000 personnes. Il contient des annexes d'une réelle importance, ainsi que des laboratoires spéciaux de chimie, de micrographie et de photographie, un service d'électrothérapie, une bibliothèque pour les internes contenant un grand nombre d'ouvrages provenant de dons, du Dr Passant, de Mme Baillarger, etc., de collections de matière médicale et de minéralogie, une école municipale d'infirmerie, une école pour les enfants arriérés, un asile pour les petits enfants, un ouvroir pour les plus grands, où les malades apprennent la couture, toutes ces annexes subventionnées par le Conseil municipal.

Médecins : MM. Raymond, professeur de la clinique des maladies nerveuses, et Déjerine. *Chirurgien* : M. Segond, *service des aliénés. Médecins* : MM. J. Voisin, E. Charpentier, Deny. *Médecin adjoint* : M. Roubinovitch. *Chef de clinique*, M. Cestan. *Dentiste* : M. Jarre.

Nombre de lits, 3812 : comprenant, les maladies cancéreuses, les vieillards et infirmes, les épileptiques, les reposantes, les malades d'infirmerie, les aliénées.

Hospice des Incurables, à Ivry (Seine). — Cet hospice consacré aux Incurables des deux sexes a remplacé l'hospice des Incurables hommes, installé jusqu'en 1869 dans le Couvent des Récollets, rue du Faubourg-Saint-Martin, aujourd'hui hôpital militaire Saint-Martin, et celui des Incurables femmes, de la rue de Sèvres, aujourd'hui hôpital Laënnec.

Dans la chapelle se trouve le mausolée du cardinal François de La Rochefoucauld, transféré de l'hôpital de la rue de Sèvres, en même temps que les femmes incurables.

Médecin : M. Alb. Gombault. *Chirurgien* : M. Hartmann. *Dentiste* : M. Roy.

Nombre de lits, 2212, savoir : vieillards : H. 1021, F. 1022 ; petits incurables, garçons 62 ; lits d'infirmerie, 107.

Hospice Brévannes, à Limeil-Brévannes (Seine-et-Oise). — Établi dans l'ancien château de Brévannes, il a été ouvert en 1885 et il est destiné aux vieillards des deux sexes. On y reçoit aussi un certain nombre de malades des hôpitaux atteints d'affections chroniques non curables.

Il n'y a qu'un service de médecin, confié à M. Touche.

Nombre de lits, 1037, savoir : chambres pour ménages, 200 ; dortoirs, H. 48, F. 34; infirmerie, H. 9, F. 9; chroniques, H. 368; F. 369.

Maison de Retraite des Ménages, rue du Vivier, 15, à Issy (Seine). — Cet établissement, situé autrefois à Paris, rue de la Chaise, 28, a été fondé en 1557, sous le nom de Petites-Maisons, sur l'emplacement et avec les matériaux d'une ancienne maladrerie de Saint-Germain-des-Prés ; on y reçut d'abord indistinctement des fous, des enfants et des vieillards infirmes. En 1801, il fut consacré aux époux en ménage et aux veufs et veuves ou époux en faveur desquels le divorce ou la séparation de corps ont été prononcés. Il fut transféré à Issy en 1863.

Médecin : M. Marfan. *Dentiste* : M. Didsbury.

Nombre de lits, 1443, savoir : dortoirs, H. 236 ; F. 300, chambres (ménages), H. 208, F. 208 ; veufs et veuves, H. 100, F. 317 ; infirmerie, H. 34, F. 40.

La Rochefoucauld, 15, avenue d'Orléans. — Fondé en 1781, sous les auspices de Mme la vicomtesse de la Rochefoucauld, par les Frères de la Charité, sous le nom de Maison royale de Santé, il fut destiné d'abord à des militaires et à des ecclésiastiques malades. Il est devenu hôpital pendant la Révolution et a été converti, en 1801, en maison de retraite pour des personnes des deux sexes qui, sans être dans une indigence absolue, n'ont pas de moyens suffisants d'existence. Un arrêté du Ministre de l'intérieur du 11 janvier 1822 a donné le nom d'hospice de La Rochefoucauld à cet établissement antérieurement dénommé Maison de retraite à Montrouge.

Conditions d'admission : 60 ans révolus, et pour les infirmes incurables, 20 ans. *Médecin* : M. Darier. *Dentiste* : M. Roy.

Nombre de lits, 246, savoir : lits d'administrés, H. 107, F. 119 ; lits d'infirmerie, H. 10, F. 10.

Institution Sainte-Périne, 69, rue Chardon-Lagache. — A été fondée au commencement du siècle rue de Chaillot, et avec l'aide de la liste civile, par MM. Chayla et Gloux. Cette maison a été réunie à l'Administration par décret du 16 novembre 1807. Reconstruite en 1861, sur l'emplacement actuel. Un des fondateurs dépossédés intenta un procès contre l'administration des Hospices. Commencé en 1817, il se termina en 1856 par une ordonnance royale, rendue en Conseil d'État, condamnant l'administration des Hospices au paiement d'une indemnité.

Le but de l'Institution est d'assurer aux personnes des deux sexes ayant connu l'aisance une retraite en rapport avec leurs habitudes et leur éducation. Elles doivent être âgées de 60 ans au moins et domiciliées deux ans dans le département de la Seine.

Médecin : M. X... *Dentiste* : M. Didsbury.

Nombre de lits, 287, savoir : chambres particulières, H. 100, F. 129 ; de ménages, H. 12, F. 12 ; infirmerie, H. 12, F. 12.

Hospice d'Issy-les-Moulineaux (Seine). — Cet hospice a été fondé à la suite d'un don fait à la commune en date du 4 septembre 1871, par le docteur Lasserre, ancien médecin militaire, don consistant en une maison, avec jardin, et une rente annuelle, à l'effet d'hospitaliser sept vieillards.

La municipalité a voté une somme de 300 000 francs pour donner plus d'extension à l'établissement projeté qui a été inauguré le 15 mars 1900.

Nombre de lits : 7.

Le service administratif dépend de la direction de l'hôpital d'Issy.

Fondations Boulard et Lenoir-Jousseran. — L'hospice Saint-Michel comprend deux fondations :

1° La première a été faite en vertu des dispositions testamentaires de M. Boulard (Michel-Jacques), ancien négociant tapissier à Paris qui légua, en 1825, sa fortune à l'Assistance publique, à charge de fonder et d'entretenir un hospice sous le nom de Saint-Michel.

2° La seconde a été fondée en vertu du legs de Mme Jousseran, veuve Lenoir, qui par testament de 1874 a institué l'Assistance publique sa légataire universelle à charge de créer et d'entretenir un hospice de vieillards.

L'hospice Saint-Michel a été ouvert le 24 août 1830. Il est destiné à recevoir des vieillards septuagénaires. Le nombre primitif était de 12; il est de 20 aujourd'hui, grâce aux ressources provenant des legs Dondey, Dupré et Dagnan.

La chapelle renferme le buste et le cœur de M. Boulard. Conformément au vœu du testateur, l'administration a placé dans cette chapelle un tableau d'Abel de Pujol, représentant *la Charité* ouvrant à des vieillards les portes de l'hospice Saint-Michel, et saint Michel, ainsi qu'un autre de Meynier montrant le démon terrassé par saint Michel.

Le droit de nomination est exercé : pour 12 lits, par les 20 bureaux de bienfaisance de Paris à tour de rôle; et pour les 8 autres, par le directeur de l'administration.

Le service médical est assuré par un médecin de la localité.

Nombre de lits, 240, savoir : 9, administrés 228; infirmerie 12.

Hospice de la Reconnaissance (fondation Brézin), à Garches (Seine-et-Oise). — Établissement ouvert en 1854, fondé par suite d'un legs de Michel Brézin, ancien entrepreneur de fonderies et forges, en faveur d'indigents français, anciens ouvriers en fer, fonte de fer, cuivre, etc.

Médecin : M. Gille.

Le nombre de lits a été augmenté grâce à des donations de MM. Gouin et Lemaire : il est actuellement de 554.

Maison de retraite Chardon-Lagache, 1, rue Chardon-Lagache. — Cette maison, fondée depuis 1861, est entretenue au moyen des libéralités de la famille Chardon-Lagache. L'établissement est desservi par les Sœurs de Saint-Vincent-de-Paul, conformément aux clauses des actes de fondation.

Le droit de nomination des lits appartient pour la plus grande partie (110) à M. et à Mme Chardon fils, et reviendra à leur mort à la direction de l'Assistance publique. Le service médical et le service administratif sont assurés par la maison Sainte-Périne.

Nombre de lits, 160, savoir : administrés 145, infirmerie 15.

Fondation Galignani, boulevard Bineau, 53, 55, à Neuilly-sur-Seine. — Un testament de M. William Galignani a légué à l'Assistance publique plusieurs immeubles de Paris et 70 000 francs de rentes 5 pour 100 sur l'État, à charge de fonder sur le terrain de Neuilly une maison de retraite pour 100 personnes des deux sexes, âgées de 60 ans révolus, très respectables et de très bonne moralité, reconnues sans moyens d'existence suffi-sants.

Comme condition expresse du legs, cette maison doit toujours s'appeler *Retraite Galignani, frères*.

Sur les 100 personnes, le testateur a voulu qu'il y eût 50 admissions gratuites et toujours renouvelables au fur et à mesure des décès, en faveur de 10 anciens libraires ou imprimeurs français, leurs veuves ou leurs filles, à la nomination d'une Commission déléguée par le Cercle de la librairie et de l'imprimerie établi à Paris, ou sur une attestation signée par cinq libraires ou imprimeurs notables de Paris; — 20 savants français, leurs frères ou leurs mères, leurs veuves ou leurs filles, à la nomina-tion d'une Commission déléguée à cet effet par la Société des amis des sciences, fondée à Paris par feu le baron Thénard; — 20 hommes de lettres et artistes français, leurs pères ou leurs mères, leurs veuves ou leurs filles, à la nomination d'une Com-mission déléguée à cet effet par l'Institut, section de l'Acadé-mie française et des Beaux-Arts.

Nombre de lits, 100, savoir : chambres particulières payantes H. 18, F., 52; chambres particulières gratuites, H. 18, F. 52.

La direction est confiée au directeur de l'hôpital Beaujon. Un comptable spécial est attaché à l'établissement.

Fondation Rossini, 29, rue de Mirabeau, résultat d'un legs de Mme veuve Rossini à l'Assistance publique pour construire, meubler et entretenir à Paris ou dans le département de la Seine une maison désignée sous le nom de « Maison Rossini », pour recevoir, soigner et entretenir, dans la proportion des ressources fournies par le legs, les artistes chanteurs français et italiens âgés ou infirmes des deux sexes, le nombre de lits ne devant pas dépasser 110 ou 120 au plus. Chaque malade admis devra avoir une chambre particulière. La maison a été inaugurée le 30 juin 1889.

Le service médical et l'administration sont les mêmes que ceux de Sainte-Périne.

Médecins : M. X....

Nombre de lits, 54, savoir : chambres, hommes, 17 ; femmes, 33 ; infirmerie, hommes, 2 ; femmes, 2.

L'Hospice Debrousse, 148 et 150, rue de Bagnolet, a été construit avec un legs de Mme la baronne Alquier, née Debrousse, fait en 1883. L'hospice, édifié sur l'emplacement du château de Bagnolet, ancienne propriété des ducs d'Orléans, a été ouvert en juillet 1892. Il abrite 200 vieillards des deux sexes.

Médecin : M. Wurtz.

Nombre de lits, 216, savoir : ménages, hommes, 16 ; femmes, 16 ; dortoirs, hommes, 84 ; femmes, 84 ; infirmerie, hommes, 8 ; femmes, 8.

Fondation Dheur, à Ivry. — Hospice créé en 1891, en vertu des dispositions testamentaires de M. Dheur, destiné *de préférence* aux vieillards les plus méritants, dont les antécédents sont les meilleurs, qui sont nés ou habitent depuis longtemps le quartier du Val-de-Grâce ou du Jardin-des-Plantes.

Le service médical et administratif est celui de l'hospice d'Ivry.

Nombre de lits, 60.

ORPHELINATS

Fondation Bonar, 15, rue de la Parchemineric. — Cette fondation est due à un legs de Mme Bavand, veuve Bonnat, en date du 14 avril 1856, fait à la Ville de Paris, à charge d'établir un orphelinat de jeunes filles, dirigé par les sœurs de Saint-Vincent de Paul, dans l'ancien XIIᵉ arrondissement. La fondation a été annexée en 1872, par suite d'une transaction avec les exécuteurs testamentaires à la Maison de secours de la rue Boutebrie. L'établissement contient actuellement 50 enfants qui doivent être âgées de moins de 6 ans pour être admises et sont gardées jusqu'à 18 ans.

Le droit de nomination appartient à l'Assistance publique.

Orphelinat Fortin, à la Roche-Guyon (Seine-et-Oise). — Fondé en 1890, en exécution du testament de M. Fortin, décédé en 1847, et à l'aide des sommes provenant de ce legs versées à l'Assistance publique par la Ville de Paris, première attributaire, à la suite de la laïcisation des écoles municipales. Il est destiné à des enfants pauvres des deux sexes, âgés de six ans, qui doivent y recevoir jusqu'à treize ans l'instruction et l'éducation par un personnel d'ordre enseignant. Ils doivent être Français et nés à Paris. A leur sortie, les enfants sont placés en apprentissage par l'Administration.

Le service médical est assuré par le médecin de la Roche-Guyon et l'administration est confiée au directeur de l'hôpital Trousseau et au comptable de la Roche-Guyon.

Nombre de lits, 28 ; garçons 14; filles, 14.

L'**Orphelinat Riboutté-Vitallis**, à Forges-les-Bains (Seine-et-Oise), doit son origine à un legs de M. Vitallis. L'orphelinat a été ouvert, en 1882, sur un emplacement acquis de l'hôpital de Forges et qui en est séparé seulement par une route. Il est destiné à recueillir des enfants pauvres et de préférence orphelins, qui y reçoivent l'enseignement élémentaire et y apprennent un métier manuel les mettant à même de gagner leur vie.

Nombre de lits, garçons, 40.

Fondation Hartmann. — M. Albert Hartmann, rentier, décédé à Paris, le 21 janvier 1885, a laissé à la Ville de Paris 500 000 francs pour fonder à Paris ou dans les environs un asile portant le nom du testateur, destiné à entretenir le plus grand nombre possible de jeunes garçons pauvres, en donnant la préférence aux orphelins qui n'auraient pas été recueillis par le département de la Seine à titre d'enfants assistés.

Nombre de lits, garçons, 10.

La Ville de Paris et l'Assistance publique ont décidé d'annexer la fondation Hartmann à l'orphelinat Riboutté-Vitallis. Le service médical et l'administration de ces deux maisons sont ceux de l'hôpital de Forges.

Maternités Boucicaut. — Aux termes du testament de Mme Boucicaut, il devait être établi aux environs de Lille, de Rouen et de Chalon-sur-Saône trois maisons destinées à recevoir « des femmes en couches, non mariées ni veuves, de nationalité française qui auront eu pour la première fois le malheur de se voir séduites. Ces refuges devaient contenir chacun dix lits placés chacun dans une chambre isolée. Le service devait être fait par les filles de la Charité de Saint-Vincent de Paul ou par les religieuses de Bon-Secours. Il était légué : 215 000 francs pour la construction et l'ameublement, et 2 millions dont la rente devait servir à l'entretien.

Nombre de lits, 152.

La Maternité de Roubaix a été ouverte le 1er juillet 1897. La Maternité de Mont-Saint-Aignan, le 1er mars 1898, et la Maternité de Chalon-sur-Saône, le même jour. Elles sont desservies chacune par trois religieuses des Petites-Sœurs Servantes de Marie-Immaculée (les deux congrégations prévues par le testament ayant refusé), deux infirmières laïques.

Maternité de Roubaix. *Médecin accoucheur* : M. Delattre. Maternité de Mont-Saint-Aignan : M. Didier. Maternité de Chalon-sur-Saône : M. Munot.

Hospice Leprince. 155, rue Saint-Dominique. — La fondation de cet hospice, ouvert en 1826, est dû principalement à des dotations faites par M. et Mme Leprince ; il est destiné à recevoir des indigents âgés de 70 ans ou des infirmes incurables du quartier des Invalides.

50 chambres des deux sexes.

Hospice de Belleville, 180, rue Pelleport. — Cet établissement, fondé par l'ancienne commune de Belleville par autorisation du 24 octobre 1850, est administré par l'Assistance publique, depuis l'annexion de la commune à la ville en 1860. Il est exclusivement réservé aux vieillards pauvres des deux sexes, habitant l'ancienne circonscription de la commune de Belleville, âgés de 70 ans et atteints d'infirmités incurables.

Cet hospice est géré par le bureau de bienfaisance du XXe arrondissement.

Nombre de lits, 25.

Fondation Davenne, à Garches. — Elle est destinée à recevoir des petites filles convalescentes, sortant des hôpitaux, âgées de moins de quinze ans.

Nombre de lits, 12.

Orphelinat Parent-de-Rosan, 3, villa de la Réunion (Paris-Auteuil). — Cet orphelinat est destiné à recevoir 12 orphelines, âgées de 6 à 12 ans, 6 du IXᵉ arrondissement, 6 du XVIᵉ arrondissement, de préférence filles d'artistes, de compositeurs, présentées par les maires, et nommées par le directeur de l'Assistance publique. Elles sortent à 18 ans sans exception, reçoivent des leçons d'art soit dans l'orphelinat même, soit dans les écoles industrielles ou artistiques de la Ville de Paris. Elles reçoivent à leur sortie un trousseau et une dot, le tout représentant 1500 francs environ.

La **Fondation Lesecq**, 3, rue de Belzunce, est le résultat d'un legs du 15 juillet 1675, fait par Mme Simonne de Lantacq, veuve de messire François Lesecq.

L'immeuble laissé par la donatrice était situé rue du Gros-Chenet, et destiné à loger gratuitement 20 femmes ou filles âgées d'au moins 50 ans et habitant Paris depuis trois ans. Par suite d'échange avec un des héritiers, la maison fut laissée à celui-ci contre l'immeuble actuel situé rue de Belzunce.

Les vingt bureaux de bienfaisance sont appelés à tour de rôle à présenter, au fur et à mesure des vacances, des candidates aux chambres devenues vacantes.

Lorsque les bureaux de bienfaisance n'ont pas de candidates à présenter, l'administration de l'Assistance publique nomme elle-même les titulaires.

Nombre de lits, 20.

Fondation Chemin-de-Latour, à Ivry, près Paris. — Mme Vve Chemin-de-Latour, décédée le 30 décembre 1891, a institué l'Assistance publique sa légataire universelle, à charge par elle de construire et d'entretenir une maison de retraite destinée à 30 vieillards hommes, domiciliés à Paris, et, de préférence, ayant exercé pendant cinq ans, au moins, le métier de balancier. —

La construction a été terminée en décembre 1899; l'établissement sera ouvert en 1900, mais la date n'est pas encore fixée.

Conditions d'admission : 65 ans au moins; 15 pensionnaires seront admis gratuitement, 15 verseront une pension annuelle de 150 francs et paieront 100 francs en entrant pour le mobilier. Nombre de lits, 30.

La Fondation Damet, 19, rue Lemercier, est due à un legs de Mme Vve Damet, en date du 15 octobre 1856, en faveur de la commune des Batignolles.

Cet établissement contient 33 lits; il a été ouvert en 1864.

Il est destiné à des vieillards âgés de 60 ans au moins et habitant depuis trois ans la partie du XVIIe arrondissement formant précédemment l'ancienne commune des Batignolles. Il est placé sous la surveillance du bureau de bienfaisance du XVIIe arrondissement.

Asile Lambrechts, rue de Colombes, Courbevoie (Seine). — Cet asile est dû à la générosité du comte Lambrechts, Ministre de la justice sous le Directoire, sénateur sous l'Empire, député sous la Restauration, décédé le 3 avril 1823.

L'asile Lambrechts est administré par le Comité gérant de la fondation.

Il reçoit des aveugles indigents âgés d'au moins 30 ans, des vieillards indigents à partir de l'âge de 70 ans, des hommes infirmes âgés de 50 ans, des femmes infirmes âgées de 55 ans au moins, et des enfants pauvres orphelins de père et de mère, âgés de 7 à 13 ans.

Des droits égaux pour l'admission des administrés sont réservés aux deux Commissions chrétiennes des confessions d'Augsbourg et réformées du département de la Seine.

L'établissement est géré par un Comité composé du maire du Xe arrondissement, du plus ancien pasteur de l'Église chrétienne de la confession d'Augsbourg et du plus ancien pasteur de l'Église réformée de Paris.

Nombre de lits : 110, savoir : Aveugles, infirmes, vieillards, 40 lits; enfants (garçons), 70 lits.

Fondation Tisserand, 134, rue d'Alésia. — Fondée par testament du 1ᵉʳ février 1862, faisant l'Assistance publique légataire universelle à charge d'établir sur sa propriété, avenue de Châtillon, actuellement rue d'Alésia, une maison de retraite destinée à des vieillards de 65 ans au moins, de bonne vie et mœurs, habitant depuis trois ans sur les quartiers du Petit-Montrouge et Montparnasse.

Trente des pensionnaires reçoivent un secours de 1 franc par jour.

Nombre de lits, 48.

PRIX DE L'ASSISTANCE PUBLIQUE

Prix Civiale, biennal de 1,000 francs, attribué à l'interne titulaire ou provisoire qui présente le meilleur travail sur les maladies des voies urinaires.

Legs Arnal. 350 francs de livres ou instruments au premier externe admis chaque année.

Legs Dussol. 500 francs de livres au premier interne admis.

Legs Godard. Une trousse de 200 francs au premier interne admis.

Legs Barbier. Rente de 1118 francs attribuée au premier interne admis, à condition qu'il s'attache au service de clinique chirurgicale de la Charité.

Legs Burleaud. 500 francs attribués par voie de tirage au sort à l'un des internes reçus, 5ᵉ, 6ᵉ ou 7ᵉ.

Legs Zambacco. Rente de 291 francs attribuée à l'interne qui a obtenu l'accessit des prix de l'internat en médecine.

Prix Fillioux, annuel. — Consiste en deux prix de 750 francs chacun, qui sont décernés le premier à l'interne, le second à l'externe des hôpitaux qui auront fait le meilleur mémoire et le meilleur concours sur les « maladies de l'oreille. » Le mémoire prescrit comme épreuve du concours devra être déposé avant le 15 octobre. Ce mémoire devra être manuscrit et inédit.

Concours annuels : 1° Entre les internes de 3ᵉ et 4ᵉ année : Un prix consistant en une médaille d'or et la bourse de voyage, un accessit consistant en une médaille d'argent, deux mentions honorables.

2° Entre les internes de 1ʳᵉ et 2ᵉ année : Un prix, médaille d'argent ; un accessit, 70 francs de livres ; deux mentions honorables.

Les externes concourent en même temps que les internes. Un prix, 70 francs de livres ; un accessit, 50 francs ; deux mentions honorables.

MÉDECINS DES BUREAUX DE BIENFAISANCE

Iᵉʳ Arrondissement. — Boissier, Carpentier, Richard (Ernest), Richard (Paul), Boudin, Morisse.

IIᵉ Arr. — Auscher, Marx, Pascalis, Sébillotte, Castinel.

IIIᵉ Arr. — Cahn, Courtin, Jarry, Liandier, Regeard, Planet, Rueff, Regnier, Laborde.

IVᵉ Arr. — Bloch, Garnier, Gerson, Guyard, Henszel Malbec, Carpentier, Soudée, Vigouroux, Froger, Virey, Lautzenberg, Pressat, Archambault.

Vᵉ Arr. — Delisle, Deffaux, Gervais, Kortz, Mallet, Noir, Planès, Rollin, Renault, Ribell, Darin, Hurteau.

VIᵉ Arr. — Foucart, Guillier, Le Coin, Martin, Pruvost, Gauja, Regimbeau, Laffitte, Chaumont, Dorison.

VIIᵉ Arr. — D'Aurelle de Paladines, Chirié, Tolédano, Villy, Mercereau, Joly, Mary, N...., N..., N....

VIIIe Arr.— Billon, Peltier, Bertillon, Marquezy, Lévi, Erhardt.

IXe Arr. — Besnier, Frasey, Moulard, Laskine, Main, Lapointe.

Xe Arr. — Barbulée, Hischmann, Fissiaux, Hennocque, Ma-t'iieu, Piérin, Meusnier, Piole. Rotillon. Isidor, Bernard, Champion, Ungauer, N..., N..., N....

XIe Arr. — Audrerey, Calmeau, Dubief, Hervouët, Miquel. Montignac, Naudet, Pasteau, Pascal, Bertrand, Recht, Droubaix, Blind, Prieur, Cange, Daniel, Pottier.

XIIe Arr. — Bloch, Dambax, Gourichon, Zibelin, Mallet, Yvon, Rescoussié, Gourichon (Henri), Michaut, Dubreuil, Rollet, Monjoin.

XIIIe Arr. — Cazeau, Gresset, Cornet. Laurent, Langlois, Fichon, Pellegrin, Vissaguet, Dambies, Florain, Mallet, Huard, Morin, Forestier, Biard, Villard, Peltier (Mme), Baldet.

XIVe Arr. — Barbillion, Bonne, Coumeton, Geny, Lartigue, Meurisse, Mouls, Lafount, Piérin. Desforges, Royer, N....

XVe Arr. — Destrem, Doury, De Pradel, Dufour, Presle, Jacmart, Lagelouze, Marieux, Pucch, Fournioux, Pineau, Chastanet.

XVIe Arr. — Barbe, Dufournier, Iscovesco, Weil, Rochebois, N....

XVIIe Arr. — Aubert, Charles, Demay, Fabre, Benoit, Laffite, Séailles, Hautecœur, Boncour (Paul), Fauvel, Bonnemaison.

XVIIIe Arr. — Dusseaud, Gaspais, Glover, Conil, Gougelet, Journiac, Hamaide, Gérard, Poupon, Soulié, Saintu, Tournier, Courdoux, Delarue, Bois, Gaillard, Manheimer, Collet, Héron de Villefosse, Rellay.

XIXe Arr. — Boularan, Huguenin, Laurent, Lomier, Morin, Orval, Lazard, Thominet, Thoumas, Henri, Calton, Mathieu, Sangline, Gadot, Bodin, Lebas, Labady, Golesceano, Thébaut.

XXe Arr. — Bramberger, Brohon, Chauveau, Delarue, Dufestel, Ertzbischoff, Kinzelbach, Nogué, Cart, Schrœder, Laloy, Balland, Vildermann, Euvrard, Ballouhey, Faucillon.

ÉTABLISSEMENTS SUBVENTIONNÉS
Par le Conseil municipal.

Les œuvres et établissements subventionnés par le Conseil municipal ou créés grâce à son initiative, peuvent être divisés comme suit :

Subventions :

A des établissements d'hospitalisation (asiles, refuges de nuit) :

A des établissements de bienfaisance ;

A des œuvres charitables ;

Aux établissements et transports sanitaires ;

A des établissements scientifiques.

ÉTABLISSEMENTS D'HOSPITALISATION

Orphelinat municipal Sainte-Jeanne, à Enghien. — Ouvert le 26 août 1889. Par son testament olographe du 28 janvier 1869, Mlle Félicité Vassons, décédée le 17 avril 1885, a légué à la Ville de Paris une propriété d'une contenance de 24 700 mètres, située à Ormesson, commune d'Enghien.

Cette donation était faite « à la condition expresse que l'immeuble dont il s'agit serait consacré à un refuge d'orphelines pauvres, sous la dénomination d'asile Sainte-Jeanne ».

Les intentions de la testatrice étaient bien de fonder un orphelinat laïque.

Nombre de lits, 50.

Asile Pauline-Roland, rue Fessart, 35. Refuge-ouvroir pour femmes. B. 494. — Ouvert le 17 juillet 1890. Il est destiné à recevoir des femmes en bonne santé, valides et capables de travailler, se trouvant momentanément sans travail. L'asile les abrite et les nourrit, tout en les occupant à divers travaux, pendant qu'elles cherchent un emploi. Elles sont admises avec leurs enfants, les garçons jusqu'à 7 ans. Avant d'y être admises, les femmes doivent passer maintenant par le refuge G.-Sand, Ledru-Rollin, le Vésinet, ou les hôpitaux, où l'on recueille sur leur compte des renseignements, et où on les astreint aux mesures d'hygiène en usage.

Asile George-Sand, rue Stendhal, 3, est un refuge de nuit pour femmes. — Ouvert le 4 janvier 1894. Il abrite des femmes sans domicile, dans la limite des places disponibles. Les garçons sont admis jusqu'à 10 ans; passé cet âge, ils sont envoyés aux refuges d'hommes avec une recommandation spéciale pour le surveillant-chef, à moins que la directrice, en raison de l'intérêt que lui paraîtront présenter la femme et l'enfant, ne croie devoir délivrer un bon de logement pour un hôtel voisin. Les hospitalisées peuvent garder l'incognito. Durée d'hospitalisation, trois jours. Deux mois d'intervalle sont nécessaires avant d'être hospitalisée de nouveau.

Nombre de lits, 96 ; berceaux, 20.

L, **Asile Ledru-Rollin**, à Fontenay-aux-Roses, a été ouvert le 4 août 1892, comme maison de convalescence pour les femmes récemment accouchées dans les hôpitaux de Paris.

Médecin en chef : M. le Dr Doléris, accoucheur des hôpitaux.
Médecin adjoint : M. le Dr Soubise (de Fontenay-aux-Roses).
Nombre de lits, 51 ; berceaux, 51.

Asile Nicolas-Flamel, asile-ouvroir et refuge de nuit, rue du Château-des-Rentiers, 79. — Cet asile pour hommes a été primitivement installé (rue de la Bûcherie) en 1886. — il occupe son local actuel depuis 1889. — Fondé sur l'initiative de l'Assistance publique, il loge et nourrit, pendant quinze jours au plus, des ouvriers sans travail et sans asile. Aux plus nécessiteux, on donne des vêtements et des chaussures, et on cherche à les placer. On n'est réadmis qu'après un délai de deux mois.

Nombre de lits : 207.

L'Asile Benoît-Malon, quai de Valmy, 107, a été ouvert le 5 janvier 1887. Ce refuge reçoit des hommes de tout âge et de toute nationalité, sans asile. Donne des vêtements ou des chaussures aux plus nécessiteux, et on cherche à procurer du travail à ceux qui sont sans emploi.

Nombre de lits : 207.

L'Asile Michelet, rue de Tolbiac, a été ouvert le 24 décembre 1893. L'établissement a pour but de recueillir les femmes enceintes dans les derniers mois de leur grossesse et de leur assurer l'hospitalité et les soins médicaux appropriés à leur état. Les postulantes dont la grossesse est compliquée d'affections graves ou comportant un traitement médical spécial, ainsi que celles qui sont atteintes de maladies contagieuses sont, sur l'avis du médecin, adressées aux hôpitaux.

Les femmes reconnues par le médecin aptes à travailler doivent prêter leur concours pour les occupations ménagères de l'asile. Elle ne peuvent être astreintes à aucun autre travail.

Dès qu'une femme accuse les douleurs du travail, elle est examinée par la sage-femme de garde qui lui donne les soins prescrits par le médecin. Après avoir revêtu les effets qu'elle portait à l'arrivée, elle est dirigée sur un des services d'accouchement des hôpitaux. Si le travail s'accomplit trop rapidement pour qu'il soit possible d'opérer le transport dans un hôpital, l'accouchement a lieu dans une chambre spéciale de l'asile et l'envoi dans un service d'accouchement des hôpitaux n'a lieu que le lendemain.

Médecin : M. Auvard, accoucheur des hôpitaux.

Nombre de lits, 200.

Asile Léo-Delibes, à Clichy-la-Garenne, rue du Landy, 58. — Cet asile a été ouvert le 1er août 1897, il recueille temporairement les enfants sevrés de 15 mois au moins, et 5 ans au plus, que leurs parents ne peuvent momentanément garder. Ne sont pas admis les enfants convalescents de maladies contagieuses ou atteints d'affections pouvant constituer un danger pour les autres.

Nombre de lits, 25.

Colonie agricole de la Chalmelle, par Esternay (Marne), a été fondée sur l'initiative du Conseil municipal et ouverte en janvier 1891. Dans l'esprit du Conseil, cette colonie aux termes du rapport de M. Bompard « doit être un bureau de placement agricole destiné à *rendre* au travail des champs les ouvriers ruraux qui l'ont quitté, sont venus à Paris alléchés par je ne sais quelles espérances chimériques et sont tombés dans la misère. Elle reçoit ces malheureux, les réconforte, leur rend l'habitude du travail, leur donne en échange d'une tâche effectuée un salaire, un abri et la nourriture, et elle cherche enfin à les placer. Disons mieux : elle adopte ceux d'entre eux qui se sont montrés dignes d'intérêt et les suit en s'efforçant de les protéger contre le retour de la mauvaise fortune ».

Cette colonie reçoit de préférence les hommes ayant exercé des professions agricoles ; ils doivent avoir de 25 à 45 ans d'âge ; autant que possible être originaires de départements autres que celui de la Seine. Ils sont logés et nourris gratuitement pendant un temps indéterminé ; la durée moyenne de leur séjour est d'environ 4 mois. Ils touchent un salaire de 50 centimes qui leur est remis lorsqu'ils quittent la colonie. Ceux qui sont restés plus de 2 mois reçoivent des vêtements.

Le nombre des ouvriers colons est de 25. Cette œuvre mérite toute l'attention des philanthropes. Le gouvernement a reconnu son utilité en lui allouant 50 000 francs pris sur le pari mutuel pour faciliter son extension.

Les Dispensaires municipaux sont au nombre de 20, un par arrondissement. Ces dispensaires sont subventionnés tous par la Ville de Paris, un petit nombre par l'État et le Conseil général, les Caisses des écoles, quelques-uns reçoivent des cotisations et dons, ces établissements sont ouverts tous les jours non fériés.

Il y a, tous les matins, administration de médicaments et pansements, douches froides et chaudes pour les garçons. Tous les soirs, administration de médicaments et pansements, douches froides et chaudes pour les filles.

Écoles municipales d'infirmiers et d'infirmières laïques, fondées en 1878, grâce à l'initiative de M. le Dr Bourneville et subventionnées par le Conseil municipal; sont au nombre de quatre savoir : à Bicêtre, à la Salpêtrière, à la Pitié et à Lariboisière. La direction en est confiée depuis leur création à M. Bourneville. En dehors de la subvention spéciale qui leur est allouée, l'Assistance publique reçoit du même Conseil une subvention pour les cours pratiques destinés aux infirmiers et infirmières.

École des enfants assistés à la Salpêtrière.

Études médicales. — Le Conseil municipal donne chaque année, par l'intermédiaire de la Faculté de médecine, une allocation destinée à des bourses de voyage pour l'étude à l'étranger de la médecine, de la chirurgie et de la pharmacie. Elle vote également les subventions suivantes :

Bibliothèques médicales dans les hospices et hôpitaux. — Ces bibliothèques sont à l'usage des internes en médecine et en pharmacie.

Laboratoires. — Les laboratoires qui reçoivent une subvention sont ceux des hôpitaux suivants : Beaujon, Saint-Louis, Enfants-Assistés, Trousseau, la Pitié, Saint-Antoine, Broca, Laënnec, Bastion 29, Lariboisière, Maternité, Salpêtrière, Fondation Vallée, la Charité, Broussais, Aubervilliers, Ricord, Maison municipale de Santé, Boucicaut, le Laboratoire de photographie et de radiographie de la Salpêtrière, les services d'électrothérapie à la Salpêtrière et dans divers hôpitaux.

Musées. — Indemnités au personnel, achat et entretien du matériel, moulages et photographies aux hôpitaux et hospices de Saint-Louis, Bicêtre et la Salpêtrière.

Subventions à l'Administration de l'Assistance publique. — La subvention pour les dépenses annuelles des hospices et hôpitaux et des secours à domicile, votée par le Conseil municipal pour l'année 1899, s'élève à 21 654 795 francs.

Établissements charitables divers. — Il est alloué par la Ville de Paris, après vote du Conseil municipal, des allocations annuelles aux œuvres et aux établissements ci-après : Œuvre des Enfants tuberculeux, Société maternelle la Pouponnière, etc., plus à divers dispensaires pour enfants malades, à des bureaux de placement gratuit, à des polycliniques privées et à des cliniques dentaires, etc.

(Voir à la fin de ce volume le tableau de ces allocations.)

ÉTABLISSEMENTS SCIENTIFIQUES

Laboratoire municipal de chimie. — Conformément aux décisions du Conseil général et du Conseil municipal, le laboratoire municipal de chimie fait gratuitement l'analyse qualitative des denrées alimentaires pour tout le département de la Seine.

Les échantillons peuvent être déposés dans les commissariats de police, ou au bureau du laboratoire de 11 heures à 5 heures; mais les échantillons de lait doivent être remis avant midi. Le laboratoire fait également les analyses bactériologiques; toutes les analyses sont payantes ou gratuites.

Le **Laboratoire municipal de bactériologie**, 1 *bis*, rue des Hospitalières-Saint-Germain, fondé par le Conseil municipal, en 1895, sur les instances de la Société de médecine de Paris, est chargé de l'examen des produits diphtériques et tuberculeux; il comprend un laboratoire de diagnostic des affections contagieuses; deux salles pourvues d'étuves et d'appareils appropriés, une laverie avec autoclaves pour la stérilisation des cultures et des produits morbides; une salle où l'on élève et conserve les animaux neufs, un laboratoire affecté à la préparation des milieux de cultures: ce laboratoire contient un appareil pour stériliser par filtration le sérum de sang recueilli aux abattoirs; une salle des étuves en communication avec la salle des animaux inoculés. Au premier étage est établi un service de micrographie des eaux et de l'air, avec salle de photomicrographie et des chambres noires pour le développement des clichés et les études spectroscopiques et polarimétriques. Une pièce isolée est destinée à l'examen des enfants des écoles, et, d'après la circulaire préfectorale du 17 juin 1899, doit mentionner si les bacilles offerts à la culture par les sécrétions pharyngiennes et nasales des enfants sont virulents ou non virulents, et si la rentrée en classe est possible. La Société de médecine de Paris a demandé qu'il y ait en dépôt, au Laboratoire, du sérum antidiphtérique, et que les personnes venant de la campagne puissent en apporter, même le dimanche, dans de parfaites conditions d'asepsie, et sans rémunération supplémentaire; les pharmacies pourraient aussi s'y approvisionner.

Laboratoire spécial pour l'étude des teignes et des maladies de la peau dans l'enfance et dans l'adolescence. — Tous ces laboratoires sont l'œuvre du Conseil municipal et sont subventionnés par lui.

Institut Pasteur. — Le Conseil municipal vote tous les ans une subvention de 15 000 francs à l'Institut Pasteur pour la préparation et la distribution du sérum antidiphtérique pour la Ville de Paris.

L'Observatoire municipal de Montsouris et l'Observatoire de la Tour Saint-Jacques sont également entièrement subventionnés par le Conseil municipal.

ÉTABLISSEMENTS ET SOCIÉTÉS CHARITABLES

Aux termes de la législation (ordonnance de 1749, avis du Conseil d'État du 17 janvier 1806), les autorisations d'ouvrir un établissement libre de charité doivent être données par décret en Conseil d'État. De sorte que, actuellement, tout établissement charitable non autorisé par le Conseil d'État est simplement toléré.

En effet, le Conseil consulté par le Ministre de l'intérieur a été d'avis, dans ses séances des 7 et 14 janvier 1892, « que dans l'état actuel de la législation, le gouvernement ne possède des droits de police et de contrôle que sur les établissements de bienfaisance privés fondés par des associations de plus de vingt personnes, ou sur ceux auxquels s'applique une réglementation résultant de textes spéciaux ».

Le nombre des établissements charitables reconnus d'utilité publique, et celui de ceux simplement tolérés, sont considérables.

Nous ne pouvons, faute de place, indiquer ici tous ces établissements : hôpitaux, hospices, asiles, maisons de retraite, dispensaires, orphelinats, etc. Nous en connaissons à Paris plus de 3000 et nous renvoyons les lecteurs, que cette question de l'assistance privée intéresse, à un excellent ouvrage ayant pour titre : *Paris charitable et prévoyant*, publié en 1897 par l'*Office central des œuvres de bienfaisance*.

Nous nous bornerons donc à citer quelques hôpitaux et hospices privés. Les uns sont absolument gratuits, les autres, à la fois gratuits et payants, un certain nombre entièrement payants ; presque tous donnent des consultations gratuites de médecine et de chirurgie.

L'*Infirmerie Marie-Thérèse*, rue Denfert-Rochereau, 92, a été fondée par Mme de Chateaubriand, reconnue d'utilité publique en 1827 et reçoit gratuitement, sur la désignation de l'archevêque de Paris, des prêtres âgés ou infirmes du diocèse de Paris.

L'*Hôpital de l'Institution des Diaconesses*, rue de Reuilly, 95, a été fondé en 1843, grâce à un don de Mme Eynard-Lullin. La maison reçoit des femmes de religion protestante, et contient 68 lits. Il y a un certain nombre de lits entretenus par des bienfaiteurs, où les malades indigentes sont admises gratuitement.

L'*Hôpital Rothschild*, rue Picpus, 75, a été fondé en 1852 par le baron James de Rothschild et reçoit gratuitement les malades israélites indigents de toute nationalité : par exception, en cas d'urgence, des malades non israélites.

L'*Hôpital homéopathique Saint-Jacques*, rue des Volontaires (rue de Vaugirard, 227), a été fondé en 1871, rue Saint-Jacques, 282, par la Société médicale homéopathique de France, et reconnu d'utilité publique en 1878. La maison possède 60 lits, dont ceux de la salle commune sont gratuits.

L'*Hôpital Hertford*, rue de Villiers, 62, à Levallois-Perret, a été fondé en 1871 (route de la Révolte, 5), par sir Richard Wallace. Les malades anglais y sont reçus gratuitement, sans distinction de culte. Des consultations gratuites y sont données le lundi et le vendredi.

L'*Hôpital de Notre-Dame de Bon-Secours*, rue des Plantes, 66, a été fondé en 1874 par l'abbé Carton, curé de Montrouge, et légué par lui à l'archevêque de Paris. Les malades indigents des deux sexes y sont admis gratuitement.

Nombre de lits, 112.

La *fondation Jules Gouin*, rue des Bournaires, à Clichy, a été fondée en 1896. Dispensaire et hôpital de chirurgie construit par la Société philanthropique grâce à une donation de M. Jules Gouin et Mme Gouin. Dispensaire gratuit de consultations de chirurgie. L'hôpital se compose de deux pavillons de 12 lits chacun, l'un pour hommes et l'autre pour femmes, devant subir ou ayant subi une opération chirurgicale.

Chirurgien en chef : M Tufier ; *médecin* : M. Pasquier.

L'*Hospice Greffulhe*, rue de Villiers, 82, a été fondé en 1873 par le comte Greffulhe. Il reçoit gratuitement des femmes âgées de 70 ans au moins. non atteintes de maladies incurables ou contagieuses, ayant cinq ans de résidence dans le même quartier.

Nombre de lits, 50.

Médecin : M. Brochin.

Fondation Isaac Pereire, rue Gide, 107, à Levallois-Perret. Dispensaire fondé en 1886 et entretenu par Mme Isaac Pereire. Consultations, opérations et pansements gratuits pour les malades des deux sexes, sans conditions de domicile.

Le *Petit Hôpital Saint-Michel*, avenue Sainte-Eugénie, 9, rue Dombasle, 50, a été fondé en 1888 par l'Œuvre des Petits Hôpitaux Provisoires. Cet hôpital est exclusivement réservé aux malades ayant à subir un traitement chirurginal et il a un service de consultations gratuites.

Nombre de lits, 50

L'*Hôpital Saint-François*, boulevard Saint-Marcel, 36, a été fondé en 1890 et reçoit gratuitement des femmes atteintes de maladies aiguës.

L'*Hôpital Péan*, rue de la Santé, 11, a été fondé en 1892 par le Dr Péan, et reçoit gratuitement les indigents, sans aucunes conditions de domicile ni de nationalité.

Chirurgiens : MM. Delaunay et Brochin ; *chirurgien-adjoint* : M. Rousseau ; *assistant* : M. Robin Massé.

La *Maison Maternelle*, rue Troyon, 26, à Sèvres, a été fondée par Mme Louise Kopp, pour venir en aide aux parents qui se trouvent momentanément, par suite de maladie ou de manque de travail, dans l'impossibilité de garder leurs enfants. La maison reçoit gratuitement, pendant trois mois, les garçons de 3 à 6 ans, les filles entre 3 et 12. Le nombre d'enfants reçu s'élève en moyenne à 300 enfants.

Hôpital des Diaconesses, rue de Reuilly, 95. — Maison de santé pour femmes de religion protestante, fondée par suite de dons dus à Mmes Eynard-Lullin et Monnier. Le bâtiment de l'hôpital, très bien construit, a été complété par la construction d'une salle d'opérations qui réunit toutes les conditions d'un aménagement tout à fait en rapport avec les récents progrès de l'hygiène hospitalière. Un certain nombre de malades indigentes sont admises gratuitement grâce à des bienfaiteurs. Le nombre de lits est de 68.

Médecins : MM. Galliard, Barbe et André Morin ; *chirurgien* : M. Ch. Monod ; *oculiste* : M. Landolt ; *laryngologiste-auriste* : M. Furet.

Maison de santé pour hommes protestants, cité des Fleurs, boulevard Bineau, à Neuilly. — Même fondation que la précédente, même administration, même service médical.

L'*Hôpital Saint-Joseph*, rue Pierre-Larousse, 1 et 5, a été fondé en 1884 par l'initiative privée, et reçoit des malades des deux sexes.

Médecins : MM. Tison, H. Leroux et Merigot de Treigny ; *chirurgiens* : MM. Le Bec et Monnier.

Le *Dispensaire Furtado-Heine*, rue Delbet, 8, a été fondé en 1884 et doté par Mme Furtado-Heine. Ce dispensaire est affecté au traitement des enfants des deux sexes atteints de maladies non contagieuses, depuis leur sevrage (même avant par exception) jusqu'à l'âge de 16 ans (même après si le traitement n'a commencé qu'à 15 ans), sans distinction de culte ni de nationalité.

L'*Hôpital de Notre-Dame du Perpétuel Secours*, rue de Villiers, 80, à Levallois-Perret, a été fondé en 1885 par la comtesse Maison et ses filles, la baronne de Mackau et Mme de Vatimesnil, et reconnu d'utilité publique en 1892. Cet hôpital reçoit gratuitement les malades indigents du département de la Seine, atteints de maladies aiguës.

Clinique générale de chirurgie, boulevard Arago, 95.

Nombre de lits, 55. *Médecins* : MM. Astier, Rémy, Larrivé et Biousse; *chirurgien* : M. Aubeau.

Hôpital International, rue de Vaugirard, 180. — Nombre de lits, 30. *Médecins* : MM. Paul Cornet, Lacage, Frébault, Lenoir et Vasticar; *chirurgien* : M. Bilhaut.

Polyclinique de Paris, rue Monsieur-le-Prince, 48. *Médecins* : MM. Korty, Butte, Ad. Ollivier, Natier, Gillet, Legrain, Peyron; *chirurgiens* : MM. Braine, Willomenet. Moiroud.

Institut Psycho-Physiologique de Paris, 49, rue Saint-André-des-Arts. — Fondé en 1891 pour l'étude des applications cliniques, médico-légales et psychologiques de l'hypnotisme, est destiné à fournir aux médecins et aux étudiants un enseignement pratique permanent sur les questions qui relèvent de l'hypnotisme, de la psychologie physiologique, de la neurologie et de la psychiatrie.

Une clinique de maladies nerveuses est annexée à l'Institut et des consultations gratuites ont lieu trois fois par semaine.

Les deux œuvres suivantes ne sauraient être omises dans ce trop court chapitre, bien que les hôpitaux soient hors Paris.

L'Œuvre des enfants tuberculeux, rue de Miromesnil, 35, a été fondée en 1888, pour le traitement gratuit des enfants pauvres atteints de tuberculose, qui sont reçus sans distinction de culte, ni d'origine. Deux hôpitaux ont été construits, l'un à Villiers-sur-Marne de 150 lits, pour enfants de 12 à 16 ans; l'autre à Ormesson de 100 lits, pour enfants de 3 à 12 ans. Cette œuvre est due surtout à l'initiative des Drs Hérard et Léon Petit.

L'Œuvre nationale des hôpitaux marins, rue de Miromesnil, 62, a été fondée en 1887, à l'inspiration du Dr Armengaud de Bordeaux, et grâce à l'activité persévérante du Dr Bergeron par plusieurs médecins et chirurgiens, secondés par des personnes généreuses. Le département des Pyrénées-Orientales ayant offert à l'Œuvre de lui céder l'hôpital de Banyuls qu'il venait de construire, à condition que le département disposerait de 20 lits, pour enfants scrofuleux, l'Œuvre accepta et fit agrandir l'établissement qui contient aujourd'hui 200 lits, puis, grâce à une allocation provenant du pari mutuel, elle fit construire un nouveau sanatorium à Saint-Trojan, dans l'île d'Oléron, qui contient 200 lits. Celui-ci reçoit les enfants assistés scrofuleux et rachitiques envoyés par les départements. L'établissement a été inauguré, le 18 septembre 1897, par le président de la République.

La pension due pour chaque lit est de 1 fr. 60 à 2 francs par jour, payés par les départements, les communes et par des personnes charitables.

Institut médico-pédagogique à Ivry. — Enfin il y a lieu d'indiquer aussi, bien que situé hors Paris, l'Institut médico-pédagogique, fondé par le Dr Bourneville à l'instar de son service de Bicêtre (voir page 248), avec tout le confort qu'exigent des pensionnaires payants.

ASILES D'ALIÉNÉS

Les Asiles d'aliénés qui sont des établissements départementaux ne font plus partie de l'administration de l'Assistance publique de Paris, ils dépendent directement depuis 1873 du Ministère de l'intérieur.

Les médecins sont nommés par le Ministre sur la présentation du préfet, les internes sont nommés à la suite d'un concours spécial.

LOI SUR LES ALIÉNÉS DU 30 JUIN 1838.

TITRE PREMIER. — DES ÉTABLISSEMENTS D'ALIÉNÉS

Art. 1er. — Chaque département est tenu d'avoir un établissement public, spécialement destiné à recevoir et soigner les aliénés, ou de traiter, à cet effet, avec un établissement public ou privé, soit de ce département, soit d'un autre département. Les traités passés avec les établissements publics ou privés devront être approuvés par le ministre de l'intérieur.

Art. 2. — Les établissements publics consacrés aux aliénés sont placés sous la direction de l'autorité publique.

Art. 3. — Les établissements privés consacrés aux aliénés sont placés sous la surveillance de l'autorité publique.

Art. 4. — Le préfet et les personnes spécialement déléguées à cet effet par lui ou par le ministre de l'intérieur, le président du tribunal, le procureur du roi, le juge de paix, le maire de la commune, sont chargés de visiter les établissements publics ou privés consacrés aux aliénés. Ils recevront les réclamations des personnes qui y seront placées, et prendront, à leur égard, tous renseignements propres à faire connaître leur position. Les établissements privés sont visités, à des jours indéterminés, une fois au moins chaque trimestre, par le procureur du roi de l'arrondissement. Les établissements publics le seront de la même manière, une fois au moins par semestre.

Art. 5. — Nul ne pourra diriger ni former un établissement privé consacré aux aliénés sans l'autorisation du gouvernement. Les établissements privés consacrés au traitement d'autres maladies ne pourront recevoir les personnes atteintes d'aliénation mentale, à moins qu'elles ne soient placées dans un local entièrement séparé. Ces établissements devront être, à cet effet, spécialement autorisés par le Gouvernement, et seront soumis, en ce qui concerne les aliénés, à toutes les obligations prescrites par la présente loi.

Art. 6. — Des règlements d'administration publique détermineront les conditions auxquelles seront accordées les autorisations énoncées en l'article précédent, les cas où elles pourront être retirées, et les obligations auxquelles seront soumis les établissements autorisés.

Art. 7. Les règlements intérieurs des établissements publics consacrés, en tout ou en partie, au service des aliénés, seront, dans les dispositions relatives à ce service, soumis à l'approbation du ministre de l'intérieur.

TITRE II. — DES PLACEMENTS FAITS DANS LES ÉTABLISSEMENTS D'ALIÉNÉS

Section 1re. — Des placements volontaires. — Art. 8. — Les chefs ou proposés responsables des établissements publics et les directeurs des établissements privés et consacrés aux aliénés ne pourront recevoir une personne atteinte d'aliénation mentale, s'il ne leur est remis :

1° Une demande d'admission contenant les nom, profession, âge et domicile, tant de la personne qui la formera que de celle dont le placement sera réclamé, et l'indication du degré de parenté ou, à défaut, de la nature des relations qui existent entre elles. La demande sera écrite et signée par celui qui la formera, et, s'il ne sait pas écrire, elle sera reçue par le maire ou le commissaire de police, qui en donnera acte. Les chefs, préposés ou directeurs, devront s'assurer, sous leur responsabilité, de l'individualité de la personne qui aura formé la demande, lorsque cette demande n'aura pas été reçue par le maire ou le commissaire de police. Si la demande d'admission est formée par le tuteur d'un interdit, il devra fournir, à l'appui, un extrait du jugement d'interdiction.

2° Un certificat de médecin constatant l'état mental de la personne à placer, et indiquant les particularités de sa maladie et la nécessité de faire traiter la personne désignée dans un établissement d'aliénés, et de l'y tenir renfermée. Ce certificat ne pourra être admis, s'il a été délivré plus de quinze jours avant sa remise au chef ou directeur: s'il est signé d'un médecin attaché à l'établissement, ou si le médecin signataire est parent ou allié, au second degré inclusivement, des chefs ou propriétaires de l'établissement, ou de la personne qui fera effectuer le placement. En cas d'urgence, les chefs des établissements publics pourront se dispenser d'exiger le certificat du médecin.

3° Le passeport ou toute autre pièce propre à constater l'individualité de la personne à placer. Il sera fait mention de toutes les pièces produites dans un bulletin d'entrée, qui sera renvoyé dans les vingt-quatre heures, avec un certificat du médecin de l'établissement, et la copie de celui ci-dessus mentionné, au préfet de police à Paris, au préfet ou au sous-préfet dans les communes, chefs-lieux de département ou d'arrondissement, et aux maires dans les autres communes. Le sous-préfet, ou le maire, en fera immédiatement l'envoi au préfet.

Art. 9. — Si le placement est fait dans un établissement privé, le préfet, dans les trois jours de la réception du bulletin, chargera un ou plusieurs hommes de l'art de visiter la personne désignée dans ce bulletin, à l'effet de constater son état mental et d'en faire rapport sur-le-champ. Il pourra leur adjoindre telle autre personne qu'il désignera.

Art. 10. — Dans le même délai, le préfet notifiera administrativement les nom, profession et domicile tant de la personne placée que de celle qui aura demandé le placement, et les causes du placement : 1° au procureur du roi de l'arrondissement du domicile de la personne placée; 2° au procureur du roi de l'arrondissement de la situation de l'établissement; ces dispositions seront communes aux établissements publics et privés.

Art. 11. — Quinze jours après le placement d'une personne dans un établissement public ou privé, il sera adressé au préfet, conformément au dernier paragraphe de l'article 8, un nouveau certificat du médecin de l'établissement; ce certificat confirmera ou rectifiera, s'il y a lieu, les observations contenues dans le premier certificat, en indiquant le retour plus ou moins fréquent des accès ou des actes de démence.

Art. 12. — Il y aura, dans chaque établissement, un registre coté et paraphé par le maire, sur lequel seront immédiatement inscrits les nom, profession, âge et domicile des personnes placées dans les établissements, la mention du jugement d'interdiction, si elle a été prononcée, et le nom de leur tuteur; la date de leur placement, les nom, profession et demeure de la personne, parente ou non parente, qui l'aura demandé. Seront également transcrits sur ce registre : 1° le certificat du médecin joint à la demande d'admission ; 2° ceux que le médecin de l'établissement devra adresser à l'autorité, conformément aux articles 8 et 11. Le médecin sera tenu de consigner sur ce registre, au moins tous les mois, les changements survenus dans l'état mental de chaque malade. Ce registre constatera également les sorties et les décès. Ce registre sera soumis aux personnes qui, d'après l'article 4, auront le droit de visiter l'établissement, lorsqu'elles se présenteront pour en faire la visite ; après l'avoir terminée, elles apposeront sur le registre leur visa, leur signature et leurs observations s'il y a lieu.

Art. 13. — Toute personne placée dans un établissement d'aliénés cessera d'y être retenue aussitôt que les médecins de l'établissement auront déclaré, sur le registre énoncé en l'article précédent, que la guérison est obtenue. S'il s'agit d'un mineur ou d'un interdit, il sera donné immédiatement avis de la déclaration des médecins aux personnes auxquelles il devra être remis, et au procureur du roi.

Art. 14. — Avant même que les médecins aient déclaré la guérison, toute personne placée dans un établissement d'aliénés cessera également d'y être retenue, dès que la sortie sera requise par l'une des personnes ci-après désignées, savoir : 1° le curateur nommé en exécution de l'article 88 de la présente loi ; 2° l'époux ou l'épouse ; 3° s'il n'y a pas d'époux ou d'épouse, les ascendants ; 4° s'il n'y a pas d'ascendants, les descendants ; 5° la personne qui aura signé la demande d'admission, à moins qu'un parent n'ait déclaré s'opposer à ce qu'elle use de cette faculté sans l'assentiment du conseil de famille ; 6° toute personne à ce autorisée par le conseil de famille. S'il résulte une opposition notifiée au chef de l'établissement par un ayant droit qu'il y a dissentiment, soit entre les ascendants, soit entre les descendants, le conseil de famille prononcera. Néanmoins, si le médecin de l'établissement est d'avis que l'état mental du malade pourrait compromettre l'ordre public ou la sûreté des personnes, il en sera donné préalablement connaissance au maire, qui pourra ordonner immédiatement un sursis provisoire à la sortie, à la charge d'en référer, dans les vingt-quatre heures, au préfet. Ce sursis provisoire cessera de plein droit à l'expiration de la quinzaine, si le préfet n'a pas, dans ce délai, donné d'ordres contraires, conformément à l'article 21 ci-après. L'ordre du maire sera transcrit sur le registre tenu en exécution de l'article 12. En cas de minorité ou d'interdiction, le tuteur pourra seul requérir la sortie.

Art. 15. — Dans les vingt-quatre heures de la sortie, les chefs, préposés ou directeurs en donneront avis aux fonctionnaires désignés dans le dernier paragraphe de l'article 8, et leur feront connaître le nom et la résidence des personnes qui auront retiré le malade, son état mental au moment de sa sortie, et, autant que possible, l'indication du lieu où il aura été conduit.

Art. 16. — Le préfet pourra toujours ordonner la sortie immédiate des personnes placées volontairement dans les établissements d'aliénés.

Art. 17. — En aucun cas l'interdit ne pourra être remis qu'à son tuteur, et le mineur, qu'à ceux sous l'autorité desquels il est placé par la loi.

Section II. — *Des placements ordonnés par l'autorité publique.* — Art. 18. — A Paris, le préfet de police, et, dans les départements, les préfets ordonneront d'office le placement, dans un établissement d'aliénés, de toute personne interdite, ou non interdite, dont l'état d'aliénation compromettrait l'ordre public ou la sûreté des personnes. Les ordres des préfets seront motivés et devront énoncer les circonstances qui les auront rendus nécessaires. Ces ordres, ainsi que ceux qui seront donnés conformément aux articles 19, 20, 21 et 25, seront inscrits sur un registre semblable à celui qui est prescrit par l'article 12 ci-dessus, dont toutes les dispositions seront applicables aux individus placés d'office.

Art. 19. — En cas de danger imminent attesté par le certificat d'un médecin ou par la notoriété publique, les commissaires de police à Paris, et les maires, dans les autres communes, ordonneront, à l'égard des personnes atteintes d'aliénation mentale, toutes les mesures provisoires nécessaires, à la charge d'en référer dans les vingt-quatre heures au préfet, qui statuera sans délai.

Art. 20. — Les chefs, directeurs ou préposés responsables des établissements seront tenus d'adresser aux préfets, dans le premier mois de chaque semestre, un rapport rédigé par le médecin de l'établissement sur l'état de chaque personne qui sera retenue, sur la nature de sa maladie et les résultats du traitement. Le préfet prononcera sur chacune individuellement, ordonnera sa maintenue dans l'établissement ou sa sortie.

Art. 21. — A l'égard des personnes dont le placement aura été volontaire, et dans le cas où leur état mental pourrait compromettre l'ordre public ou la sûreté des personnes, le préfet pourra, dans les formes tracées par le deuxième paragraphe de l'article 18, décerner un ordre spécial à l'effet d'empêcher qu'elles ne sortent de l'établissement sans son autorisation, si ce n'est pour être placées dans un autre établissement. Les chefs directeurs ou préposés responsables, seront tenus de se conformer à cet ordre.

Art. 22. — Les procureurs du roi seront informés de tous les ordres donnés en vertu des articles 18, 19, 20 et 21. Ces ordres seront notifiés au maire du domicile des personnes soumises au placement, qui en donnera avis immédiatement aux familles. Il en sera rendu compte au ministre de l'intérieur. Les diverses notifications prescrites par le présent article seront faites dans les formes et délais énoncés en l'article 10.

Art. 23. — Si, dans l'intervalle qui s'écoulera entre les rapports ordonnés par l'article 20, les médecins déclarent, sur le registre tenu en exécution de l'article 12, que la sortie peut être ordonnée, les chefs, directeurs ou préposés responsables des établissements seront tenus, sous peine d'être poursuivis conformément à l'article 30 ci-après, d'en référer aussitôt au préfet, qui statuera sans délai.

Art. 24. — Les hospices et hôpitaux civils seront tenus de recevoir provisoirement les personnes qui leur seront adressées en vertu des articles 18 et 19, jusqu'à ce qu'elles soient dirigées sur l'établissement spécial destiné à les recevoir, aux termes de l'article 1er, ou pendant le trajet qu'elles feront pour s'y rendre. Dans toutes les communes où il existe des hospices ou hôpitaux, les aliénés ne pourront être déposés ailleurs que dans ces hôpitaux. Dans les lieux où il n'en existe pas, les maires devront pourvoir à leur logement, soit dans une hôtellerie, soit dans un local loué à cet effet. Dans aucun cas, les aliénés ne pourront être ni conduits avec les condamnés ou les prévenus, ni déposés dans une prison. Ces dispositions sont applicables à tous les aliénés dirigés par l'administration sur un établissement public ou privé.

Section III. — *Dépenses du service des aliénés.* — Art. 25. — Les aliénés dont le placement aura été ordonné par le préfet, et dont les familles n'auront pas demandé l'admission dans un établissement privé, seront conduits dans l'établissement appartenant au département, ou avec lequel il aura traité. Les aliénés dont l'état mental ne compromettrait point l'ordre public ou la sûreté des personnes y seront également admis, dans les formes, dans les circonstances et aux conditions qui seront réglées par le conseil général, sur la proposition du préfet, et approuvées par le ministre.

Art. 26. — La dépense du transport des personnes dirigées par l'administration sur les établissements d'aliénés sera arrêtée par le préfet, sur le mémoire des agents préposés à ce transport. La dépense de l'entretien, du séjour et du traitement des personnes placées dans les hospices ou établissements publics d'aliénés sera réglée d'après un tarif arrêté par le préfet. La dépense de l'entretien du séjour et du traitement des personnes placées par les départements dans les établissements privés sera fixée par les traités passés par le département conformément à l'article 1er.

Art. 27. — Les dépenses énoncées en l'article précédent seront à la charge des personnes placées ; à défaut, à la charge de ceux auxquels il peut être demandé des aliments, aux termes des articles 205 et suivants du Code civil. S'il y a contestation sur l'obligation de fournir des aliments, ou sur leur quotité, il sera statué par le tribunal compétent, à la diligence de l'administrateur désigné en exécution des articles 31 et 32. Le recouvrement des sommes dues sera poursuivi et opéré à la diligence de l'administration de l'enregistrement et des domaines.

Art. 28. — A défaut, ou en cas d'insuffisance des ressources énoncées en l'article précédent, il y sera pourvu sur les centimes affectés par la loi de finances aux dépenses ordinaires du département auquel l'aliéné appartient, sans préjudice du concours de la commune du domicile de l'aliéné, d'après les bases proposées par le conseil général sur l'avis du préfet, et approuvées par le Gouvernement. Les hospices seront tenus à une indemnité proportionnée au nombre des aliénés dont le traitement ou l'entretien était à leur charge, et qui seraient placés dans un établissement spécial d'aliénés. En cas de contestation, il sera statué par le conseil de préfecture.

Section IV. — *Dispositions communes à toutes les personnes placées dans les établissements d'aliénés.* — Art. 29. — Toute personne placée ou retenue dans un établissement d'aliénés, son tuteur, si elle est mineure, son curateur, tout parent ou ami, pourront, à quelque époque que ce soit, se pourvoir devant le tribunal du lieu de la situation de l'établissement, qui, après les vérifications nécessaires, ordonnera, s'il y a lieu, la sortie immédiate. Les personnes qui auront demandé le placement, et le procureur du roi, d'office, pourront se pourvoir aux mêmes fins. Dans le cas d'interdiction, cette demande ne pourra être formée que par le tuteur de l'interdit. La décision sera rendue, sur simple requête, en chambre du conseil et sans délai ; elle ne sera point motivée. La requête, le jugement et les autres actes auxquels la réclamation pourrait donner lieu seront visés pour timbre et enregistrés en débet. Aucunes requêtes, aucunes réclamations adressées, soit à l'autorité judiciaire, soit à l'autorité administrative, ne pourront être supprimées ou retenues par les chefs d'établissements, sous les peines portées au titre III ci-après.

Art. 30. — Les chefs, directeurs ou préposés responsables, ne pourront, sous les peines portées par l'article 120 du Code pénal, retenir une personne placée dans un établissement d'aliénés, dès que sa sortie aura été ordonnée par le préfet, aux termes des articles 16, 20 et 23, ou par le tribunal, aux termes de l'article 29, ni lorsque cette personne se trouvera dans les cas énoncés aux articles 13 et 14.

Art. 31. — Les commissions administratives ou de surveillance des hospices ou établissements publics d'aliénés exerceront, à l'égard des personnes non interdites qui y seront placées, les fonctions d'administrateurs provisoires. Elles désigneront un de leurs membres pour les remplir : l'administrateur, ainsi désigné, procédera au recouvrement des sommes dues à la personne placée dans l'établissement et à l'acquittement de ses dettes ; passera des baux qui ne pourront excéder trois ans, et pourra même, en vertu d'une autorisation spéciale accordée par le président du tribunal civil, faire vendre le mobilier.

Les sommes provenant, soit de la vente, soit des autres recouvrements, seront versées directement dans la caisse de l'établissement, et seront employées, s'il y a lieu, au profit de la personne placée dans l'établissement. Le cautionnement du receveur sera affecté à la garantie desdits deniers, par privilège aux créances de toute autre nature. Néanmoins les parents, l'époux ou l'épouse des personnes placées dans des établissements dirigés ou surveillés par des commissions administratives, ces commissions elles-mêmes ainsi que le procureur du roi, pourront toujours recourir aux dispositions des articles suivants.

Art. 32. — Sur la demande des parents, de l'époux ou de l'épouse, sur celle de la commission administrative ou sur la provocation, d'office, du procureur du roi, le tribunal civil du lieu de domicile pourra, conformément à l'article 497 du Code civil, nommer, en chambre du conseil, un administrateur provisoire aux biens de toute personne non interdite placée dans un établissement d'aliénés. Cette nomination n'aura lieu qu'après délibération du conseil de famille, et sur les conclusions du procureur du roi. Elle ne sera pas sujette à l'appel.

Art. 33. — Le tribunal, sur la demande de l'administrateur provisoire, ou à la diligence du procureur du roi. désignera un mandataire spécial à l'effet de représenter en justice tout individu non interdit et placé ou retenu dans un établissement d'aliénés, qui serait engagé dans une contestation judiciaire au moment du placement, ou contre lequel une action serait intentée postérieurement. Le tribunal pourra aussi, dans le cas d'urgence, désigner un mandataire spécial, à l'effet d'intenter, au nom des mêmes individus, une action mobilière ou immobilière. L'administrateur provisoire pourra, dans les deux cas, être désigné pour mandataire spécial.

Art. 34. — Les dispositions du Code civil, sur les causes qui dispensent de la tutelle, sur les incapacités, les exclusions ou les destitutions des tuteurs, sont applicables aux administrateurs provisoires nommés par le tribunal. Sur la demande des parties intéressées, ou sur celle du procureur du roi, le jugement qui nommera l'administrateur provisoire pourra en même temps constituer sur ses biens une hypothèque générale ou spéciale, jusqu'à concurrence d'une somme déterminée par ledit jugement. Le procureur du roi devra, dans le délai de quinzaine, faire inscrire cette hypothèque au bureau de la conservation : elle ne datera que du jour de l'inscription.

Art. 35. — Dans le cas où un administrateur provisoire aura été nommé par jugement, les significations à faire à la personne placée dans un établissement d'aliénés seront faites à cet administrateur. Les significations faites au domicile pourront, suivant les circonstances, être annulées par les tribunaux. Il n'est point dérogé aux dispositions de l'article 173 du Code de commerce.

Art. 36. — A défaut d'administrateur provisoire, le président, à la requête de la partie la plus diligente, commettra un notaire pour représenter les personnes non interdites placées dans les établissements d'aliénés, dans les inventaires, comptes, partages et liquidations dans lesquels elles seraient intéressées.

Art. 37. — Les pouvoirs conférés en vertu des articles précédents cesseront de plein droit dès que la personne placée dans un établissement d'aliénés n'y sera plus retenue. Les pouvoirs conférés par le tribunal en vertu de l'article 32 cesseront de plein droit à l'expiration d'un délai de trois ans : ils pourront être renouvelés. Cette disposition n'est pas applicable aux administrateurs provisoires qui seront donnés aux personnes entretenues par l'administration dans des établissements privés.

Art. 38. — Sur la demande de l'intéressé, de l'un de ses parents, de l'époux ou de l'épouse, d'un ami, ou sur la provocation d'office du procureur du roi, le tribunal pourra nommer, en chambre du conseil, par jugement non susceptible d'appel, en outre de l'administrateur provisoire, un curateur à la personne de tout individu non interdit placé dans un établissement d'aliénés, lequel devra veiller : 1° à ce que ses revenus soient employés à adoucir son sort; 2° à ce que ledit individu soit rendu au libre exercice de ses droits aussitôt que sa situation le permettra. Ce curateur ne pourra pas être choisi parmi les héritiers présomptifs de la personne placée dans un établissement d'aliénés.

Art. 39. — Les actes faits par une personne placée dans un établissement d'aliénés, pendant le temps qu'elle y aura été retenue, sans que son interdiction ait été prononcée ni provoquée, pourront être attaqués pour cause de démence, conformément à l'article 1304 du Code civil. Les dix ans de l'action en nullité courront à l'égard de la personne retenue qui aura souscrit les actes, à dater de la signification qui lui en aura été faite, ou de la connaissance qu'elle en aura eue après sa sortie définitive de la maison d'aliénés. Et, à l'égard de ses héritiers, à dater de la signification qui lui en aura été faite, ou de la connaissance qu'ils en auront eue, depuis la mort de leur auteur. Lorsque les dix ans auront commencé de courir contre celui-ci, ils continueront de courir contre les héritiers.

Art. 40. — Le ministère public sera entendu dans toutes les affaires qui intéresseront les personnes placées dans un établissement d'aliénés, lors même qu'elles ne seraient pas interdites.

TITRE III. — DISPOSITIONS GÉNÉRALES.

Art. 41. — Les contraventions aux dispositions des articles, 5, 8, 11, 12, du second paragraphe de l'article 13, des articles 15, 17, 20, 21, et du dernier paragraphe de l'article 29 de la présente loi, et aux règlements rendus en vertu de l'article 6, qui seront commises par les chefs, directeurs ou préposés responsables des établissements publics ou privés d'aliénés, et par les médecins employés dans ces établissements, seront punies d'un emprisonnement de cinq jours à un an, et d'une amende de cinquante francs à trois mille francs, ou de l'une ou de l'autre de ces peines. Il pourra être fait application de l'article 463 du Code pénal.

Asile Sainte-Anne. 1, rue Cabanis, créé en 1864 pour les aliénés des deux sexes. La clinique des maladies mentales de la Faculté se trouve à l'Asile Sainte-Anne. *Professeur* : M. Jouffroy; *chefs de clinique*, MM. Rogues de Furzac et Manheimer; *médecins en chef* : MM. Dubuisson, V....on (division des hommes), Dagonet (division des femmes), Magnan (service d'admission) : *chef du laboratoire d'anatomie pathologique* : M. Rabaud; *service dentaire* : M. Poinsot. Une école d'infirmiers et d'infirmières est annexée à l'asile. Les cours, qui ont lieu d'octobre à juin, sont confiés aux médecins de l'établissement. Les aliénés sont envoyés à Sainte-Anne, après examen du médecin chef du service du dépôt de la Préfecture de police.

Nombre de lits : 911.

L'Asile de Ville-Evrard (Seine-et-Oise). — *Médecins chefs de service* : MM. Marandon de Montyel (division des hommes), Febvré (division des femmes), Legrain (quartier spécial des alcooliques), *dentiste* : M. Hach.

Nombre de lits, 953.

A côté de l'asile, l'on a construit un pensionnat où sont reçus les malades payants. Le médecin en chef est M. Sérieux.

Asile de Vaucluse à Épinay-sur-Orge (Seine-et-Oise). — *Médecin en chef* : MM. Vigouroux (division des hommes); Boudric (division des femmes); *médecin en chef* : M. Blin; *dentiste* : M. Martinier.

Nombre de lits, 650.

A l'Asile de Vaucluse est annexée une colonie pour les enfants arriérés et idiots. *Médecin chef de service* : M. Blin.

Nombre de lits, 250.

Asile de Villejuif (Seine). — *Médecins en chef* : MM. Marcel Briand et Toulouse (division des femmes), MM. Marie et Pactet,

médecins en chef (division des hommes). *Dentiste* : M. le
Dr Capdepont.

Nombre de lits : 1140.

Annexe de Dun, par Aurun (Cher), colonie familiale. — *Médecin en chef* : M. Dupain; *médecin adjoint* : M. Vigouroux.

Le service de chirurgie pour tous les asiles de la Seine est
dirigé par M. Picqué, chirurgien des hôpitaux, *chirurgien en
chef*; le *chirurgien-adjoint* est M. Mauclaire.

Maison de Charenton, à Charenton-Saint-Maurice, a été
fondée en 1642 par Sébastien Leblanc, contrôleur des guerres, qui
la donna aux pères de la Charité, elle ne comprenait que 12 lits ;
successivement agrandie, après 1789, elle reçut deux catégories
de malades, les uns provenant de Charenton même et des communes environnantes, les autres étaient des aliénés. L'établissement situé sur les bords de la Marne fut reconstruit sur le
flanc d'un coteau qui domine la vallée de la Marne et de la Seine,
et est abrité au Nord par le bois de Vincennes. De tous les points
des terrasses étagées, le regard découvre la perspective la plus
pittoresque et la plus riante. Cette situation exceptionnelle entre
les bois et la campagne, aux portes de Paris, la pureté de l'air,
toutes les garanties de l'hygiène la plus parfaite concourent, avec
le traitement médical, à assurer aux pensionnaires les conditions
les plus favorables d'amélioration ou de guérison.

De nombreuses divisions, toutes avec portiques, galeries couvertes, cours intérieures ornées de pelouses et de corbeilles de
fleurs, salles d'hydrothérapie munies des appareils les plus perfectionnés, permettent de soigner séparément les différents
genres d'affections mentales et de classer toujours les malades
d'une manière méthodique et conforme à leur état. Des fontaines,
placées dans toutes les cours et à tous les étages, fournissent en
abondance une eau excellente. Les galeries, les cours, les salons,

les dortoirs, sont éclairés au gaz. D'immenses *calorifères à eau chaude* entretiennent dans toutes les parties de l'établissement une température égale. De nombreuses chambres, avec cabinets destinés aux domestiques, permettent de donner aux pensionnaires, moyennant un supplément, une installation particulière et très confortable. La maison ne reçoit que des malades payants, les prix diffèrent selon la classe qu'ils ont choisie. Il y a des bourses de l'État, accordées par le Ministère de l'intérieur.

Médecin : MM. Christian (service des hommes), et Ritti (service des femmes). *Chirurgien* : M. Damalix.

Nombre de lits : H., 306 ; F., 374.

Hospice des Quinze-Vingts, rue de Charenton, 28. — Cet hospice a été fondé par saint Louis en 1260, pour recevoir 300 aveugles. Le bâtiment qu'il occupe actuellement est l'ancien hôtel des Mousquetaires noirs, où il fut transféré après la démolition du premier établissement situé rue Saint-Honoré, près le Palais-Royal. Pour être admis à l'hospice il faut être Français, être atteint d'une cécité incurable, avoir au moins 40 ans, et manquer de moyens suffisants d'existence. Les pensionnaires reçoivent 500 francs par an, et une ration de pain par jour. Chacun d'eux peut se faire accompagner, le mari par sa femme, la femme par son mari.

L'hospice des Quinze-Vingts délivre en outre à des aveugles extérieurs une pension de 110 à 200 francs. Il y a tous les jours une consultation pour les malades du dehors. Des conférences cliniques et d'anatomie pathologique ont lieu plusieurs fois par semaine, par les médecins de l'établissement.

Médecin : M. Bonnefoy. *Médecin adjoint* : M. Binet. *Médecins de la clinique* : MM. Trousseau et Chevallereau. *Médecins adjoints* : MM. Valade et Kalt.

Nombre de lits : 500.

L'Institution des jeunes aveugles, 56, boulevard des Invalides, a été fondée en 1784 par Valentin Haüy et reconnue d'utilité publique en 1791. Installée d'abord dans les bâtiments de l'ancien séminaire Saint-Firmin, rue Saint-Victor, elle a été transférée en 1843 dans le bâtiment actuel. Pour être admis, les enfants doivent être âgés de neuf à treize ans et frappés de cécité incurable. La durée du séjour est de huit ans. Les places gratuites sont au nombre de 120, accordées par le Ministère de l'intérieur, et d'un autre nombre non limité, à l'aide de bourses fondées par les départements. Ces bourses sont de 600 francs. Le prix de la pension est de 1000 francs pour les payants. L'enseignement donné aux aveugles est aussi complet que possible : langues vivantes, musique, professions manuelles diverses, exercices physiques. La maison peut contenir 300 enfants. Presque tous les professeurs sont aveugles.

Médecin : M. Claisse.

L'Institution des sourds-muets, rue Saint-Jacques, 256, a été fondée par l'abbé de l'Épée en 1785 pour 40 enfants qu'il logeait et nourrissait dans sa maison, en même temps qu'il les instruisait. Le bâtiment qu'elle occupe aujourd'hui est l'ancien séminaire de Saint-Magloire. Depuis 1859 elle reçoit des enfants du sexe masculin de dix à vingt et un ans. Le Ministère de l'intérieur dispose de 140 bourses, les Conseils des départements et des communes peuvent aussi fonder des bourses, moyennant un versement de 600 francs.

Les boursiers doivent être âgés de dix à quatorze ans. Des certificats doivent constater leur indigence et leur infirmité. Les places payantes coûtent 1000 francs. La durée des études est de sept ans. L'enseignement comprend la langue écrite, l'articulation de la parole, la lecture sur les lèvres, à l'aide des méthodes récentes, plus des notions d'arithmétique, les professions manuelles; il y a même un enseignement supérieur pour les élèves qui se destinent à une carrière libérale. On y a joint depuis quelques années un cours à l'usage des bègues. Une consultation pour les malades externes a lieu trois fois par semaine.

Médecins : MM. Charles Leroux, Tscherning. *Médecin oculiste* : M. Tscherning. *Médecin dentiste* : M. Jarre. *Chirurgien chef* du service de la clinique otologique : M. Ménière. *Médecins adjoints* : MM. Castex et Grossard. *Chef de clinique* : M. Ozun.

Nombre de lits :

L'Asile de Vincennes a été créé par décret du 8 mars 1855 et ouvert le 31 août 1857. Il est destiné à recevoir temporairement, pendant leur convalescence, les malades hommes envoyés par les hôpitaux et les bureaux de bienfaisance du département de la Seine, les ouvriers blessés en travaillant sur les chantiers publics du même département et ceux appartenant à une Société qui a contracté un abonnement avec l'asile. Il reçoit aussi des malades payants. Les convalescents peuvent travailler pour la maison; ils reçoivent une rétribution. Des omnibus vont chercher les malades à leur domicile ou à l'hôpital et les y ramènent.

Médecins : MM. Bloch et Delfau. Nombre de lits : 420.

L'Asile du Vésinet a été créé par décret du 8 mars 1855 en même temps que celui de Vincennes, et il a été ouvert le 29 septembre 1859. Il est spécialement destiné à recevoir les femmes convalescentes, dans les mêmes conditions que les convalescents hommes.

Médecins : MM. Capmas, médecin résidant; Lelièvre, médecin adjoint.

Nombre de lits : 400.

L'Asile de Vacassy a été fondé en 1876 à la suite d'un legs de M. Vacassy « pour recevoir, lorsqu'ils auront cessé d'être en

« traitement, des indigents ayant subi à Paris des accidents
« quelconques ayant entraîné, pour les victimes, une mutilation
« ou une infirmité les frappant de l'incapacité de subvenir par
« leur travail à leur existence ».

Même service médical que celui de l'asile de Vincennes.
Nombre de lits : 56.

L'Asile de la Providence, rue des Martyrs, 77, a été fondé
en 1864 par M. et Mme Micault de la Vieuville, pour servir de
retraite aux vieillards des deux sexes, âgés de soixante ans au
moins, domiciliés à Paris. La pension est de 900 francs. Il y a
cinq places gratuites, savoir : deux à la disposition de la famille
des donateurs, deux à la disposition du Ministère de l'intérieur,
une à la disposition du Conseil municipal. Le Ministère de l'intérieur dispose aussi de dix-huit places payantes.

Médecin : M. Raoux. *Médecin adjoint* : M. Mesnard.
Nombre de lits : 55.

PROTECTION DES ENFANTS DU PREMIER AGE
ENFANTS ASSISTÉS, ENFANTS MORALEMENT ABANDONNÉS

PROTECTION DES ENFANTS DU PREMIER AGE

Nous donnons ci-après le texte de la loi de *protection des
enfants du premier âge*, loi due à l'initiative et à la bienfaisante
persistance d'un médecin philanthrope éminent, M. Roussel,
sénateur. Cette loi qui a sauvé la vie à des milliers de petits
enfants, est connue sous le nom de loi Roussel, dénomination
qui est un témoignage de reconnaissance envers l'auteur de cette
humaine loi.

LOI *du 23 décembre 1874 relative à la protection des enfants du premier âge et, en particulier, des nourrissons.*

Article 1er. — Tout enfant, âgé de moins de deux ans, qui est placé, moyennant salaire, en nourrice, en sevrage ou en garde, hors du domicile de ses parents, devient, par ce fait, l'objet d'une surveillance de l'autorité publique, ayant pour but de protéger sa vie et sa santé.

Art. 2. — La surveillance instituée par la présente loi est confiée, dans le département de la Seine, au préfet de police, et, dans les autres départements, aux préfets. Ces fonctionnaires sont assistés d'un comité ayant pour mission d'étudier et de proposer les mesures à prendre, et composé comme il suit : Deux membres du Conseil général, désignés par ce Conseil ; dans le département de la Seine, le directeur de l'Assistance publique, et dans les autres départements, l'inspecteur du service des enfants assistés ; six autres membres, nommés par le préfet, dont un pris parmi les médecins membres du Conseil départemental d'hygiène publique et trois pris parmi les administrateurs des Sociétés légalement reconnues qui s'occupent de l'enfance, notamment des *Sociétés protectrices de l'enfance,* des *Sociétés de charité maternelle,* des *Crèches* ou *Sociétés des crèches,* ou, à leur défaut, parmi les membres des commissions administratives des hospices et des bureaux de bienfaisance.

Des commissions locales sont instituées, par un arrêté du préfet, après avis du Comité départemental, dans les parties du département où l'utilité en sera reconnue, pour concourir à l'application de mesures de protection des enfants et de surveillance des nourrices et gardeuses d'enfants. Deux mères de famille font partie de chaque commission locale. Les fonctions instituées par le présent article sont gratuites.

Art. 3. — Il est institué près le Ministère de l'intérieur un Comité supérieur de protection des enfants du premier âge, qui a pour mission de réunir et coordonner les documents transmis par les comités départementaux, d'adresser chaque année au Ministre un rapport sur les travaux de ces Comités, sur la mortalité des enfants et sur les mesures les plus propres à assurer et étendre les bienfaits de la loi, et de proposer, s'il y a lieu, d'accorder des récompenses honorifiques aux personnes qui se sont distinguées par leur dévouement et leurs services. Un membre de l'Académie de médecine, désigné par cette

Académie, les présidents de la *Société protectrice de l'enfance de Paris*, de la *Société de charité maternelle* et de la *Société des Crèches*, font partie de ce Comité. Les autres membres, au nombre de sept, sont nommés par décret du Président de la République. Les fonctions de membre du Comité supérieur sont gratuites.

Art. 4. — Il est publié, chaque année, par les soins du Ministre de l'intérieur, une statistique détaillée de la mortalité des enfants du premier âge et, spécialement des enfants placés en nourrice, en sevrage ou en garde. Le Ministre adresse, en outre, chaque année, au Président de la République, un rapport officiel sur l'exécution de la présente loi.

Art. 5. — Dans les départements où l'utilité d'établir une inspection médicale des enfants en nourrice, en sevrage ou en garde, est reconnue par le Ministre de l'intérieur, le Comité supérieur consulté, un ou plusieurs médecins sont chargés de cette inspection. La nomination de ces inspecteurs appartient aux préfets.

Art. 6. — Sont soumis à la surveillance instituée par la présente loi, toute personne ayant un nourrisson ou un ou plusieurs enfants en sevrage ou en garde, placés chez elle moyennant salaire ; les bureaux de placement et tous les intermédiaires qui s'emploient au placement des enfants en nourrice, en sevrage ou en garde. Le refus de recevoir la visite du médecin inspecteur, du maire de la commune, ou de toutes autres personnes déléguées ou autorisées en vertu de la présente loi, est puni d'une amende de cinq à quinze francs (5 à 15 fr.). Un emprisonnement de un à cinq jours peut être prononcé si le refus dont il s'agit est accompagné d'injures ou de violences.

Art. 7. — Toute personne qui place un enfant en nourrice, en sevrage ou en garde, moyennant salaire, est tenue, sous les peines portées par l'article 346 du Code pénal, d'en faire la déclaration à la mairie de la commune où a été faite la déclaration de naissance de l'enfant, ou à la mairie de la résidence actuelle du déclarant, en indiquant, dans ce cas, le lieu de la naissance de l'enfant, et de remettre à la nourrice ou à la gardeuse un bulletin contenant un extrait de l'acte de naissance de l'enfant qui lui est confié.

Art. 8. — Toute personne qui veut se procurer un nourrisson ou un ou plusieurs enfants en sevrage ou en garde, est tenue de se munir préalablement des certificats exigés par les règlements pour indiquer son état civil et justifier de son aptitude à nourrir ou à recevoir des enfants en sevrage ou en garde. Toute personne qui veut se placer

comme nourrice sur lieu est tenue de se munir d'un certificat du maire
de sa résidence, indiquant si son dernier enfant est vivant, et constatant qu'il est âgé de sept mois révolus, ou, s'il n'a pas atteint cet âge,
qu'il est allaité par une autre femme remplissant les conditions qui
seront déterminées par le règlement d'administration publique prescrit
par l'article 12 de la présente loi. Toute déclaration ou énonciation
reconnue fausse dans lesdits certificats entraîne l'application au certificateur des peines portées au § 1er de l'article 155 du Code pénal.

Art. 9. — Toute personne qui a reçu chez elle, moyennant salaire,
un nourrisson ou un enfant en sevrage ou en garde, est tenue, sous les
peines portées à l'article 346 du Code pénal : 1° d'en faire la déclaration à la mairie de la commune de son domicile dans les trois jours
de l'arrivée de l'enfant, et de remettre le bulletin mentionné en l'article 7 ; 2° de faire, en cas de changement de résidence, la même
déclaration à la mairie de sa nouvelle résidence ; 3° de déclarer, dans
le même délai, le retrait de l'enfant par ses parents ou la remise de
cet enfant à une autre personne, pour quelque cause que cette remise
ait lieu ; 4° en cas de décès de l'enfant, de déclarer ce décès dans les
vingt-quatre heures. Après avoir inscrit ces déclarations au registre
mentionné à l'article suivant, le maire en donne avis, dans le délai de
trois jours, au maire de la commune où a été faite la déclaration prescrite par l'article 7. Le maire de cette dernière commune donne avis,
dans le même délai, des déclarations prescrites par les n°ˢ 2, 8 et 9 ci-dessus, aux auteurs de la déclaration de mise en nourrice, en sevrage
ou en garde.

Art. 10. — Il est ouvert dans les mairies un registre spécial pour
les déclarations ci-dessus prescrites. Ce registre est coté, paraphé et
vérifié tous les ans par le juge de paix. Ce magistrat fait un rapport
annuel au procureur de la République, qui le transmet au préfet, sur
les résultats de cette vérification. En cas d'absence ou de tenue irrégulière du registre, le maire est passible de la peine édictée à l'article 50
du Code civil.

Art. 11. — Nul ne peut ouvrir ou diriger un bureau de nourrices,
ni exercer la profession d'intermédiaire pour le placement des enfants
en nourrice, en sevrage ou en garde, et le louage des nourrices, sans
en avoir obtenu l'autorisation préalable du préfet de police, dans le
département de la Seine, ou du préfet, dans les autres départements.

Toute personne qui exerce, sans autorisation, l'une ou l'autre de ces
professions, ou qui néglige de se conformer aux conditions de l'auto-

risation ou aux prescriptions des règlements, est punie d'une amende de seize à cent francs (16 à 100 fr.). En cas de récidive, la peine d'emprisonnement prévue par l'article 480 du Code pénal peut être prononcée. Ces mêmes peines sont applicables à toute sage-femme et à tout autre intermédiaire qui entreprend, sans autorisation, de placer des enfants en nourrice, en sevrage ou en garde. Si, par suite de la contravention ou par suite d'une négligence de la part d'une nourrice ou d'une gardeuse, il est résulté un dommage pour la santé d'un ou de plusieurs enfants, la peine d'emprisonnement de un à cinq jours peut être prononcée. En cas de décès d'un enfant, l'application des peines portées à l'article 819 du Code pénal peut être prononcée.

Art. 12. — Un règlement d'administration publique déterminera :

1° Les modes d'organisation du service de surveillance institué par la présente loi, l'organisation de l'inspection médicale, les attributions et les devoirs des médecins inspecteurs, le traitement de ces inspecteurs, les attributions et devoirs de toutes les personnes chargées des visites ;

2° Les obligations imposées aux nourrices, aux directeurs des bureaux de placement et à tous les intermédiaires du placement des enfants ;

3° La forme des déclarations, registres, certificats des maires et des médecins et autres pièces exigées par les règlements.

Le préfet peut, après avis du comité départemental, prescrire, par un règlement particulier, des dispositions en rapport avec les circonstances et les besoins locaux.

Art. 13. — En dehors des pénalités spécifiées dans les articles précédents, toute infraction aux dispositions de la présente loi et des règlements d'administration publique qui s'y rattachent est punie d'une amende de cinq à quinze francs (5 à 15 fr.). Sont applicables à tous les cas prévus par la présente loi le dernier paragraphe de l'article 463 du Code pénal et les articles 482, 483 du même Code.

Art. 14. — Les mois de nourrice dus par les parents ou par toute autre personne font partie des créances privilégiées et prennent rang entre les nᵒˢ 3 et 4 de l'article 2101 du code Civil.

Art. 15. — Les dépenses auxquelles l'exécution de la présente loi donnera lieu sont mises, par moitié, à la charge de l'État et des départements intéressés. La portion à la charge des départements est supportée par les départements d'origine des enfants et par ceux où les enfants sont placés en nourrice, en sevrage ou en garde, proportionnellement au nombre desdits enfants.

RÈGLEMENT d'administration publique du 27 février 1877.

TITRE 1er. — ORGANISATION DU SERVICE.

Article 1er. — La surveillance instituée par la loi du 23 décembre 1874 en faveur des enfants au-dessous de deux ans, placés, moyennant salaire, en nourrice, en sevrage ou en garde, hors du domicile de leurs parents, est exercée, sous l'autorité du préfet assisté du comité départemental, par des commissions locales, par les maires, par des médecins inspecteurs et par l'inspecteur des enfants assistés du département.

1re Section. *Des Commissions locales.* — Art. 2. — Les commissions locales, instituées conformément à l'article 2 de la loi du 28 décembre 1874, sont présidées par le maire de la commune. L'arrêté préfectoral qui institue la commission fixe le nombre de ses membres. La commission comprend nécessairement deux mères de famille, le curé, et dans les communes où siège un conseil presbytéral ou un consistoire israélite, un délégué de chacun de ces conseils. Le médecin inspecteur nommé en exécution de l'article 5 de la loi est convoqué aux séances des commissions de sa circonscription ; il y a voix consultative.

Art. 3. — Les membres des commissions sont nommés et révoqués par le préfet.

Art. 4. — A Paris et à Lyon, il y aura dans chaque arrondissement municipal une commission instituée conformément aux articles qui précèdent, et présidée par le maire de l'arrondissement. Il pourra être adjoint à la commission des visiteurs rétribués ; leur nombre et le taux de leur traitement seront déterminés par le Ministre de l'intérieur, sur la proposition du préfet de police pour Paris, et du préfet du Rhône pour Lyon. Ces visiteurs assisteront aux délibérations de la commission d'arrondissement, avec voix consultative. Le Ministre de l'intérieur pourra également instituer, sur la proposition du préfet, des visiteurs rétribués dans les autres communes où la nécessité en sera reconnue.

Art. 5. — La commission se réunit au moins une fois par mois ; elle peut être convoquée extraordinairement par le maire, soit d'office, soit sur la demande d'un des membres de la commission ou du médecin inspecteur. Les séances de la commission se tiennent à la mairie.

Art. 6. — La commission répartit entre ses membres la surveillance des enfants à visiter au domicile de la nourrice, sevreuse ou gardeuse.

Chaque membre doit rendre compte à la commission des faits qu'il a constatés dans ses visites périodiques.

Art. 7. — Si la commission juge que la vie ou la santé d'un enfant est compromise, elle peut, après avoir mis en demeure les parents et pris les avis du médecin inspecteur, retirer l'enfant à la nourrice, sevreuse ou gardeuse et le placer provisoirement chez une autre personne. Elle doit, dans les vingt-quatre heures, rendre compte de sa décision au préfet et prévenir de nouveau les parents.

En cas de péril imminent, le président de la commission prend d'urgence et provisoirement les mesures nécessaires ; il doit, dans les vingt-quatre heures, informer de sa décision la commission locale, le médecin inspecteur et le préfet, et avertir les parents. Dans les communes où n'a pas été institué de commission locale, le maire exerce les pouvoirs conférés à ces commissions par le présent article. Les mesures prises par les autorités locales, en vertu du présent article, sont purement provisoires ; le préfet statue.

Art. 8. — La commission signale au préfet, dans un rapport annuel, les nourrices qui mériteraient une mention spéciale, à raison des bons soins qu'elles donnent aux enfants qui leur sont confiés.

2e Section. — *Médecins inspecteurs.* — Art. 9. — Des médecins inspecteurs, institués conformément à l'article 5 de la loi, sont chargés de visiter les enfants placés en nourrice, en sevrage ou en garde dans leur circonscription.

Art. 10. — Le médecin inspecteur doit se transporter au domicile de la nourrice, sevreuse ou gardeuse, pour y voir l'enfant, dans la huitaine du jour où, en exécution de l'article 24 ci-après, il est prévenu par le maire de l'arrivée de l'enfant dans la commune.

Il doit ensuite visiter l'enfant au moins une fois par mois et à toute réquisition du maire.

Art. 11. — Après chaque visite, le médecin inspecteur vise le carnet délivré à la nourrice sevreuse ou gardeuse, en exécution de l'article 30 ci-après, et il y inscrit ses observations ; il transmet au maire un bulletin indiquant la date et les résultats de sa visite. Ce bulletin est communiqué à la commission locale. En cas de décès de l'enfant, il mentionne sur le bulletin la date et les causes du décès.

Art. 12. — Le médecin inspecteur rend compte immédiatement au maire et au préfet des faits qu'il aurait constatés dans ses visites, et qui mériteraient leur attention. Chaque année, il adresse un rapport sur l'état général de sa circonscription au préfet, qui le communique à l'inspecteur départemental du service des enfants assistés et au comité départemental.

Art. 13. — Si le médecin reconnaît, soit chez la nourrice, soit chez l'enfant, les symptômes d'une maladie contagieuse, il constate l'état de l'enfant et celui de la nourrice, et il peut faire cesser l'allaitement naturel. Dans ce cas, ainsi que lorsqu'il constate une grossesse, il informe le maire, qui doit aviser les parents, sans préjudice, s'il y a lieu, des mesures autorisées par l'article 7.

Art. 14. — Dès que le maire apprend qu'un enfant placé en nourrice ou en garde dans la commune est malade et manque de soins médicaux, il prévient le médecin inspecteur de la circonscription, et si celui-ci est empêché, il requiert le médecin le moins éloigné de la résidence de l'enfant. Ce dernier doit, si l'enfant succombe, mentionner les causes du décès dans un bulletin spécial, ainsi qu'il est prescrit à l'article 11 pour le médecin inspecteur.

Art. 15. — Les médecins inspecteurs reçoivent, à titre d'honoraires, des émoluments qui sont fixés par le Ministre, sur la proposition du préfet, après avis du conseil général.

3e Section. — *De l'inspection départementale*. — Art. 16. — L'inspecteur du service des enfants assistés est chargé, sous l'autorité du préfet, de centraliser tous les documents relatifs à la surveillance instituée par la loi. Chaque année, il présente un rapport sur l'exécution du service dans le département, et il rend compte du résultat de ses tournées.

4e Section. — *Des comités départementaux*. — Art. 17. — Les membres des comités départementaux sont nommés pour trois ans. Le membre qui sera nommé à la suite d'une vacance sortira du comité au moment où serait sorti le membre qu'il a remplacé. Les membres sortants sont rééligibles.

Art. 18. — Le comité départemental élit un président et un secrétaire. Il se réunit au moins une fois par mois. Il peut être convoqué extraordinairement par son président ou par le préfet, soit d'office, soit sur la demande d'un de ses membres.

Art. 19. — Le préfet lui communique les rapports qui lui sont envoyés par les commissions locales et par les médecins inspecteurs, ainsi que le rapport d'ensemble présenté annuellement par l'inspecteur départemental.

TITRE II. — PLACEMENTS.

1re Section. — *De la déclaration imposée à toute personne qui place un enfant en nourrice, en sevrage ou en garde, moyennant salaire.* — Art. 20. — Tout officier de l'état civil qui reçoit une déclaration de naissance, doit rappeler au déclarant les dispositions édictées par l'article 7 de la loi du 23 décembre 1874.

Art. 21. — La déclaration prescrite par ledit article à toute personne qui place un enfant en nourrice, en sevrage ou en garde, moyennant salaire, est inscrite sur le registre spécial prévu par l'article 10 de la loi. Elle est signée par le déclarant. Elle fait connaître : 1° les nom et prénoms, le sexe, la date et le lieu de la naissance de l'enfant ; 2° s'il est baptisé ou non ; 3° les nom, prénoms, profession et domicile des parents ; 4° les nom, prénoms et domicile de la nourrice, sevreuse ou gardeuse à laquelle l'enfant est confié ; 5° les conditions du contrat intervenu avec la nourrice, sevreuse ou gardeuse.

Art. 22. — Le déclarant doit produire le carnet délivré à la nourrice. Le maire qui reçoit la déclaration transcrit sur le carnet de la nourrice les indications portées par les n°s 1, 2, 3 et 5, de l'article précédent.

Art. 23. — Si l'enfant est envoyé dans une commune autre que celle où la déclaration est faite, le maire qui reçoit la déclaration en transmet copie dans les trois jours au maire de la commune où l'enfant doit être conduit.

Art. 24. — Le maire, averti par suite d'une déclaration faite, soit par les parents en exécution de l'article 7 de la loi, soit par la nourrice en exécution de l'article 9, qu'un enfant est placé dans sa commune, en nourrice, en sevrage ou en garde, moyennant salaire, doit, dans les trois jours, transmettre une copie de la déclaration au médecin inspecteur de la circonscription.

2e Section. — *Des obligations imposées aux nourrices, sevreuses ou gardeuses qui prennent des enfants chez elles moyennant salaire.* — Art. 25. — Il est interdit à toute nourrice d'allaiter un autre enfant que son nourrisson, à moins d'une autorisation spéciale et écrite, donnée par le médecin inspecteur, ou s'il n'existe pas de médecin inspecteur dans le canton, par un docteur en médecine ou un officier de santé.

Art. 26. — Nulle sevreuse ou gardeuse ne peut se charger de plus

de deux enfants à la fois, à moins d'une autorisation spéciale et écrite
donnée par la commission locale, et, à défaut de commission locale,
par le maire.

Art. 27. — Toute femme qui veut prendre chez elle un enfant en
nourrice, doit préalablement obtenir un certificat du maire de sa commune et un certificat médical. Elle doit, en outre, se munir du carnet
spécifié à l'article 30.

Art. 28. — Le certificat délivré par le maire doit être revêtu du
sceau de la mairie et contenir les indications suivantes : 1° nom, prénoms, signalement, domicile et profession de la nourrice, date et lieu
de sa naissance; 2° état civil de la nourrice, nom, prénoms et profession de son mari; 3° date de la naissance de son dernier enfant, et si
cet enfant est vivant. Le certificat fera connaître si le mari a donné
son consentement; il contiendra les renseignements que pourra fournir
le maire sur la conduite et les moyens d'existence de la nourrice, sur
la salubrité et la propreté de son habitation. Il constatera la déclaration de la nourrice qu'elle est pourvue d'un garde-feu et d'un berceau.

Sur l'interpellation du maire, la nourrice déclarera si elle a déjà
élevé un ou plusieurs enfants moyennant salaire; elle indiquera l'époque à laquelle elle a été chargée de ces enfants, la date et la cause des
retraits, et si elle est restée munie des carnets qui lui auraient été précédemment délivrés. Le maire mentionnera dans le certificat les
réponses de la nourrice.

Art. 29. — Le certificat médical est délivré par le médecin inspecteur, ou, à défaut de médecin inspecteur habitant la commune où
réside la nourrice, par un docteur en médecine ou par un officier de
santé; il peut également être délivré dans la commune où la nourrice
vient prendre l'enfant; il est dûment légalisé et visé par le maire; il
doit attester : 1° que la nourrice remplit les conditions désirables pour
élever un nourrisson; 2° qu'elle n'a ni infirmités, ni maladie contagieuse; qu'elle est vaccinée.

Art. 30. — Le carnet est délivré gratuitement, à Paris, par le préfet
de police; à Lyon, par le préfet du Rhône; dans les autres communes,
par le maire. La nourrice peut l'obtenir soit dans la commune où elle
réside, soit dans celle où elle vient chercher un enfant; dans ce dernier
cas, elle doit produire le certificat du maire de sa commune. Elle doit
se pourvoir d'un carnet nouveau chaque fois qu'elle prend un nouveau
nourrisson. Le certificat délivré à la nourrice par le maire de sa

commune et le certificat médical sont inscrits sur le carnet. S'ils ont été délivrés à part, ils y sont textuellement transcrits.

Le carnet est disposé de manière à recevoir en outre les mentions suivantes : 1° L'extrait de l'acte de naissance de l'enfant, la date et le lieu de son baptême, les noms, profession et demeure des parents ou des ayants droit à défaut de parents connus, la date et le lieu de la déclaration faite en exécution de l'article 7 de la loi ; 2° la composition de la layette remise à la nourrice ; 3° les dates des paiements des salaires ; 4° le certificat de vaccine ; 5° les dates des visites du médecin inspecteur et des membres de la commission locale, avec leurs observations ; 6° les déclarations prescrites par l'article 9 de la loi.

Le carnet reproduit le texte des articles du Code pénal, du règlement d'administration publique et du règlement particulier fait par le préfet en exécution de l'article 12 de la loi, qui intéressent directement les nourrices, sevreuses ou gardeuses, les intermédiaires et les directeurs de bureaux de placement. Il contient en outre des notions élémentaires sur l'hygiène du premier âge.

Art. 31. — Les conditions concernant les certificats, l'inscription et le carnet sont applicables aux femmes qui veulent se charger d'enfants en sevrage ou en garde, à l'exception de la condition d'aptitude à l'allaitement au sein.

Art. 32. — Si l'enfant n'a pas été vacciné, la nourrice doit le faire vacciner dans les trois mois du jour où il lui a été confié.

Art. 33. — La nourrice, sevreuse ou gardeuse ne peut, sous aucun prétexte, se décharger, même temporairement, du soin d'élever l'enfant qui lui a été confié, en le remettant à une autre nourrice, sevreuse ou gardeuse, à moins d'une autorisation écrite donnée par les parents ou par le maire après avis du médecin inspecteur.

Art. 34. — La nourrice, sevreuse ou gardeuse, qui veut rendre l'enfant confié à ses soins avant qu'il lui ait été réclamé, doit en prévenir le maire.

3e Section. — *Des bureaux de nourrices, des meneurs et meneuses.* — Art. 35. — La demande en autorisation d'ouvrir un bureau de nourrices ou d'exercer la profession de placer des enfants en nourrice, en sevrage ou en garde est adressée au préfet du département où le pétitionnaire est domicilié. Elle fait connaître les départements dans lesquels celui-ci se propose de prendre ou de placer des enfants. Le préfet communique la demande aux préfets des autres départements intéressés, et s'assure de la moralité du demandeur. Il fait examiner les locaux affectés aux nourrices et aux enfants, s'il s'agit d'un bureau de placement, ou les voitures affectées au transport des nourrices et de leurs nourrissons, s'il s'agit de meneurs ou de meneuses.

L'arrêté d'autorisation détermine les conditions particulières auxquelles le permissionnaire est astreint dans l'intérêt de la salubrité, des mœurs et de l'ordre public. Ces conditions sont affichées dans l'intérieur des bureaux, ainsi que les prescriptions légales et réglementaires imposées aux directeurs de bureaux et aux meneurs ou meneuses, et les peines édictées par l'article 6 de la loi contre ceux qui refuseraient de recevoir la visite des personnes autorisées en vertu de ladite loi. L'autorisation peut toujours être retirée.

Dans le cas où l'industrie doit être exercée dans plusieurs départements, il est donné avis de l'arrêté d'autorisation ou de l'arrêté de retrait aux préfets de tous les départements intéressés.

Art. 36. — Il est interdit aux directeurs des bureaux de nourrices et à leurs agents de s'entremettre pour procurer des nourrissons à des nourrices qui ne seraient pas munies des pièces mentionnées aux articles 27, 28, 29 et 30. Il est défendu aux meneurs et aux meneuses de reconduire des nourrices dans leurs communes avec des nourrissons, sans qu'elles soient munies de ces pièces.

Art. 37. — Les directeurs de bureaux et les logeurs de nourrices sont tenus d'avoir un registre coté et paraphé, à Paris et à Lyon par le commissaire de police de leur quartier, et dans les autres communes par le maire. Sur ce registre doivent être inscrits les nom et prénoms, le lieu et la date de naissance, la profession et le domicile de la nourrice, le nom et la profession de son mari.

Art. 38. — Aucun établissement destiné à recevoir en nourrice ou en garde des enfants au-dessous de deux ans ne peut subsister ni s'ouvrir sans l'autorisation du préfet de police dans le département de la Seine, et des préfets dans les autres départements. L'autorisation peut toujours être retirée. Les nourrices employées dans ces établissements sont assimilées aux nourrices sur lieu.

Titre III. — Registres.

1re Section. — *Registres des mairies.* — Art. 39. — Il est ouvert dans chaque mairie deux registres destinés à recevoir, le premier, les déclarations imposées par l'article 7 de la loi à toute personne qui place, moyennant salaire, un enfant en nourrice, en sevrage ou en garde; le second, les déclarations imposées par l'article 9 à toute personne qui se charge d'un enfant dans ces conditions.

2ᵉ Section. — *Registres des médecins inspecteurs.* — Art. 40. — Le médecin inspecteur tient à jour un livre sur lequel il inscrit les nourrices, sevreuses ou gardeuses, et les enfants qui leur sont confiés. Ce livre mentionne dans des colonnes spéciales : 1° les noms, prénoms, professions et adresses des nourrices, sevreuses ou gardeuses; 2° la date des deux certificats et du carnet mentionnés à l'article 27 du présent règlement; 3° les nom, prénoms, sexe, état-civil de l'enfant, ainsi que la date et le lieu de sa naissance; 4° la date de son placement; 5° la date et le motif des visites du médecin étranger au service, qui aurait été appelé par la nourrice, ainsi que la date et le résultat de ses visites personnelles; 6° la date et les causes du retrait de l'enfant ou du décès, s'il a eu lieu chez la nourrice; 7° les observations concernant l'enfant et la nourrice, sevreuse ou gardeuse.

3ᵉ Section. — *Registre des commissions locales.* — Art. 41. — Le secrétaire de la commission locale devra tenir au courant un registre en deux parties, contenant, d'une part, les délibérations et les décisions de la commission, et, d'autre part, les noms et adresses de toutes les nourrices, sevreuses ou gardeuses de la commune, les noms des enfants qui leur sont confiés et la date des visites faites aux nourrices, sevreuses ou gardeuses, par les membres de la commission. Le médecin inspecteur appose mensuellement son visa sur ce registre.

Conseils élémentaires aux mères et aux nourrices

rédigés et complétés par la Commission de l'hygiène de l'enfance de l'Académie de médecine (novembre 1892).

Allaitement naturel. — 1° L'allaitement de l'enfant nouveau-né par sa mère ou, à son défaut, par une nourrice sous les yeux de la famille, est le mode de nourriture qui donne les résultats les plus heureux, et diminue le plus les chances de mortalité des enfants.

2° Le lait doit constituer la principale nourriture de l'enfant pendant sa première année au moins, c'est-à-dire jusqu'après l'apparition des dix ou douze premières dents.

3° Il est dangereux de donner à l'enfant, dès les premiers mois, une nourriture solide, et il ne faut pas oublier que c'est l'alimentation prématurée qui fait le plus de victimes chez les jeunes enfants.

4° Pendant les deux premiers jours qui suivent la naissance, et en attendant la montée du lait chez la mère ou l'arrivée d'une nourrice, l'enfant peut être alimenté avec de l'eau légèrement sucrée et tiédie, dont on donne une ou deux cuillerées à dessert toutes les deux heures et selon ses besoins, en y ajoutant, s'il le faut, un peu de lait.

5° Dès qu'il prend le sein, l'enfant doit y être mis toutes les deux heures environ, et moins souvent pendant la nuit. Il faut, toutefois, proportionner le nombre des tétées à ses besoins, à son appétit et à sa force.

6° Il ne faut jamais réveiller l'enfant pour le mettre au sein, à moins qu'il ne soit très faible, et que son sommeil se prolonge au delà de trois heures pendant le jour, et de cinq ou six heures pendant la nuit.

7° Il est très dangereux que la mère ou la nourrice couchent l'enfant dans leur lit, et le médecin doit le leur défendre absolument.

8° En cas de grossesse, toute mère ou nourrice doit progressivement cesser l'allaitement pour ne pas compromettre la santé du nourrisson.

Allaitement mixte. — 9° En cas d'insuffisance du lait de la mère, ou de fatigue, ou de maladie de celle-ci, on peut, après les deux ou trois premiers mois d'allaitement, et même plus tôt, dans certaines circonstances, alterner les tétées, deux ou trois fois dans les vingt-quatre heures avec l'allaitement artificiel, selon les règles indiquées ci-dessous.

Allaitement artificiel. — 10° Si la mère ne peut allaiter, et si l'on ne peut se procurer une nourrice, il faut nourrir l'enfant avec le lait d'un animal (ânesse, vache ou chèvre).

Dès le deuxième jour de la naissance, on donne soit du lait d'ânesse pur, soit, à son défaut, du lait de vache ou de chèvre, additionné d'eau. Ce lait sera pris, s'il est possible, au commencement de la traite, et sur un animal ayant récemment mis bas.

11° Le coupage du lait de vache ou de chèvre doit être opéré avec de l'eau pure bouillie, et non avec des infusions ou des décoctions. Sauf dans les cas d'indispositions (voyez plus loin), ce coupage doit se faire et être donné dans les proportions suivantes :

12° Pendant les huit premiers jours, moitié lait pur et moitié eau; en donner deux à trois cuillerées à bouche toutes les deux heures;

Pendant les jours suivants jusqu'à la fin du premier mois, deux tiers de lait pur et un tiers d'eau ; quatre à cinq cuillerées à bouche toutes les deux heures, selon la tolérance de l'estomac.

Dès le commencement du deuxième mois, le coupage du lait pourra être réduit au quart (trois quarts de lait pur, un quart d'eau), et la dose du liquide portée à un demi-verre environ toutes les deux heures.

Au troisième mois et les mois suivants, cette dose sera d'un verre toutes les trois heures. Ce n'est qu'à partir du troisième mois que le lait sera donné pur.

13° La quantité de lait coupé ou pur varie d'ailleurs suivant l'appétit, les aptitudes digestives et l'état de santé ou de maladie de l'enfant, selon aussi la force et la pureté du lait.

14° Autant que possible, le lait sera renouvelé toutes les douze heures (traites du matin et du soir). Il doit être chauffé jusqu'à l'ébullition, puis écrémé et conservé au frais dans un vase de terre ou de porcelaine d'une parfaite propreté. Pour le donner ensuite à l'enfant, il sera tiédi au bain-marie ou sur la cendre chaude.

15° Quel que soit le vase dont on se sert pour faire boire le lait (cuiller, petit pot, verre ou biberon), il ne faut pas que ce vase soit en étain ou en plomb; et, s'il s'agit d'un biberon, il faut que l'embout soit fait de la substance du vase ou en caoutchouc naturel, et non en caoutchouc vulcanisé.

Le biberon à tube est funeste et doit être absolument proscrit.

Un même biberon ne doit jamais servir à plusieurs enfants.

16° Ces divers vases ne doivent contenir que la quantité de lait nécessaire pour chaque repas, et il faut jeter le lait restant au fond du vase, parce qu'il pourrait s'aigrir.

17° Il faut aussi que ces vases soient nettoyés avec soin chaque fois que l'on s'en est servi, et tenus dans un état d'extrême propreté. Dans l'intervalle des repas, le biberon restera plongé dans de l'eau que l'on aura purifiée par l'ébullition. Si l'on ne prenait ces précautions indispensables, le nouveau lait déposé dans les vases à boire s'altérerait, et déterminerait bientôt des accidents (coliques, diarrhée) qui sont la principale cause de la mortalité des enfants.

18° C'est pour ce motif qu'il faut éviter l'usage des **suçons**, de quelque nature qu'ils soient, et que l'on a trop souvent l'habitude de laisser entre les lèvres des enfants pour les calmer.

19° Il faut se rappeler que l'allaitement artificiel exclusif **augmente** considérablement les chances de maladie et de mort, lorsqu'il n'est pas pratiqué au milieu de la famille, avec des soins minutieux, ou par des personnes expérimentées.

20° L'allaitement artificiel, déjà dangereux par lui-même, peut le devenir davantage encore par suite de l'encombrement, lorsqu'il est appliqué dans un même local à un grand nombre d'enfants.

21° Vers le septième mois, on peut ajouter au lait d'animal, soit des jaunes d'œufs, de la farine de froment séchée au four, soit de la farine de riz, d'avoine, du tapioca, de l'arrow-root, etc., dont on fera des potages d'abord clairs et toujours bien cuits. Plus tard, on pourra, dans cette préparation, remplacer le lait par du bouillon de bœuf léger pour préparer l'enfant au sevrage.

22° En général, on devra s'abstenir des compositions diverses que le commerce recommande pour remplacer le lait ou les aliments sus-indiqués.

Sevrage. — 23° Le sevrage pourra être effectué à partir du neuvième mois, et même plus tôt si les circonstances forcent d'y recourir ; par exemple, lorsque le lait de la mère ou de la nourrice devient insuffisant. Mais quand les conditions de l'allaitement au sein restent satisfaisantes, il est préférable de ne sevrer l'enfant qu'après le dixième mois, ou même après la première année.

24° Tout aliment solide devant être exclu, il n'est pas indispensable, pour la pratique du sevrage, que la dentition soit plus ou moins avancée. Mais il ne faut sevrer, ni à l'époque des grandes chaleurs, ni pendant une éruption dentaire active, ni pendant une indisposition de l'enfant. C'est dans l'intervalle de calme qui sépare les poussées dentaires que le sevrage peut être commencé.

25° On ne doit effectuer le sevrage que par degrés, c'est-à-dire qu'après avoir habitué progressivement l'enfant à des aliments supplémentaires, tels que les potages légers avec le lait (voir article 21).

26° Le sevrage une fois accompli, on rendra *peu à peu* la nourriture de l'enfant plus substantielle, en y ajoutant du pain trempé dans le jus de viande, des purées de légumes farineux : mais il ne faut pas permettre l'usage de la viande avant l'éruption des premières grosses dents. De même, on interdira dans l'alimentation de l'enfant les gâteaux, les sucreries de toute espèce, le vin pur et les liqueurs.

27° Le sevrage graduel n'exige, pour la mère ou la nourrice, que certaines précautions et une légère médication au moment où elles cessent complètement d'allaiter : quelques purgatifs, des tisanes diurétiques ou acidulées.

Soins hygiéniques et vêtements. — 28° Dès les premiers moments qui suivent la naissance de l'enfant, la sage-femme doit lui laver tout *spécialement* les yeux avec de l'eau que l'on a fait bouillir pour la purifier et que l'on emploiera tiède.

29° L'enfant sera élevé dans une chambre, autant que possible, bien aérée et suffisamment chauffée en hiver.

30° L'enfant, même né à terme et bien portant, ne doit pas être sorti avant le quinzième jour, à moins que la température extérieure ne soit très douce et très sèche. Ne pas oublier que souvent c'est par la respiration d'un air froid ou trop vif, que l'enfant contracte une bronchite.

31° Chaque matin, la toilette de l'enfant doit être faite avant la mise au sein ou le repas.

Cette toilette se compose : 1° d'un bain de quelques minutes ou du lavage du corps, surtout des organes génitaux et du siège, qui doivent toujours être tenus très propres ; 2° du nettoyage de la tête, sur laquelle il ne faut jamais laisser accumuler la crasse ou les croûtes ; 3° du changement du linge ; la bande enroulée autour du ventre pour maintenir l'ombilic (nombril) doit être conservée pendant le premier mois.

32° Il faut rejeter absolument le maillot complet, c'est-à-dire celui qui enveloppe et serre ensemble, à l'aide de bandes, etc..., les quatre membres et le corps, car plus l'enfant a de liberté dans ses mouvements, plus il devient robuste et bien conformé. Rejeter aussi tout bandage qui comprime la tête.

33° L'enfant doit être vêtu plus ou moins chaudement, selon le pays qu'il habite et selon les saisons. Mais il faut toujours le préserver avec soin du froid comme de l'excès de chaleur, soit au dehors, soit dans l'intérieur des habitations, dans lesquelles cependant l'air doit être suffisamment renouvelé, comme nous l'avons dit plus haut.

34° Il ne faut pas se hâter de faire marcher l'enfant ; on doit le laisser avec ses propres forces se traîner à terre et se relever ; il faut donc rejeter l'usage des chariots et paniers.

35° On ne doit jamais laisser sans soins chez l'enfant les moindres indispositions (toux, coliques, diarrhées, vomissements fréquents) ; il faut appeler le médecin dès le début.

36° Il est indispensable de faire vacciner l'enfant dans les trois premiers mois qui suivent sa naissance, ou même plus tôt s'il règne une épidémie de petite vérole ; le vaccin est le seul préservatif certain de cette maladie.

ORDONNANCE *du préfet de police du 1er février 1878 concernant les nourrices, sevreuses et gardeuses et les personnes qui s'entremettent pour leur confier des enfants.*

TITRE PREMIER. — DES NOURRICES, SEVREUSES OU GARDEUSES.

Article 1er. — Toute personne, domiciliée dans le département de la Seine, qui se charge, à titre de nourrice, sevreuse ou gardeuse, d'élever, moyennant salaire, un ou des enfants âgés de moins de deux ans, est tenue, conformément aux dispositions de l'art. 30 du règlement d'administration publique ci-dessus visé, de se munir d'un carnet.

Sur la présentation des certificats mentionnés dans les art. 28 et 29 dudit règlement, ce carnet, qui est renouvelable à chaque nouveau nourrisson, sera délivré gratuitement, à la nourrice sevreuse ou gardeuse, suivant son domicile, soit, à Paris, à la Préfecture de police, soit à la mairie dans les autres communes du département de la Seine.

Art. 2. — Les personnes qui, dans le ressort de la Préfecture de police, recevront chez elles, moyennant salaire, des enfants âgés de plus de deux ans, devront, pour cet objet, obtenir de notre administration une autorisation spéciale. Les autorisations actuelles et d'un caractère général, qui ont été délivrées en vertu de l'ordonnance de police du 9 août 1828 pour les enfants, sans désignation d'âge, ne sont plus valables pour la réception, le sevrage et la garde d'enfants âgés de moins de deux ans.

Art. 3. — Toute personne qui voudra établir une maison dite garderie ou de sevrage pour un ou plusieurs enfants âgés de plus de deux ans devra : 1° justifier de sa moralité ; 2° indiquer le nombre d'enfants qu'elle se propose de recevoir ; 3° déclarer si elle entend diriger seule sa maison ou attacher quelqu'un à son service. Dans ce dernier cas, elle devra indiquer le nombre des personnes qu'elle aura l'intention d'employer.

Art. 4. — Le nombre d'enfants qu'on pourra admettre dans chaque établissement sera fixé par nous, sur l'avis du commissaire de police du quartier ou de la circonscription et de l'inspecteur des maisons de santé, auxquels sera confiée la surveillance dudit établissement.

Le nombre ainsi fixé sera mentionné dans l'arrêté d'autorisation.

Art. 5. — Toute personne autorisée à tenir une maison dite garderie ou de sevrage devra, lorsqu'elle recevra un enfant, se faire remettre l'acte ou le bulletin de naissance de ce dernier. Elle devra tenir un registre, qui contiendra les nom, prénoms, âge et lieu de naissance de chaque enfant ; les noms, professions et demeure de son père et de sa mère et, à défaut, ceux des parents connus ou des fondés de pouvoir chargés de payer la pension. Il sera fait mention sur ce registre de la date de l'entrée de l'enfant, de sa sortie ou de son décès.

Art. 6. — Les personnes, domiciliées ou non dans le département de la Seine, qui auront recours, dans ce département, à l'entremise des loueurs ou loueuses, logeurs ou logeuses de nourrices, ou autres intermédiaires, dans le but de s'y placer comme nourrices sur lieu ou d'y recevoir des enfants pour les élever chez elles, devront se présenter à la Préfecture de police, pour y faire viser et enregistrer le carnet dont elles seront munies.

Dans les cas où les certificats exigés par les articles 27 et 28 du règlement auraient été délivrés à part et où la nourrice sevreuse ou gardeuse qui en serait porteur se trouverait à Paris sans avoir de carnet en sa possession, ou s'il devenait nécessaire de pourvoir au renouvellement de ce carnet, il lui en serait délivré gratuitement un à la Préfecture de police.

Art. 7. — Toute délivrance, tout visa ou enregistrement de carnet de nourrice, à la Préfecture de police, n'aura lieu, lorsque le cas l'exigera, qu'après un examen auquel il aura été procédé par un médecin de notre administration, et alors qu'il aura été établi que la nourrice remplit les conditions désirables pour élever un nourrisson.

Art. 8. — S'il nous était, de source sûre, parvenu, sur le compte de nourrices, sevreuses ou gardeuses, des renseignements défavorables et de nature à inspirer des craintes sérieuses sur la façon dont elles soigneraient les enfants qui leur seraient confiés, elles ne pourraient obtenir la délivrance ou le visa du carnet, et il leur serait fait défense, provisoire ou définitive, selon l'espèce, de se livrer à l'industrie nourricière dans le département de la Seine, ou d'en emporter des nourrissons.

Avis de ces mesures serait immédiatement donné au maire du domicile de ces nourrices.

TITRE II. — DES INTERMÉDIAIRES DU PLACEMENT DES ENFANTS EN NOURRICE, SEVRAGE OU GARDE.

Art. 9. — Les permissions dont jouissent actuellement les directeurs ou directrices de bureaux de nourrices devront être renouvelées.

Art. 10. — Tout directeur de bureau ou logeur de nourrices sera tenu de fournir, dans le délai de 24 heures, au commissaire de police de son quartier ou de sa circonscription, des bulletins constatant le départ des nourrices. Le bulletin, qui sera immédiatement transmis à la Préfecture de police, devra contenir les nom, prénoms, âge, lieu de naissance et domicile de la nourrice, les nom et prénoms de l'enfant, ainsi que les noms et demeure de ses parents ou des personnes qui les représenteraient. Dans le cas où la nourrice partirait sans nourrisson, ou serait placée comme nourrice sur lieu, le bulletin dont il s'agit devra l'indiquer.

Art. 11. — Les meneurs et meneuses qui amènent des nourrices dans le département de la Seine doivent justifier d'une autorisation émanant de la Préfecture de leur département et des Préfectures des divers départements dans lesquels ils exercent leur industrie. Sur le vu de ces autorisations, la Préfecture de police leur délivrera, s'il y a lieu, une permission d'amener des nourrices dans le département de la Seine. Les permissions de ce genre dont ils sont actuellement munis devront être renouvelées.

Art. 12. — Il est expressément défendu aux meneurs ou meneuses et à toute autre personne s'occupant, dans le département de la Seine, du placement d'enfants en nourrice, d'emporter ou de faire emporter des enfants nouveau-nés, sans que ces enfants puissent être, pendant le transport, entourés des soins dont ils ont besoin et de nature à rendre impossible les substitutions d'enfants. Dans le cas où des enfants ainsi transportés viendraient à mourir en route, il est enjoint aux nourrices, sevreuses, meneurs, meneuses ou autres personnes chargés de conduire ces enfants, d'en faire, aussitôt que possible, la déclaration devant l'officier de l'état civil.

DÉCRET DU 2 MAI 1897 CONCERNANT LES CRÈCHES

Article 1er. — La crèche a pour objet de garder et de soigner les enfants en bas âge pendant les heures de travail de leur mère. Les enfants y reçoivent, jusqu'à ce qu'ils puissent entrer à l'école maternelle ou jusqu'à ce qu'ils aient accompli leur troisième année, les soins hygiéniques et moraux qu'exige leur âge.

Art. 2. — Nulle crèche n'est ouverte sans l'autorisation du préfet : cette autorisation n'est refusée que lorsque les locaux destinés à la crèche ne satisfont pas aux conditions indispensables d'hygiène ou lorsque les personnes qui doivent être préposées à l'établissement ne présentent pas des garanties suffisantes.

Art. 3. — L'arrêté préfectoral qui autorise l'ouverture d'une crèche fixe le nombre des enfants qui pourront y être réunis.

Art. 4. — Les personnes ou les sociétés qui possèdent une crèche désignent au préfet un représentant auquel sont adressées les notifications prévues par le présent décret et par le règlement édicté en exécution de l'article ci-dessous.

Art. 5. — Le ministre de l'Intérieur et le préfet ont le droit de faire inspecter les crèches par leurs délégués; ils se font rendre compte périodiquement du fonctionnement des crèches et s'assurent qu'elles se conforment aux conditions qui leur sont imposées.

Art. 6. — Si le préfet juge que, par une installation défectueuse ou par défaut de soins, une crèche met en danger la vie ou la santé des enfants, il ordonne la fermeture provisoire de cette crèche. Le représentant de l'établissement est mis en demeure de remédier aux défectuosités signalées. Après trois mises en demeure restées sans effet, et sur avis conforme du conseil départemental d'hygiène, l'autorisation accordée à la crèche est retirée.

Art. 7. — En cas d'épidémie survenue dans une crèche, cette crèche est fermée soit par les personnes ou les sociétés qui la possèdent, soit d'office par le préfet : elle n'est ouverte qu'après que le préfet a fait constater qu'elle a été désinfectée.

Art. 8. — Le ministre de l'Intérieur détermine par un règlement :

1° Les conditions d'hygiène que doit remplir tout local affecté à une crèche, ainsi que celles qui doivent être observées dans la tenue de l'établissement ;

2° Les garanties exigées des directrices des crèches et des personnes qui, dans les crèches, donnent des soins aux enfants ;

3° Les registres que les directrices des crèches doivent tenir.

ARRÊTÉ ministériel du 20 décembre 1897 portant règlement pour l'exécution dudit décret.

Article 1er. — Les dortoirs et les salles où se tiennent les enfants reçus dans les crèches ont au moins une hauteur de 3 mètres sous plafond, et présentent au moins une superficie de 3 mètres et un cube d'air de 9 mètres par enfant.

Le préfet peut toutefois, dans des cas exceptionnels dont il est juge, autoriser des dimensions moindres, sans qué le cube d'air puisse jamais être inférieur à 8 mètres par enfant.

Art. 2. — Les salles doivent être largement éclairées et aérées. Elles doivent pouvoir être convenablement chauffées et dans des conditions hygiéniques.

Art. 3. — Personne ne passe la nuit dans une salle occupée le jour par les enfants.

Pendant la nuit, les salles sont aérées et tous les objets dont se compose la literie demeurent exposés à l'air.

Art. 4. — Le mobilier est simple, facile à laver et à désinfecter.

Art. 5. — Chaque enfant a son berceau ou son lit, son peigne, sa brosse, sa tétine s'il est allaité au biberon; tous les objets dont il se sert sont numérotés, et ne servent qu'à lui.

Son mouchoir, sa serviette, son costume ne servent également qu'à lui tant qu'ils n'ont pas été lavés; sa literie est désinfectée avant de servir à un autre enfant.

Toute couche salie est changée sans retard, le linge sale est immédiatement passé à l'eau.

Art. 6. — L'usage des biberons à tube est interdit.

Art. 7. — Dans chaque crèche un médecin a la direction du service hygiénique et médical.

Art. 8. — Aucun enfant n'est admis à la crèche sans être muni d'un certificat médical datant de moins de trois jours : ce certificat constate que l'enfant n'est atteint d'aucune maladie, qu'il a franchi la période pendant laquelle il pouvait la transmettre. Si un enfant reste huit jours sans venir à la crèche, il n'y est réadmis que muni d'un nouveau certificat relatant les constatations ci-dessus. Aucun enfant n'est admis s'il n'est vacciné ou si ses parents ne consentent à ce qu'il le soit dans le délai fixé par le médecin ou par l'un des médecins de la crèche.

Art. 9. — Aucun enfant paraissant atteint d'une maladie transmissible ne doit être gardé à la crèche.

Tout enfant qui paraît malade doit être immédiatement séparé des autres et rendu le plus tôt possible à sa mère.

Art. 10. — Les crèches sont tenues exclusivement par des femmes.

Art. 11. — Nulle ne peut devenir directrice d'une crèche si elle n'a vingt et un ans accomplis et si elle n'est agréée par le préfet du département. Nulle ne peut être gardienne si elle n'est pourvue d'un certificat de moralité délivré par le maire ou, en cas d'omission ou de refus non justifié du maire, par le préfet. Nulle ne peut devenir directrice ou gardienne d'une crèche si elle n'établit par la production d'un certificat médical qu'elle n'est atteinte d'aucune maladie transmissible aux enfants, qu'elle jouit d'une bonne santé et qu'elle a été depuis moins d'un an, vaccinée ou revaccinée.

Art. 12. — La crèche doit avoir une gardienne pour six enfants âgés de moins de dix-huit mois et une gardienne pour douze enfants de dix-huit mois à trois ans.

Art. 13. — Les locaux et le mobilier de la crèche sont nettoyés chaque jour où la crèche est ouverte. Les gardiennes tiennent les enfants et se tiennent elles-mêmes dans un état de propreté rigoureuse.

Art. 14. — La directrice de toute crèche doit tenir :

1° Un registre matricule sur lequel sont inscrits les nom, prénoms et la date de la naissance de chaque enfant, les noms, adresse et professions de ses parents, la date de l'admission, l'état de l'enfant au moment de l'admission, et, s'il y a lieu, au moment des réadmissions, la constatation de la vaccination ;

2° Un registre sur lequel est mentionné nominativement le nombre des enfants présents chaque jour ;

3° Un registre où sont inscrites les observations et les prescriptions du médecin ou des médecins ;

4° Un registre où sont consignées les observations des inspecteurs et des visiteurs.

Art. 15. — Les enfants reçus dans la crèche sont pesés chaque semaine jusqu'à l'âge d'un an, et chaque mois de un à deux ans : le résultat de ces pesées est soigneusement relevé.

Art. 16. — Le règlement intérieur de la crèche est affiché dans un endroit apparent d'une des salles; il est communiqué au maire de la commune.

Art. 17. — Le représentant de la crèche transmet chaque année au préfet un compte moral de l'œuvre, ainsi qu'un rapport médical dressé conformément au modèle adopté par le ministre de l'Intérieur.

Un compte financier est joint à toute demande de subvention.

SECOURS PUBLICS. AMBULANCES

Secours publics. — Le service des secours publics, institué à Paris en 1772, est placé sous la direction du Préfet de police. Ces secours peuvent être donnés :

1° Dans les pavillons de secours établis sur la Seine et les canaux parisiens ;

2° Dans les postes de police, dans les commissariats, les postes des sapeurs-pompiers, de la garde républicaine, de bureaux d'octrois et des cimetières ;

3° Dans les postes vigies ;

4° Dans les ambulances établies au moment des fêtes, revues, expositions.

De plus, tous les théâtres sont tenus d'avoir un poste médical pendant toute la durée de la représensation. Tous ces postes sont munis d'une boîte de secours et d'appareils pour blessures. Plus de 2000 personnes sont secourues chaque année.

M. Thoinot, agrégé de la Faculté, est le chef de ce service.

Ambulances municipales et urbaines. — La création des ambulances urbaines, à Paris, est due au Dr Nachtel, qui avait été frappé, pendant un séjour à New-York, en 1879, des services que rendaient dans la ville les ambulances de cette nature ; de retour à Paris, il voulut réaliser, dès 1880, son projet d'établissement en France de semblables ambulances ; mais après trois ans de démarches en 1884, malgré ses appels réitérés aux administrations publiques, son projet n'avait pas fait un pas. Il résolut alors de faire appel à l'initiative privée, et grâce surtout à l'activité bienfaisante du baron Larrey, il put réunir un comité d'organisation qui donna des fêtes pour avoir des souscripteurs ; ces fêtes produisirent en trois ans une somme de 100 000 francs, le ministère de l'intérieur ayant bien voulu donner 2 000 francs.

L'essai pratique des ambulances eut lieu le 1er juin 1887 ; deux voitures, avec l'outillage nécessaire, se trouvaient remisées à Saint-Louis, grâce à l'obligeance du directeur de l'Assistance publique, et au cours de la cérémonie d'inauguration, qui eut lieu dans le foyer de l'Opéra, sous la présidence de Jules Simon, on téléphona à Saint-Louis ; les voitures arrivèrent immédiatement à l'Opéra, et transportèrent aussitôt à Saint-Louis deux journalistes jouant le rôle de blessés. L'œuvre des ambulances urbaines était réalisée ; elle fonctionna dès le lendemain, et le nombre des blessés ou malades transportés s'élève en moyenne à 175 par mois.

Jusqu'alors le service des ambulances urbaines était spécialement destiné au transport des blessés relevés sur la voie publique et conduits, soit à leur domicile, soit à l'hôpital. Le Conseil municipal voulant compléter cette œuvre, décida la création d'ambulances municipales pouvant transporter des malades atteints de maladies contagieuses ou non, soit de leur domicile ou de la voie publique à l'hôpital, soit de l'hôpital ou de la voie publique à leur domicile ; ces deux modes de transport, quoique fusionnés, ont conservé chacun leur règlement particulier, en raison de l'acte de cession des ambulances urbaines. Cet acte stipule que :

1° La Ville de Paris continuera l'œuvre des Ambulances urbaines, laquelle consiste à être immédiatement avertie des accidents survenus sur la voie publique et à leur porter un secours immédiat. Le nom des Ambulances urbaines sera maintenu ;

2° La Ville de Paris créera deux nouveaux postes : l'un sur la rive droite de la Seine, l'autre sur la rive gauche ;

3° La Ville maintiendra une séparation absolue entre ce service et le transport des contagieux, tel que le fait actuellement l'œuvre des Ambulances municipales.

Cela explique que les ambulances urbaines sont accompagnées

par un interne des hôpitaux et les ambulances municipales par des infirmières diplômées. Les ambulances urbaines ont leurs stations à l'hôpital Saint-Louis, à la rue de Caulaincourt et au Marché Saint-Honoré; les ambulances municipales ont les leurs rue de Staël, rue de Challigny et rue Caulaincourt.

Le service est placé sous la direction de l'inspecteur général de l'assainissement, M. le Dr A.-J. Martin. service qui fait partie de la Préfecture de la Seine.

Sociétés des secouristes français, infirmiers volontaires, rue de Sèvres, 91. Cette société a été fondée en 1892 grâce à l'initiative de M. Gallet, ancien directeur de l'hôpital de Lariboisière et de M. Albin Rousselet, publiciste; elle a été reconnue d'utilité publique par décret du 5 mars 1898.

Son but est : 1° de répandre dans le public les notions des premiers soins à donner aux malades et blessés tant sur la voie publique qu'à l'atelier ou à la maison; 2° de constituer un personnel capable d'organiser les premiers secours en attendant l'arrivée du médecin; 3° d'installer des postes de secours: 4° de créer un corps permanent d'infirmiers volontaires.

Président, M. Funck-Brentano, professeur à l'École des sciences politiques; *secrétaire général*, M. Friedberg; *secrétaire*, Félix Damico, sous-chef de bureau à la préfecture de police.

REFUGES DE NUIT

Dans son histoire sur l'*Assistance publique*. M. Monnier a démontré qu'il existait déjà au xııe siècle deux asiles de nuit à l'hôpital Sainte-Catherine et à l'hôpital Sainte-Anastasie-et-Saint-Gervais. Le premier pour hommes, le second pour femmes. On recevait les indigents pendant trois nuits et on leur donnait à souper.

Sous la Restauration, il n'y avait pas d'asiles de nuit, mais des asiles de jour pendant la saison rigoureuse. L'époque actuelle aura vu revivre cette œuvre charitable.

L'Œuvre de l'hospitalité de nuit, rue de Tocqueville, 59, a été fondée en 1878, par le comité catholique de Paris, et reconnue d'utilité publique en 1882. « L'œuvre a pour but d'offrir un abri gratuit et temporaire aux personnes sans asile, sans distinction d'âge, de nationalité ou de religion, et de soulager dans la mesure du possible leurs besoins les plus urgents, à la seule condition qu'elles observent les mesures de moralité, d'ordre et d'hygiène prescrites par le règlement. » Le premier refuge a été établi rue de Tocqueville, 59; depuis, trois maisons ont été installées : boulevard Vaugirard, 14, rue de Laghouat, 15, boulevard de Charonne, 122. Des pavillons spéciaux sont réservés aux femmes et aux enfants.

L'entrée de ces divers établissements a lieu de six à neuf heures en hiver, de sept à neuf heures pendant le reste de l'année. Les personnes admises ne peuvent y coucher plus de trois nuits consécutives. Outre l'hospitalité de la nuit, l'Œuvre offre à ses pensionnaires une ration de pain, à un certain nombre d'entre eux des bons de fourneaux, aux femmes une soupe; à ceux qui en ont le plus besoin elle donne des vêtements; à ceux qui veulent écrire une lettre, elle fournit papier, enveloppe, et même timbre d'affranchissement. Elle s'efforce enfin de procurer du travail à ceux qui en manquent; pendant 1896, elle a placé 874 de ses pensionnaires.

Le nombre des hommes reçus en 1898, dernier rapport publié, s'est élevé à 75 015. Toutes les professions sont représentées. Dans les professions libérales, les professeurs, étudiants, clercs de notaires et d'avoués, etc., figurent pour 345; puis les artistes dramatiques, musiciens, etc., pour 160. Le nombre des femmes reçues s'élève à 2450, de toutes professions.

Il y a lieu de rappeler ici que le Conseil municipal a décidé la création d'un refuge de nuit pour femmes (Asile George Sand), 3, rue Stendhal, et de deux refuges de nuit pour hommes, l'un rue du Château-des-Rentiers, l'autre quai de Valmy. (Voir page 266 et suivantes.)

HYGIÈNE ET SALUBRITÉ

HYGIÈNE PUBLIQUE, SALUBRITÉ

Les conseils d'hygiène et de salubrité établis en France sont les suivants :

1° Le Comité consu'tatif d'hygiène publique de France;

2° Le Conseil d'hygiène et de salubrité du département de la Seine ;

3° Les Conseils d'hygiène et de salubrité des autres départements.

Nous indiquerons les attributions des deux premiers.

Le Comité consultatif d'hygiène publique de France a été institué près du ministère de l'agriculture et du commerce par un décret du 10 août 1848 ; il succédait au Conseil supérieur de santé établi par l'article 55 du 7 août 1832 ; les attributions et le règlement du comité ont été plusieurs fois modifiés ; transféré au ministère de l'intérieur par décret du 5 janvier 1889 il a été réorganisé par décret du 3 février 1896 dont la teneur suit :

Article 1er. — Le Comité consultatif d'hygiène publique de France institué près du ministère de l'intérieur est chargé de l'étude et de l'examen de toutes les questions qui lui sont renvoyées par le ministre, spécialement en ce qui concerne l'assainissement des agglomérations, leur alimentation en eau potable, l'évacuation des matières usées, la salubrité des habitations, le fonctionnement des Conseils d'hygiène publique et de salubrité, la prophylaxie des maladies épidémiques, la police sanitaire maritime, l'hygiène industrielle et professionnelle, l'exercice de la médecine et de la pharmacie, l'exploitation des établissements d'eaux minérales.

Le Comité indique au ministre les questions qui lui paraissent devoir être soumises à l'Académie de médecine.

Il est publié chaque jour un recueil des travaux du Comité et des actes de l'administration sanitaire.

Art. 2. — Le Comité consultatif d'hygiène publique de France est composé de trente-sept membres. Sont membres de droit :

Le directeur de l'Assistance et de l'hygiène publiques au ministère de l'intérieur; l'inspecteur général des services sanitaires; l'inspecteur général adjoint des services sanitaires; l'architecte-inspecteur des services sanitaires; le directeur de l'Administration départementale et communale au ministère de l'intérieur; le directeur du cabinet, du personnel et du secrétariat au ministère des affaires étrangères; le directeur général des douanes; le directeur du travail et de l'industrie au ministère du commerce, de l'industrie, des postes et télégraphes; le directeur de l'Enseignement primaire au ministère de l'instruction publique; le président du Comité technique de santé de l'armée; le directeur du service de santé de l'armée; le président du Conseil supérieur de la marine; le président du Conseil supérieur de santé au ministère des colonies; le président de la Chambre de commerce de Paris; le directeur de l'Administration générale de l'Assistance publique à Paris; l'inspecteur général des écoles vétérinaires. Les autres membres, dont dix au moins pris parmi les docteurs en médecine, sont nommés par le ministre sur une liste de présentation dressée par le Comité.

Art. 3. — Le président et le vice-président, choisis parmi les membres du Comité, sont nommés par le ministre.

Art. 4. — Un secrétaire avec voix délibérative est attaché au Comité. Il est nommé par le ministre.

Un secrétaire adjoint peut, si les besoins du service l'exigent, être attaché au Comité; ses fonctions sont gratuites.

Le chef du bureau de l'hygiène assiste, avec voix consultative, à toutes les séances du Comité et de ses Commissions.

Art. 5. — Des auditeurs peuvent être attachés au Comité avec voix consultative. Ils sont nommés par le ministre sur les propositions du Comité et pour une période de trois ans, toujours renouvelable. Leurs fonctions sont gratuites.

Art. 6. — Le ministre peut nommer membres honoraires du Comité les personnes qui en font partie.

Art. 7. — Le Comité se réunit en assemblée générale sur convocation spéciale du président. Le Comité se subdivise en trois sections :

1re *section* : Hygiène des villes et des campagnes; épidémies, épizooties; statistiques; conseils d'hygiène; eaux minérales.

2e *section* : Hygiène alimentaire; hygiène industrielle et professionnelle.

3ᵉ *section* : Législation ; exercice de la médecine et de la pharmacie ; affaires diverses.

La composition des sections est réglée par le ministre. Les sections peuvent émettre des avis définitifs sur les affaires qui ne leur paraîtraient pas devoir être portées en assemblée générale.

Le renvoi à l'assemblée générale sera de droit toutes les fois qu'il aura été réclamé par le tiers des membres de la section.

Art. 8. — Le Comité de direction des services de l'hygiène institué près du ministère de l'intérieur se compose du président du Comité consultatif d'hygiène publique de France, du directeur de l'Assistance et de l'hygiène publiques au ministère de l'intérieur, de l'inspecteur général et de l'inspecteur général adjoint des services sanitaires ; du directeur des consulats et des affaires commerciales au ministère des affaires étrangères ; du directeur du travail et de l'industrie au ministère du commerce, de l'industrie, des postes et télégraphes ; du président de la Chambre de commerce de Paris.

Le chef du bureau de l'hygiène assiste, avec voix consultative, aux séances de ce Comité.

Art. 9. — Les membres du Comité peuvent recevoir, dans les conditions que fixe un arrêté du ministre, des jetons de présence pour les séances auxquelles ils assistent.

Le secrétaire du Comité ne reçoit pas de jeton de présence : il touche un traitement annuel fixé par un arrêté du ministre.

COMITÉ CONSULTATIF D'HYGIÈNE PUBLIQUE DE FRANCE

Président :

M. le professeur Brouardel, doyen de la Faculté de médecine de Paris, membre de l'Académie des sciences et de l'Académie de médecine.

Vice-Président :

M. Bergeron, secrét. perpét. de l'Académie de médecine.

Membres de droit :

MM. Henri Monod, conseiller d'État, directeur de l'Assistance et de l'hygiène publiques, membre de l'Académie de médecine.

MM. Proust, professeur à la Faculté de médecine, inspecteur général des services sanitaires, membre de l'Académie de médecine.

Chantemesse, professeur à la Faculté de médecine, inspecteur général adjoint des services sanitaires.

Faure-Dujarric, architecte-inspecteur des services sanitaires.

Bruman, conseiller d'État, directeur de l'Administration départementale et communale.

Ulrich, chef du Cabinet et du secrétariat particulier du ministre de l'Intérieur.

Bompard, directeur des consultats et des affaires commerciales au ministère des affaires étrangères.

Bousquet, conseiller d'État, directeur général des douanes.

C. Nicolas, conseiller d'État, directeur du travail et de l'industrie au ministère du commerce et de l'industrie, des postes et des télégraphes.

Bayet, directeur de l'Enseignement primaire au ministère de l'instruction publique.

Dujardin-Beaumetz, médecin-inspecteur général, président du Comité technique de santé de l'armée.

Dieu, médecin-inspecteur, directeur du service de santé au ministère de la guerre.

Cunéo, inspecteur général, président du Conseil de santé de la marine.

Kermorgant, médecin-inspecteur du Corps de santé des colonies et pays de protectorat, président du Conseil supérieur de santé des colonies.

Moisan, président de la Chambre de commerce de Paris.

Napias, directeur de l'administration de l'Assistance publique à Paris, membre de l'Académie de médecine.

Chauveau, professeur au Muséum, membre de l'Académie des sciences et de l'Académie de médecine, inspecteur général des Écoles vétérinaires.

M. Michel Lévy, inspecteur général des mines, directeur du service de la carte géologique de la carte de la France.

Membres nommés :

MM. Jacques Bertillon, chef des travaux de la statistique municipale de la ville de Paris.

Bouffet, conseiller d'État.

Bourneville, ancien membre de la Chambre des députés.

Charrin, chef du laboratoire de pathologie générale à la Faculté de médecine.

Chatin, directeur honoraire de l'École supérieure de pharmacie, membre de l'Académie des sciences et de l'Académie de médecine.

Cornil, sénateur, professeur à la Faculté de médecine, membre de l'Académie de médecine.

Delaunay-Belleville, ancien président de la Chambre de commerce de Paris, directeur général de l'Exposition universelle de 1900.

Dubrisay, membre du Conseil de surveillance de l'Assistance publique à Paris.

Gariel, ingénieur en chef des ponts et chaussées, professeur à la Faculté de médecine, membre de l'Académie de médecine.

Girard, directeur honoraire au ministère du commerce.

Grancher, professeur à la Faculté de médecine de Paris.

Linder, inspecteur général des mines, en retraite, ancien vice-président du Conseil général des mines.

Martin (A.-J.), inspecteur général de l'assainissement de l'habitation de la ville de Paris.

Ogier, docteur ès-sciences, chef du laboratoire de toxicologie à la préfecture de police.

Pouchet, professeur à la Faculté de médecine de Paris, directeur du laboratoire du Comité consultatif d'hygiène

MM. Netter, agrégé à la Faculté de médecine de Paris.

Roux, sous-directeur de l'Institut Pasteur, membre de l'Académie des sciences et de l'Académie de médecine.

Trélat, ancien membre de la Chambre des députés.

Secrétaire :

M. Deschamps, ancien interne des hôpitaux, inspecteur du service des épidémies de la Seine.

Membre honoraire :

M. Paul Dupré, conseiller à la Cour de cassation, conseiller d'État honoraire.

M. de Valbreuze, chef du bureau de l'hygiène publique, *assiste aux séances avec voix consultative.*

Auditeurs :

MM. Ballet (Gilbert), agrégé à la Faculté de médecine de Paris, médecin des hôpitaux.

Bordas, sous-chef au Laboratoire municipal de chimie de Paris, ancien interne, préparateur à la Faculté de médecine.

Bourges, sous-chef au Laboratoire municipal de Paris.

Mosny, médecin des hôpitaux.

Tissier (Théodore), auditeur de 1re classe au Conseil d'État.

Vaillard, médecin principal de 2e classe, professeur à l'École de médecine et de pharmacie militaires du Val-de-Grâce.

Widal, agrégé à la Faculté de médecine de Paris.

Wurtz, agrégé à la Faculté de médecine de Paris.

Direction de l'assistance et de l'hygiène pnbliques, au ministère de l'Intérieur, rue Cambacérès, 7.

Directeur : M. H. Monod, conseiller d'État, membre de l'Académie de médecine.

1er bureau. *Établissements généraux de bienfaisance.* — *Aliénés.* M. Merciera, chef de bureau.

2e bureau. *Services de l'enfance*, M. Payelle, chef.

3e bureau. *Hygiène publique*, M. de Valbreuze, chef.

Services sanitaires. Inspecteur général, M. Proust; *inspecteur général adjoint*, M. Chantemesse.

Laboratoire du Comité. Directeur, M. Gabriel Pouchet; chef du Laboratoire, M. Bonjean; préparateurs, MM. Dimitri et Dejean.

Les travaux du Conseil supérieur de l'Assistance publique sont imprimés sous le titre : *Documents.*

Les travaux du Comité consultatif d'hygiène publique sont publiés sous le titre : *Recueil.*

Les travaux du Conseil d'hygiène publique et de salubrité du département de la Seine, sont publiés sous le titre : *Compte rendu des séances.*

CONSEIL D'HYGIÈNE ET DE SALUBRITÉ DE PARIS (mai 1900)

Ce Conseil a été créé par arrêté du Préfet de police Dubois du 18 messidor an VIII (6 juillet 1802). Il était chargé « de la visite, de l'examen et des rapports concernant les boissons, les épizooties, ainsi que les manufactures, ateliers et autres établissements du même genre, existant ou qui seront formés par la suite, tant à Paris que dans les communes rurales du département de la Seine et dans celles de Saint-Cloud, Sèvres et Meudon ».

Depuis 1802, un décret du 15 décembre 1851 a joint à ce Conseil des commissions d'hygiène publique dans chacun des arrondissements de Sceaux et de Saint-Denis, et dans chacun des arrondissements de la ville de Paris.

Divers arrêtés ont modifié le nombre des membres du Conseil qui est aujourd'hui (1er mai 1900), composé comme suit :

Membres de droit en raison de leurs fonctions :

MM. Bezançon, chef de division à la Préfecture de police.

Bunel, architecte en chef, contrôleur de la Préfecture de police.

Duprez, architecte de la Ville de Paris.

Brouardel, doyen de la Faculté de médecine.

Drujon, chef de bureau à la Préfecture de police.

Walckenaer, ingénieur en chef des mines.

Hétier, ingénieur en chef des Ponts et Chaussées.

Navarre, membre du Conseil municipal.

Laurent, secrétaire général de la Préfecture de police.

Guignard, directeur de l'École de pharmacie.

Barrier, membre du Conseil général.

Proust, inspecteur général des services sanitaires.

Bechmann, ingénieur en chef du service des eaux.

Brousse, membre du Conseil général.

Dujardin-Beaumetz, inspecteur général du service de santé militaire.

Chauvel, médecin inspecteur du gouvernement militaire.

Membres élus par le Conseil au fur et à mesure des vacances :

MM. Chatin, membre de l'Institut.

Chautemps, député de la Seine.

Troost, membre de l'Institut

Nocard, membre de l'Académie de médecine.

De Luynes, professeur au Conservatoire des Arts et Métiers.

Michel Lévy, inspecteur général des mines.

Léon Colin, membre de l'Académie de médecine.

Armand Gautier, membre de l'Institut.

Riche, membre de l'Académie de médecine.

Jungfleisch, membre de l'Académie de médecine.

MM. Vallin, membre de l'Académie de médecine.

Lancereaux, membre de l'Académie de médecine.

Schlœsing, membre de l'Institut.

Linder, inspecteur général des mines.

Riban, professeur à la Faculté des sciences.

Bouchardat, membre de l'Académie de médecine

Le Roy des Barres.

Vieille, ingénieur.

A. Josias, médecin des hôpitaux.

Moissan, membre de l'Institut.

Hanriot, membre de l'Académie de médecine.

Championnière (Lucas), membre de l'Académie de médecine.

Duguet, membre de l'Académie de médecine.

J. Chatin, membre de l'Institut.

DÉCLARATION DES MALADIES ÉPIDÉMIQUES

Cette déclaration est rendue obligatoire par la loi du 30 novembre 1892 sur l'exercice de la médecine, aux termes de l'article 15, ainsi conçu :

« Art. 15. — Tout docteur, officier de santé ou sage-femme, est tenu de faire à l'autorité publique, son diagnostic établi, la déclaration des cas de maladies épidémiques tombées sous son observation et visées dans le paragraphe suivant. »

La liste des maladies épidémiques dont la divulgation n'engage pas le secret professionnel sera dressée par arrêté du ministre de l'Intérieur, après avis de l'Académie de médecine et du Comité consultatif d'hygiène publique de France. Le même arrêté fixera le mode des déclarations des dites maladies.

En conséquence, dans sa séance du 17 octobre 1895, l'Académie a émis l'avis que la déclaration obligatoire, prescrite par l'article 15 de la loi du 30 novembre 1892, doit être appliquée aux maladies suivantes : choléra et maladies cholériformes, fièvre jaune, peste, variole et varioloïde, scarlatine, suette militaire, diphtérie (croup et angine couenneuse), fièvre typhoïde, typhus exanthématique, dysenterie, infections puerpérales, ophtalmie des nouveau-nés.

Dans sa séance du 5 avril 1898, l'Académie a décidé qu'il y avait lieu d'ajouter la rougeole et la lèpre sur la liste des maladies dont la déclaration est obligatoire.

Dans sa séance du 3 avril 1900, elle a émis l'avis « qu'il y avait lieu d'inscrire la pneumonie et la broncho-pneumonie infectieuse sur la liste des maladies dont la déclaration est obligatoire ».

L'arrêté ministériel du 25 novembre 1895 a fixé comme suit le mode de déclaration :

Article 1er. — La liste des maladies épidémiques prévues par l'article 15 précité est dressé de la manière suivante : voir ci-dessus.

Art. 2. — L'autorité publique qui doit, aux termes de l'article 15 sus-visé, recevoir la déclaration des maladies épidémiques est représentée par le sous-préfet et par le maire. Les praticiens mentionnés dans ledit article 15 devront faire la déclaration à l'un et à l'autre aussitôt le diagnostic établi.

Art. 3. — La déclaration se fait à l'aide de cartes détachées d'un carnet à souche qui portent nécessairement la date de la déclaration, l'indication de l'habitation contaminée, la nature de la maladie désignée par un numéro d'ordre suivant la nomenclature inscrite à la première page du carnet. Elles peuvent contenir, en outre, l'indication des mesures prophylactiques jugées utiles. Les carnets sont mis gratuitement à la disposition de tous les docteurs, officiers de santé et sages-femmes.

Enfin, dans un projet de loi sur la protection de la santé publique, actuellement en discussion devant le Sénat, il a été introduit un article qui impose l'obligation de la déclaration des maladies transmissibles non plus seulement aux médecins, mais aux familles, aux maîtres d'hôtels et aux logeurs.

Isolement des maladies contagieuses dans les lycées et écoles.

— L'Académie de médecine, plusieurs fois consultée par le ministre de l'Instruction publique, a adopté le règlement suivant qui a été approuvé par arrêté ministériel en 1888.

Article 1er. — Les élèves atteints de la varicelle, de la variole, de la scarlatine, de la rougeole, des oreillons, de la diphtérie, ou de la coqueluche seront strictement isolés de leurs camarades;

Art. 2. — La durée de l'isolement sera comptée à partir du début de la maladie (premier jour de l'invasion); elle sera de quarante jours pour la variole, la scarlatine et la diphtérie; de vingt-cinq jours pour la varicelle, la rougeole et les oreillons. En ce qui concerne la coqueluche, dont la durée est extrêmement variable, on ne devra autoriser la rentrée que trente jours après la disparition absolue des quintes caractéristiques;

Art. 3. — L'isolement cessera seulement lorsque le convalescent aura pris deux ou trois bains savonneux et aura été soumis à autant de frictions générales, portant même sur le cuir chevelu;

Art. 4. — Les vêtements que l'élève avait au moment où il est tombé malade devront être passés dans une étuve à vapeur sous pression ou soumis à des fumigations sulfureuses, puis bien nettoyés;

Art. 5. — La chambre qui avait été occupée par le malade devra être bien aérée. Ses parois et les meubles seront rigoureusement désinfectés; les objets de literie seront passés dans l'étuve à vapeur sous pression; enfin les matelas, préalablement défaits, seront soumis au même traitement;

Art. 6. — Dans aucun cas, l'élève qui aura été atteint, en dehors d'un établissement d'instruction publique, de l'une des maladies contagieuses énumérées dans ce rapport, ne pourra être réintégré que muni d'un certificat du médecin constatant la nature de la maladie et les délais écoulés, et attestant que cet élève a satisfait aux prescriptions ci-dessus énoncées. Enfin la réception de l'élève restera toujours subordonnée à un examen du médecin de l'établissement.

Etablissements insalubres. — Une loi du 13 avril 1850 avait chargé les commissions de logements insalubres des mesures à prendre pour l'assainissement des habitations, mais cette loi a rencontré de très grandes difficultés dans son exécution, les propriétaires pouvant résister aux injonctions de la commission. D'où procédure longue et compliquée.

Il n'en est plus de même en ce qui concerne les hôtels meublés et les logements loués en garni.

Logements loués en garni. — Ces logements à Paris sont au nombre de 167000 chambres louées par 10500 garnis. Aussi lors des grandes épidémies qui ont sévi à Paris, depuis 1830, les médecins et le Conseil d'hygiène et de salubrité avaient-ils été frappés de la grande mortalité qui atteignait les locataires des garnis. Aussi en 1878, au moment de l'Exposition universelle, le préfet de police, ayant la surveillance des garnis dans ses attributions, demanda au Conseil de salubrité d'examiner les mesures qu'il convenait de prendre, ses pouvoirs lui permettant de les imposer aux logeurs, et c'est sur l'avis du Conseil que M. Camescasse alors préfet rendit, le 7 mai 1878, une ordonnance modifiée par la suivante :

ORDONNANCE de police concernant les logements loués en garni.

(25 octobre 1885.)

Article 1ᵉʳ. — Sont considérés comme logeurs de profession et, à ce titre, sont astreintes à l'exécution des dispositions réglementaires ci-après, les personnes qui louent en garni tout ou partie d'une maison, soit dans les termes et délais en usage pour les locations en garni, soit dans les termes et délais déterminés par le droit commun pour les locations en général.

Art. 2. — *Installation des garnis.* — Aucune maison ou partie de maison ne pourra être livrée à la location en garni qu'après une déclaration faite à la Préfecture de police.

Art. 3. — Cette déclaration devra être accompagnée : 1° d : l'acte de naissance du déclarant ; 2° d'un certificat de résidence et de moralité délivré par le commissaire de police de sa circonscription ou par le maire de sa commune ; 3° D'un extrait de son casier judiciaire délivré depuis un mois au plus ; 4° D'un état indiquant le nombre de chambres devant être louées en garni, avec leurs dimensions exactes, ainsi que le nombre des lits contenus dans chacune d'elles.

Art. 4. — Le logeur ne pourra recevoir des locataires qu'à partir du jour où il aura été délivré, par la Préfecture de police, un récépissé de sa déclaration. Ce récépissé mentionnera les nom et prénoms du logeur, la rue et le numéro du garni, le nombre des pièces pouvant être louées et le nombre des locataires qu'elle pourra contenir. Il ne sera délivré que si le logeur présente, au point de vue de la moralité, des garanties satisfaisantes, et si les locaux proposés sont reconnus salubres dans les conditions indiquées ci-après.

Art. 6. — La déclaration doit être renouvelée toutes les fois que le garni sera tenu par un nouvel exploitant.

Mesures d'ordre.

Art. 7. — Le logeur devra placer extérieurement, et conserver constamment sur la porte d'entrée de la maison : « Est loué en garni » ; les lettres de ce tableau ne devront pas avoir moins de 0 m. 08 de hauteur ; elles seront noires sur fond jaune.

Art. 8. — Le logeur doit numéroter les appartements ou chambres meublés.

Art 9. — Il est tenu d'avoir un registre pour l'inscription immédiate des voyageurs. Ce registre doit être coté et paraphé par le commissaire de police du quartier.

Le logeur le représentera à toute réquisition, soit aux commissaires de police qui le viseront, soit aux officiers de paix ou autres préposés de la Préfecture de police, qui pourront aussi le viser. Ledit registre sera soumis à la fin de chaque mois au visa du commissaire de police du quartier.

Art. 10. — Il est défendu aux logeurs de donner retraite aux vagabonds, mendiants et gens sans aveu. Il leur est aussi défendu de recevoir habituellement des filles de débauche.

Mesures de salubrité.

Art. 11. — Le nombre des locataires qui pourront être reçus dans chaque chambre sera proportionnel au volume d'air qu'elle contiendra. Ce volume ne sera jamais inférieur à quatorze mètres cubes par personne. La hauteur sous plafond ne devra pas être inférieure à 2 m. 50. Le nombre maximum des personnes qu'il sera permis de recevoir dans chaque pièce y sera affiché d'une manière apparente.

Art. 12. — Le sol des chambres sera imperméable et disposé 'de façon à permettre de fréquents lavages, à moins qu'il ne soit planchéié et frotté à la cire ou peint au siccatif. Les murs, les cloisons et les plafonds seront enduits en plâtre ; ils seront maintenus en état de propreté et, de préférence, peints à l'huile ou badigeonnés à la chaux. Les peintures seront lessivées ou renouvelées au besoin tous les ans. On ne pourra garnir de papier que les chambres à un ou deux lits, et ces papiers seront remplacés toutes les fois que cela sera jugé nécessaire.

Art. 13. — Les chambres doivent être convenablement ventilées. Les chambrées, c'est-à-dire les chambres qui contiennent plus de quatre locataires, devront être pourvues d'une cheminée ou de tout autre moyen d'aération permanente.

Art. 14. — Il est défendu d'admettre dans les chambrées des personnes de sexes différents.

Art. 15. — Il est interdit de louer en garni des chambres qui ne seraient pas éclairées directement ou qui ne prendraient pas air et jour sur un vestibule ou sur un corridor éclairé lui-même directement. Les chambrées et les chambres qui contiendraient plus de deux personnes devront toujours être éclairées directement.

Art. 16. — Il est interdit de louer des caves en garni. Les sous-sols ne pourront être loués en garni qu'en vertu d'autorisations spéciales.

Art. 17. — Les cheminées et conduits de fumée doivent être établis dans de bonnes conditions au point de vue du danger d'incendie. Les conduits auront des dimensions ou des dispositions telles que la chaleur produite ne puisse être la cause d'une incommodité grave pour les habitants de la maison. Les conduits seront, en outre, entretenus en bon état et nettoyés ou ramonés fréquemment.

Art. 18. — Il n'y aura pas moins d'un cabinet d'aisances pour chaque fraction de vingt personnes.

Art. 19. — Ces cabinets, peints au blanc de zinc et tenus dans un état constant de propreté, seront suffisamment aérés et éclairés directement. Un réservoir ou une conduite d'eau en assurera le nettoyage. A défaut de réservoir ou de conduite d'eau, une désinfection journalière sera opérée au moyen d'une solution dont quelques litres seront toujours laissés dans les cabinets.

Les cabinets devront être munis d'appareils à fermeture automatique. Si l'administration le juge nécessaire, un siphon obturateur sera établi au-dessous de cette fermeture. Le sol sera imperméable e disposé en cuvette inclinée, de manière à ramener les liquides vers le tuyau de chute et au-dessus de l'appareil automatique. Les urinoirs, s'il en existe, seront construits en matériaux imperméables. Ils seront à effet d'eau.

Art. 20. — Les corridors, les paliers, les escaliers et les cabinets d'aisances devront être fréquemment lavés, à moins qu'ils ne soient frottés à la cire ou peints au siccatif, ainsi que cela a été prescrit pour les chambres (art. 12). Les peintures seront de ton clair.

Art. 21. — Les plombs seront munis d'une fermeture hermétique, lavés et désinfectés souvent. Les gargouilles, caniveaux et tuyaux d'eaux pluviales et ménagères sont entretenus avec le même soin.

Art. 22. — Chaque maison louée en garni sera pourvue d'une quantité d'eau suffisante pour assurer la propreté et la salubrité de l'immeuble et pour subvenir aux besoins des locataires.

Art. 23. — Un service spécial d'inspecteurs de la salubrité des garnis est chargé de s'assurer que les conditions exigées par la présente ordonnance sont remplies. Les logeurs sont tenus de les recevoir aussi souvent qu'ils se présenteront.

Art. 24. — Toutes les fois qu'un cas de maladie contagieuse ou épidémique se sera manifesté dans un garni, on devra en faire immédiatement la déclaration au commissariat de police de son quartier ou de sa circonscription, lequel nous transmettra cette déclaration. Un médecin délégué de l'administration ira constater la nature de la maladie et provoquer les mesures propres à en prévenir la propagation. Le logeur sera tenu de déférer aux injonctions qui lui seront adressées à la suite de cette visite.

Depuis cette ordonnance, à l'exécution de laquelle la Préfecture de police a tenu la main, la mortalité a considérablement diminué, dans les garnis aussi bien en cas d'épidémie que d'une manière permanente.

Dans une intéressante notice émanant de la Préfecture de police, nous trouvons les renseignements ci-après donnant tous les détails concernant la salubrité des garnis :

« Depuis quelques années, des améliorations très notables ont été obtenues dans les garnis de Paris et de la banlieue au point de vue de la salubrité. La plupart de ces établissements qui, autrefois, étaient installés dans des conditions d'insalubrité notoire, sont aujourd'hui complètement transformés. L'ordonnance de police, contre laquelle presque tous les logeurs avaient tout d'abord protesté assez vivement, est peu à peu exécutée, même dans les garnis où les améliorations semblaient le moins facilement réalisables. Les logeurs ont pris l'habitude de se conformer aux prescriptions de l'Administration ; ils apportent plus de facilité dans leurs rapports avec l'Inspection et mettent même souvent un certain amour-propre à faire exécuter spontanément les travaux qui sont jugés nécessaires.

Les prescriptions portent principalement sur les points suivants :

1° Interdiction des pièces insalubres, en raison de leur insuffisance de cube ou de leur défaut d'aération ; encombrement de locataires ;

2° Installation défectueuse des cabinets d'aisances ;

3° Fermeture hermétique des plombs servant à l'évacuation des ordures ménagères ;

4° Peinture des plafonds et des murs de chambres mises en location ; renouvellement des papiers de tenture ;

5° Stagnation des eaux ménagères dans les cours et courettes ;

6° Blanchiment des façades ;

7° Absence d'eau ;

8° Précautions contre l'humidité ;

9° Enduit en plâtre des cloisons en bois ;

10° Tuyaux de fumée traversant les chambres.

1° *Interdiction des pièces insalubres. — Encombrement.* —Une des causes d'insalubrité qui se présente le plus fréquemment dans les garnis résulte de l'encombrement de locataires dans les chambres et de la location clandestine de certaines

pièces qui n'ont pas le cube d'air prescrit par l'ordonnance du
25 octobre 1883. La sanction des prescriptions portant sur ce
point a présenté pendant quelques années d'assez sérieuses
difficultés.

En fait, les choses se passent ainsi :

L'inspecteur du Service sanitaire, en visitant un garni,
constate que telle chambre mise en location doit être interdite à
l'habitation; que telle autre contient un nombre de locataires
trop considérable. Il en informe le 2ᵉ Bureau de la 2ᵉ Division

Le logeur est invité par le Commissaire de police à évacuer les
pièces qui doivent être interdites et à ne recevoir dans chaque
chambre que le nombre de locataires indiqué sur le récépissé de
sa déclaration professionnelle. En général, il défère à cette
injonction, et le Commissaire de police, lorsqu'il se présente
pour vérifier, ne peut que constater l'exécution de ses prescriptions.

Mais, bientôt après, le logeur, croyant n'avoir plus rien à
craindre de visites prochaines des agents de la Préfecture, fait
occuper de nouveau les pièces interdites. Ce n'est que l'année
suivante que, si l'on n'y prend garde, l'inspecteur du Service
sanitaire s'en apercevra. Comme celui-ci n'a pas qualité pour
verbaliser, il devra se borner à signaler de nouveau le fait à
l'Administration.

Il y a quelques années encore, ces infractions étaient très
fréquemment commises. Il paraissait d'autant plus difficile de
les éviter, que souvent les logeurs, pour plus de garantie,
enlevaient pendant le jour les lits placés dans les chambres
interdites et les replaçaient seulement pour la nuit. Ce n'est
donc que par des visites faites pendant la nuit, ou tout au moins
dès les premières heures du jour, que ces infractions peuvent
être constatées. Or, les inspecteurs du Service sanitaire ne
peuvent procéder à ces visites.

Pour remédier à ces inconvénients, la Préfecture de police

a pris des mesures qui ont donné d'excellents résultats et qui garantissent une surveillance presque constante.

De temps en temps, les Commissaires de police sont invités à faire à l'improviste des visites de nuit dans les garnis de leurs quartiers. Ils doivent vérifier si les logeurs se conforment strictement, en ce qui concerne le nombre de leurs locataires, aux indications portées sur le récépissé de leur déclaration.

Dans les cas où ils constatent des infractions, ils dressent immédiatement des procès-verbaux de contravention qui sont transmis au Tribunal de simple police et qui entraînent des condamnations de 1 à 5 francs d'amende (art. 471 du Code pénal), et même la peine d'emprisonnement en cas de récidive légale (art. 474 du Code pénal).

Depuis que ces mesures ont été adoptées, les infractions de cette nature diminuent sensiblement. Les logeurs savent maintenant qu'ils peuvent recevoir à l'improviste la visite du Commissaire de police. Ils osent beaucoup moins s'exposer aux suites toujours graves qu'entraîne pour eux la constatation de ces sortes de contraventions.

2° *Cabinets d'aisances.* — Les prescriptions relatives aux cabinets d'aisances portent principalement sur la peinture des murs à l'huile et au blanc de zinc; l'aération et la ventilation; l'imperméabilité du sol; la fermeture hermétique des tuyaux de chute.

Ces prescriptions sont généralement exécutées après sommation, mais elles doivent être renouvelées fréquemment, surtout en ce qui concerne les appareils à fermeture hermétique qui se détériorent assez rapidement et ne fonctionnent plus.

Dans la plupart des garnis d'ouvriers, les appareils le plus communément employés fonctionnent seulement par le poids des matières.

Ce système présente de nombreux inconvénients. Pour peu

que les appareils soient détériorés, ou simplement oxydés, le poids des matières ne suffit plus pour en assurer le fonction nement. Celles-ci séjournent et s'accumulent dans les cuvettes, par suite de la négligence des locataires ou des logeurs ; elles répandent ainsi l'infection dans l'immeuble. Pour ce motif, l'Administration a décidé qu'il y avait lieu de supprimer pro- gressivement ces sortes d'appareils. Chaque fois que les inspecteurs du Service sanitaire en trouvent encore dont le fonctionnement laisse à désirer, le logeur est aussitôt mis en demeure de les remplacer par tels autres appareils qui leur conviennent, pourvu qu'ils fonctionnent autrement que par le poids des matières.

Il arrive parfois que les cabinets d'aisances qui desservent un garni se composant d'un très petit nombre de chambres sont communs aux locataires de ce garni et aux autres locataires de l'immeuble. Il est difficile alors d'exiger du logeur l'exécution de travaux qui incombent plutôt au propriétaire de l'immeuble. Dans ce cas, la Préfecture de police croit devoir signaler les causes d'insalubrité au Service d'assainissement de la Préfecture de la Seine, qui est compétent pour adresser au propriétaire de l'immeuble les injonctions nécessaires.

L'article 18 de l'ordonnance de police du 25 octobre 1883 prescrit un cabinet d'aisances pour chaque fraction de 20 habi- tants. Il paraît quelquefois rigoureux d'exiger strictement l'exécution de cette prescription. Dans certains garnis, par exemple, où 50 à 60 pour 100 des chambres sont souvent inoc- cupées, on peut surseoir sans inconvénient à la construction de nouveaux cabinets.

5° *Fermeture hermétique des plombs.* — Les prescriptions faites à ce sujet sont presque toujours volontiers exécutées par les logeurs, parce qu'elles n'entraînent point pour eux de dépenses considérables. Elles doivent être cependant fréquem- ment renouvelées, en raison de la facilité avec laquelle se détériorent les couvercles ou les bondes siphoïdes employés pour la fermeture.

4° *Peinture des plafonds.* — *Renouvellement des papiers de tenture.* — Ces prescriptions sont également de celles qui se reproduisent le plus souvent. Les logeurs y résistent d'autant moins qu'elles constituent des réparations locatives qui incombent au locataire et non au propriétaire de l'immeuble.

Il y a lieu de remarquer toutefois que les papiers de tenture ne sont autorisés que dans les chambres contenant un ou deux lits. Dans celles où il y a un nombre de lits supérieur, les murs doivent toujours être peints à l'huile, ou badigeonnés à la chaux.

5° *Stagnation des eaux ménagères dans les cours et courettes.* — Il arrive assez souvent que le sol des cours et des courettes est mal entretenu, de sorte que les eaux ménagères qui y sont jetées ou répandues séjournent et exhalent des odeurs dangereuses pour la salubrité publique. Lorsque cet état de choses existe dans un immeuble entièrement loué en garni, l'Administration n'éprouve aucune difficulté pour prescrire au logeur les travaux nécessaires.

Mais il n'en est pas de même lorsqu'il s'agit d'un logeur qui loue seulement quelques chambres garnies dans une maison dont les autres appartements sont occupés par des locataires dans leurs meubles. Dans ce cas, la Préfecture de police est obligée de faire intervenir la Commission des logements insalubres qui a seule action contre le propriétaire de l'immeuble.

6° *Blanchiment des façades.* — L'obligation qui précède s'applique également au blanchiment des façades dont le mauvais état d'entretien constitue parfois une véritable cause d'insalubrité. Il convient cependant de faire une distinction assez importante : les façades sont établies sur la rue ou sur la cour.

Dans le premier cas (façade extérieure), c'est à la Préfecture de la Seine seule qu'il appartient de faire les injonctions nécessaires au propriétaire. C'est cette administration en effet qui est chargée de l'application du décret du 26 mars 1852, relatif aux rues de Paris, et dont l'article 5 est ainsi conçu :

« Les façades des maisons seront constamment tenues en bon état de propreté. Elles seront grattées, repeintes ou badigeonnées au moins une fois tous les dix ans, sur l'injonction qui sera faite au propriétaire par l'autorité municipale. Les contrevenants seront passibles d'une amende qui ne pourra excéder 100 francs. »

Dans le second cas (façade sur cour), si l'immeuble est loué en garni en totalité, la Préfecture de police prescrit au logeur soit la peinture à l'huile, soit le badigeonnage ou le blanchiment à la chaux.

7° *Absence d'eau.* — L'absence d'eau dans un immeuble, surtout lorsque cet immeuble est divisé en un grand nombre de chambres louées en garni, a toujours été considérée comme une cause sérieuse d'insalubrité. Non seulement les locaux affectés à ce genre de location, mais les dépendances elles-mêmes, telles que les couloirs, les escaliers, les cabinets d'aisances, doivent être lavées fréquemment, sous peine de devenir des foyers d'infection.

Lorsque les inspecteurs du Service sanitaire constatent qu'un immeuble est dépourvu de tout approvisionnement d'eau, la Préfecture de police oblige le logeur à se conformer aux prescriptions de l'article 22 de l'ordonnance de police du 25 octobre 1883.

Toutefois, elle ne pourrait aller jusqu'à prescrire l'établissement d'une concession d'eau de la Ville, car il existe encore à Paris un certain nombre de rues qui ne sont pas desservies par les canalisations de la Ville. Dans les immeubles situés en bordure de ces voies, une telle prescription serait inexécutable.

Aussi l'Administration se borne-t-elle à enjoindre au logeur d'approvisionner d'eau son garni en quantité suffisante pour les divers usages de la salubrité, et par tel moyen qu'il juge convenable.

En outre, lorsque des bornes-fontaines sont établies à proximité et que les garnis sont de peu d'importance, le logeur est quelquefois, après avis de l'inspecteur, exonéré de cette prescription, mais seulement à titre tout à fait exceptionnel.

8° *Précautions contre l'humidité.* — Il est souvent constaté que des chambres sont notoirement insalubres, en raison de l'humidité. Cet inconvénient résulte généralement de la situation des chambres au rez-de-chaussée sur terre-plein ou en contre-bas du sol de la rue. Si ces chambres présentent d'autre part toutes les conditions requises au point de vue de l'aération et du volume d'air, les inspecteurs ne peuvent en proposer l'interdiction. Ils se bornent, dans ce cas, à proposer à l'Administration de prescrire le revêtement des murs par des lambris en bois jusqu'à hauteur de $1^m,50$; l'établissement de parquets sur bitume dans les pièces situées au rez-de-chaussée, la surélévation des planchers en contre-bas du sol.

Si l'humidité provient, comme il arrive fréquemment, du mauvais état des toitures, il est prescrit d'exécuter tous les travaux reconnus nécessaires pour remédier aux infiltrations.

9° *Enduit en plâtre des cloisons.* — Cette prescription a pour but surtout de remédier aux dangers d'incendie. Les locataires de chambres louées en garni sont souvent négligents ou imprudents. Qu'ils s'endorment le soir en laissant leur bougie allumée, le feu se communique aux vêtements ou aux rideaux, et si les cloisons de la chambre sont en bois, il se propage avec une excessive rapidité. Si, au contraire, les cloisons sont recouvertes d'un enduit en plâtre, cette précaution suffit pour opposer pendant quelque temps un obstacle à la flamme et pour permettre d'apporter les premiers secours.

En dehors du danger d'incendie, elle présente également un intérêt sérieux au point de vue de la salubrité, attendu que les cloisons en bois constituent généralement de véritables nids de vermine.

10° *Tuyaux de fumée.* — Il arrive assez souvent que des chambres louées en garni sont traversées par des tuyaux de fumée desservant des appareils de chauffage placés dans des pièces voisines. Il peut en résulter de sérieux dangers pour la salubrité et même pour la vie des locataires. Les gaz qui proviennent de la combustion s'échappent par ces tuyaux et, pour peu qu'une fissure existe, se répandent dans la chambre. C'est là une des causes d'asphyxie les plus communes.

L'Administration n'hésite jamais à prescrire la suppression de ces tuyaux de fumée, à moins qu'ils ne soient complètement entourés d'un chemisage en plâtre et en poterie.

Service municipal de désinfection. — Désinfection des vêtements, pièces de literie et autres objets contaminés par les malades.

La Ville de Paris met à la disposition du public un service municipal de désinfection.

Tous les intéressés peuvent demander une désinfection, soit pendant le cours d'une maladie, soit après sa terminaison. Aucun certificat, aucune justification d'aucune espèce n'est exigée. Il suffit de formuler une demande. On doit s'adresser soit à l'une des quatre stations municipales (rue du Château-des-Rentiers, 73; rue des Récollets, 6 *bis*; rue de Chaligny, 21; rue Stendhal); soit à l'une des vingt mairies d'arrondissement; soit à l'un des cimetières du Nord, de l'Est, du Sud; soit au refuge-ouvroir, rue Fessart, 37; soit à la station municipale de voitures d'ambulance, rue de Staël, 6; soit au bureau central de la Direction des affaires municipales, caserne Lobau; soit à l'inspection générale de l'assainissement et de la salubrité de l'habitation, avenue Victoria, 5. En outre, la Préfecture de la Seine tient à la disposition de MM. les Médecins de Paris des carnets contenant un

certain nombre de cartes postales. Pour obtenir une désinfection, il suffit de détacher une de ces cartes et de la mettre
à la poste. Des agents munis d'une carte d'identité et
revêtus d'un uniforme, une voiture spéciale hermétiquement
close, se rendent à domicile aussitôt que le service le permet.
Après la désinfection, les objets sont rapportés par une voiture et
un personnel particuliers. Les désinfections sont faites, tantôt
pendant le cours d'une maladie, tantôt après sa terminaison.

Dans le premier cas, voici comment elle se pratique. Pendant
toute la durée d'une maladie transmissible et à des intervalles
réglés d'accord avec la famille, les linges et vêtements du malade
et de ceux qui le soignent sont placés dans un sac fourni par le
service et passés à l'étuve : la désinfection de la literie, de la
chambre et du mobilier est faite après guérison ou décès.

Lorsque la désinfection est faite après la terminaison de la
maladie (guérison ou décès), voici en quoi elle consiste : en
général chaque opération est double ; on transporte aux stations
les linges, vêtements, objets de literie et autres meubles faciles
à déplacer, et d'autre part une escouade de désinfecteurs va à
domicile désinfecter les parois des pièces et les gros meubles, soit
avec des pulvérisations de solution de sublimé, soit avec d'autres
substances désinfectantes.

Enfin, d'autres désinfections sont faites dans l'intérêt de la
salubrité, soit que des voisins d'une personne atteinte d'une
affection contagieuse le demandent, soit qu'il s'agisse d'établissements publics ou de locaux collectifs qui ont été le siège
d'une épidémie ou qui ont été occupés par un malade contagieux.

Le personnel ordinaire comprend actuellement 126 agents,
dont 111 désinfecteurs et 10 mécaniciens ; il y faut ajouter une
trentaine de cochers chaque jour et un personnel supplémentaire
recruté parmi les refugiés de nuit. A certain jour l'ensemble du
personnel s'élève à près de 500 hommes de service.

Les quatre stations du service municipal de désinfection de la ville de Paris présentent une même disposition générale. Chacune d'elles comprend en effet, essentiellement, deux parties distinctes, celle qui reçoit les objets contaminés et celle par laquelle sortent les objets désinfectés ; ces deux parties n'ont d'autre communication qu'un couloir, disposé de telle sorte que l'on n'y puisse passer sans avoir pris les précautions de nettoyage et de propreté réglementaires.

La désinfection est pratiquée dans des étuves à vapeur sous pression pour tous les objets apportés du domicile des particuliers et qui peuvent subir ce mode de désinfection. Les linges salis sont préalablement brossés et lavés dans des solutions de sublimé ou de crésyl. L'étuvage se fait à + 115° C. pendant quinze à vingt minutes. Les opérations sont contrôlées par des manomètres enregistreurs.

Le nombre des opérations de désinfection, pendant l'année 1899, la dernière publiée, s'est élevé à 66,100. (Pour les détails, voir l'*Annuaire statistique de la Ville de Paris*, année 1897.)

L'histoire de l'établissement du service municipal de désinfection à Paris mérite l'attention des hygiénistes. Nous la trouvons dans une note intéressante due à M. le Dʳ A.-J. Martin, inspecteur général de l'assainissement et de la salubrité de l'habitation.

A la suite de propositions formulées dès 1880 par MM. Hovelacque et Lamouroux en vue des mesures à adopter pour prévenir la propagation des maladies contagieuses, le Conseil municipal, sur les conclusions d'un rapport de ce dernier, vota, le 11 décembre 1880, un crédit de 500 francs applicable aux mesures de désinfection dans les *locaux d'indigents* et l'inscrivit au budget de la Préfecture de police pour l'exercice 1881.

Aux termes de la même délibération, l'Administration était invitée à poursuivre, d'accord avec le Conseil d'hygiène, l'établissement d'étuves publiques gratuites et payantes pour la désinfection des linges, vêtements et objets de toute nature ayant servi à des contagieux.

Dans sa séance du 11 décembre 1880, le Conseil municipal,
à la suite d'une délibération prise sur la proposition de M. Lamouroux, avait invité l'Administration « à se renseigner, par
tous les moyens en son pouvoir, sur les cas des maladies infectieuses qui pourraient se produire dans la capitale ».

Plus tard, reconnaissant l'avantage qu'il y aurait à grouper sous
une seule direction plusieurs services d'hygiène disséminés jusqu'alors et à constituer surtout un centre d'informations pouvant
être à même d'exercer une surveillance permanente sur l'état
sanitaire de Paris et de donner immédiatement les indications
et les ordres commandés par les événements, le Conseil vota, en
1892, l'institution d'une inspection générale de l'assainissement
ou de la salubrité de l'habitation qui serait placée sous l'autorité
de M. le directeur des affaires municipales à la Préfecture de la
Seine.

L'arrêté pris en approbation de la délibération du Conseil a
déterminé ainsi qu'il suit les attributions de ce service :

Article 1er. — L'inspecteur général de l'assainissement et de la
salubrité de l'habitation est chargé, sous l'autorité du directeur
des affaires municipales, de rechercher les causes d'insalubrité
des immeubles, d'adresser les signalements nécessaires aux services spéciaux compétents et de formuler son avis sur les
mesures d'assainissement proposées.

Art. 2. — Il a communication des statistiques des décès, du
mouvement des entrées dans les hôpitaux et de tous documents
propres à l'éclairer sur l'état de salubrité des immeubles. Les
casiers sanitaires des habitations sont à sa disposition.

Art. 5. — Il donne aux étuves de désinfection et aux ambulances municipales les ordres relatifs aux opérations à effectuer
et en suit l'exécution.

Art. 4. — Les projets de constructions neuves préparés par
le service municipal d'architecture doivent être examinés, en ce
qui concerne l'hygiène, par l'inspecteur général de l'assainisse-

ment de la salubrité de l'habitation, dont l'avis motivé doit former l'un des éléments de l'instruction et figurer dans les
dossiers des affaires soumises à l'approbation préfectorale.

Depuis cette époque, l'inspection générale de l'assainissement
a été chargée du service de la vaccination à domicile et de toutes
les questions concernant l'hygiène et la salubrité des écoles primaires.

Afin d'assurer l'exécution de ces prescriptions, l'inspecteur
général de l'assainissement a son secrétariat et son domicile particulier reliés téléphoniquement avec toutes les administrations
intéressées. En outre, il reçoit des courriers quotidiens qui le
renseignent sur toutes les opérations de désinfection effectuées la
veille ainsi que sur tous les transports effectués par les stations
d'ambulances. Avec les données de ces courriers, il est dressé
immédiatement, chaque jour, des feuilles de statistique indiquant soit le nombre des opérations de la veille, la nature des
demandes par arrondissement, la nature des maladies, etc. ; soit
la récapitulation des opérations effectuées depuis le 1er du mois,
soit la répartition des opérations par quartiers et par maladies.

A l'aide de ces renseignements, l'inspecteur a établi :

1° Un fichier des immeubles parisiens donnant, pour chaque
maison dans laquelle une désinfection a eu lieu, toutes les indications sommaires permettant de se rendre immédiatement
compte de l'état sanitaire de l'appartement et de l'immeuble ;

2° Un fichier par maladies épidémiques dont les fiches, clas-
sées secondairement par rues, quartiers et arrondissements, permettent d'être constamment informé des mouvements des diverses
maladies épidémiques.

Enfin des diagrammes de ces diverses maladies sont tenus
régulièrement à jour, ainsi que des plans pointés, renouvelés
chaque mois pour chacune d'elles et montrant nettement les
manifestations épidémiques qui ont pu se produire dans les
divers quartiers de Paris.

D'autre part, l'Inspection générale signale chaque jour aux stations de désinfection :

1° Les demandes de mesures d'assainissement qui lui sont adressées directement par les particuliers, les médecins ou les divers services administratifs ;

2° Les domiciles des contagieux décédés dans les hôpitaux ;

3° Les adresses des écoliers atteints de maladies épidémiques d'après les avis des directeurs et directrices des écoles ;

4° Les locaux scolaires qu'il y a lieu d'assainir, soit pour cause d'épidémie, soit à la suite de réunions publiques qui y sont tenues ou pour cause d'insalubrité notoire.

Elle transmet, en outre, aux divers services intéressés tous les signalements qui sont à sa connaissance. Ces principaux services sont ceux des logements insalubres, de l'assainissement technique des habitations, des laboratoires de chimie et de bactériologie de la Ville de Paris, et des vaccinations et des revaccinations à domicile, etc., etc.

Enfin, toutes les fois qu'en raison de leur importance, la solution de certaines questions peut l'exiger, l'Inspecteur général la soumet à la Commission d'assainissement ou aux sous-commissions qui en émanent. Parmi celles-ci il convient de citer celle qui s'occupe de tout ce qui intéresse l'hygiène scolaire et celle qui, sous le nom de Comité de perfectionnement du service municipal de désinfection, étudie sans relâche, au point de vue de la pratique, toutes les questions scientifiques et techniques que soulève l'exécution des mesures d'assainissement, et examine avec soin tous les appareils ou procédés nouveaux de désinfection.

Lorsque éclata l'épidémie du choléra de 1884, un service de désinfection à domicile fut organisé par les soins du Préfet de police, mais il ne procédait qu'à l'assainissement des chambres et autres locaux occupés par les malades.

La désinfection des objets contaminés s'imposant comme une

mesure d'hygiène tout aussi nécessaire, le Conseil municipal vota :

1° Le 29 juin 1888, la création d'une station d'étuves de désinfection, annexée au refuge de nuit de la rue du Château-des-Rentiers et qui y fonctionne depuis le 18 mai 1889 ;

2° Le 10 juillet 1889, la construction d'un établissement de même nature, 6 rue des Récollets, à côté du refuge de nuit du quai Valmy et qui y fonctionne depuis le 21 juillet 1890 ;

3° Le 4 avril 1890, la création d'une station de désinfection annexée à la station d'ambulances municipales de la rue de Chaligny ; elle y fonctionne depuis le 1er avril 1891 ;

4° Enfin, en juillet 1894, une quatrième station fut annexée au refuge de nuit servant pour les femmes rue Stendhal.

Ces stations de désinfection, destinées en principe à fonctionner pour les besoins intérieurs de divers établissements charitables précités, ne tardèrent pas à voir leurs services réclamés par le public. L'on peut juger de la faveur grandissante dont elles jouissent auprès de la population parisienne, en comparant les relevés suivants :

En 1889 (fin mai au 31 décembre)	78
En 1890	652
En 1891	4.139
En 1892	18.464
En 1893	34.659
En 1894	57.915
En 1895	58.646
En 1896	36.547
En 1897	38.159
En 1898	50.015
En 1899	64.100

Il convient de remarquer que la désinfection n'était pas légalement obligatoire, ces chiffres ne comportant que des opérations réclamées ou acceptées.

Le budget actuel du service a été, pour l'exercice 1899, de 516 446 fr. 65, soit 284.046 fr. 55 pour le personnel et 232.400 francs pour les dépenses de matériel. Il y faudrait ajouter un crédit global de 15.000 francs pour la désinfection des écoles. Une taxe est exigée pour tous les loyers supérieurs à 500 francs ; elle varie de 5 francs à 400 francs pour tous les immeubles dépassant 20.000 francs en valeur locative. Elle a produit 25 000 francs environ en 1899.

Dépôt des collections du service technique de l'assainis - sement à La Villette, derrière le marché aux bestiaux. — Ce dépôt, véritable musée d'un grand intérêt, contient des appareils, cartes, dessins coloriés et des plans concernant la construction des anciennes maisons depuis plusieurs siècles. L'élévation des eaux, le tout-à-l'égout, les siphons, l'irrigation des champs d'épandage, sont aussi représentés par des modèles d'appareils et par des plans.

Le dispensaire de salubrité, placé dans les attributions du Préfet de police, est chargé de la visite des femmes publiques. Les médecins sont nommés au concours, conformément à un arrêté du Préfet de police du 1er mars 1888, ainsi conçu :

Article 1er. — Nul ne pourra, à l'avenir, être nommé aux fonctions de médecin du Dispensaire de salubrité s'il ne réunit les conditions suivantes : 1° être français, âgé au moins de 55 ans ; 2° avoir été admis à concourir ; 5° avoir subi avec succès les épreuves du concours qui consistent en : une épreuve de titres scientifiques et hospitaliers, une épreuve écrite en deux heures sur un sujet relatif aux affections vénériennes et à la gynécologie, deux épreuves orales de diagnostic de dix minutes chacune après dix minutes de préparation.

Art. 2. — Le jury du concours sera nommé par le Préfet de police sur la présentation du doyen de la Faculté de médecine. Il sera choisi parmi les membres des corps suivants :

Les membres de l'Académie de médecine, les professeurs et professeurs agrégés de la Faculté de médecine, les médecins, les chirurgiens, et accoucheurs des hôpitaux, les médecins titulaires de Saint-Lazare.

Art. 3. — Le président du jury sera désigné dans l'arrêté de nomination.

Art. 4. — Le jury sera composé de cinq juges et d'un suppléant.

Art. 5. — Tous les médecins du Dispensaire cesseront leurs fonctions à l'âge de soixante-cinq ans.

Médecins : MM. Davesne, médecin en chef; Lemoine, médecin en chef adjoint; *médecins ordinaires* : MM. Jaubert, Landois, Frasey, Darin, Descoust, Calandreau, Boussi, Branly, Butte, Sénac, Marty, Poupon, Gillet, Rovillain, Lenoir; *médecins adjoints* : MM. Hautecœur, Lebon, Gresset, Tournier, Bernard, de la Nièce.

TRIBUNAUX. — Médecins experts près les tribunaux de Paris. — Au commencement de chaque année judiciaire et dans les trois mois qui suivent la rentrée, les Cours d'appel, en chambre du conseil, le procureur général entendu, désignent, sur des listes de propositions des tribunaux de première instance du ressort, les docteurs en médecine à qui elles confèrent le titre d'expert devant les tribunaux.

Les propositions du tribunal et les désignations de la Cour ne peuvent porter que sur les docteurs français, ayant au moins cinq ans d'exercice de la profession médicale et demeurant soit dans l'arrondissement du tribunal, soit dans le ressort de la Cour d'appel.

En dehors des cas prévus par le Code d'instruction criminelle, les opérations d'expertise ne peuvent être confiées à un docteur qui n'aurait pas le titre d'expert. Toutefois, suivant les besoins particuliers de l'instruction de chaque affaire, les magistrats peuvent désigner un expert près un tribunal autre que celui auquel ils appartiennent.

Médecins : MM. Brouardel, Descoust, Fournier (Alfred), Hirtz,

Gratiot, Ladreit de la Charrière, Le Paulmier, Lutaud, Obissier, Richardière, Socquet, Thoinot, Vibert, Ballet, Bouchereau, Dubuisson, Garnier, Legros, Magnan, Motet, Séglas, Voisin, Ch. Vallon.

Chirurgiens : MM. Delens, Laugier, Duplay; *accoucheurs* : MM. Budin, Maygrier; *oculistes* : MM. Dehenne, Trousseau, Galezowki.

Toxicologie et pharmacologie : MM. L'Hote, Ogier, Planchon, Pouchet, Riche, Yvon, Villiers.

Dentistes : MM. Levalour fils, Ferrier, Pitsch; *vétérinaires* : MM. Cadiot, Leblanc, Lignières, Trasbot, Vigier.

Service médical du Palais de justice : M. Floquet, médecin chargé du service.

PRISONS, MAISONS L'ARRÊT

Les prisons dépendent du ministère de l'Intérieur. Un service médical très complet, avec infirmerie, pharmacie, etc., est organisé selon l'importance de l'établissement.

Nous devons mentionner ici la *Maison d'arrêt* de Saint-Lazare, en raison de l'enseignement spécial qui s'y trouve.

Maison d'arrêt et de correction de Saint-Lazare, faubourg Saint-Denis, 107. — Cette maison occupe l'emplacement d'un hospice de lépreux du xi° siècle auquel succéda, en 1656, l'institution des Lazaristes, société de missionnaires fondée par saint Vincent de Paul, pour l'instruction des habitants des campagnes. Le pieux fondateur est mort dans la maison. On y enfermait aussi, à la demande des parents, des jeunes gens de mauvaise conduite, Beaumarchais lui-même y fit un court séjour. A la Révolution, Saint-Lazare devint une prison politique. André Chénier la quitta pour monter sur l'échafaud.

Saint-Lazare est aujourd'hui une maison de détention pour femmes, prévenues de crimes ou délits, ou condamnées à un emprisonnement ne dépassant pas un an, et pour femmes publiques envoyées du Dispensaire de salubrité, pour cause de maladie. Cette dernière catégorie de détenues est tout à fait séparée de la première.

Le service médical est divisé en deux infirmeries : l'infirmerie normale et l'infirmerie spéciale pour les maladies vénériennes.

Médecins de l'infirmerie normale : MM. Le Blond, Chipier, Conil, Fauquez, Lutaud, Oberlin; *oculiste* : M. Dehenne; *médecins de l'infirmerie spéciale* : MM. Wickham, Barthélemy; *chirurgiens* : MM. Jullien, Verchère, Ozenne.

L'enseignement ci-après donné à Saint-Lazare comprend des cours complets de syphiligraphie, de vénéréologie, qui ont lieu deux fois par an, trois fois par semaine. Ils sont faits alternativement par MM. Le Pileur, Jullien, Verchère, Ozenne et Wickham. Les docteurs en médecine et les étudiants pourvus de seize inscriptions peuvent y assister.

PRISONS

Dépôt de la Préfecture de police. — *Médecins* : M. J. Voisin. *médecin en chef* ; MM. Rol, Wuillomenet. *médecins adjoints.*

Conciergerie. — M. Materne, *médecin en chef*; M. Le Coin, *médecin adjoint.*

Sainte-Pélagie. — M. Haussmann, *médecin en chef*; M. de Latour de Lorde, *médecin adjoint.*

Santé. — M. de Beauvais, *médecin en chef*; MM. Alexandre, Budor, *médecins adjoints.*

Infirmerie centrale (à la Santé). — M. Variot *médecin*: MM. Petit, Alexandre, Budor, *médecins adjoints.*

MM. Dehenne, *oculiste*, et Levadour fils, *dentiste*, sont atta
chés à toutes les prisons.

MORGUE

M. Firmin Maillard, de la Bibliothèque Sainte-Geneviève, a
publié une Histoire de la Morgue, à laquelle nous empruntons
les lignes suivantes :

« D'après le P. du Breuil et Sauval, il existait à Paris, dès
le XIᵉ siècle, des établissements charitables pour recevoir les
cadavres trouvés sur la voie publique. Entre autres, nous citerons les religieuses de Sainte-Catherine qui se chargeaient, en
exécution des statuts de leur ordre, de nettoyer les corps qu'elles
enterraient dans un enclos du cimetière des Innocents, après
la visite de la police. Ces fondations furent les origines de la
morgue.

« En compulsant les registres du grand Châtelet, aujourd'hui
déposés à la Préfecture de police, M. Bezançon, chef de division,
a trouvé mentionnés, à la date du 9 mai 1868, le dépôt et la
translation de deux corps à la morgue du grand Châtelet.

« La morgue du grand Châtelet a été transférée, en vertu d'un
arrêté du préfet de police du 22 thermidor an XII (7 août 1804)
de la basse Geôle du grand Châtelet au n° 21 du quai du Marché-
Neuf, sur le terrain d'une ancienne boucherie. La translation eut
lieu le 1ᵉʳ fructidor an XII.

« En 1862, sur la proposition de Devergie, une construction
nouvelle fut élevée quai de l'Archevêché, où se trouve actuellement le dépôt mortuaire.

« Depuis la nomination de M. Brouardel comme professeur de
médecine légale, cet établissement, placé sous sa direction en ce
qui concerne l'enseignement et les autopsies, a été successivement, sur sa proposition, aménagé de la manière la plus utile et
en même temps la plus conforme aux lois de l'hygiène.

« Les appareils frigorifiques les plus perfectionnés sont utilisés dans cet établissement qui, sans contredit, est devenu un modèle du genre.

« Le nombre des corps, ou portions de corps, déposés à la morgue, est de 842 pendant l'année 1899. C'est un chiffre modéré. Le chiffre de l'année 1886 était de 932 ; celui de 1892, 989. »

SERVICE DES EAUX. — ÉGOUTS

Nous trouvons dans une notice publiée par la Direction administrative de la voie publique des eaux et égouts [1] les renseignements officiels ci-après, que nous copions textuellement :

Distribution d'eau potable.

Que de chemin parcouru depuis un siècle, si l'on songe qu'en 1800 chaque habitant de Paris avait à sa disposition 15 litres par jour d'eau médiocre, pour la majeure partie puisée en Seine, dans la traversée de Paris, et en consommait encore moins, puisqu'on avait vu la première Compagnie des eaux, créée par les frères Périer, succomber faute de clients, tandis qu'aujourd'hui la distribution d'eau suffit à peine à toutes les demandes avec ses 300 litres d'eau par jour, dont 112 en eau de source, plus 25 au besoin en eau filtrée, qui atteignent partout les étages les plus élevés des maisons.

Le service municipal, qui a entre les mains tout le système de la distribution d'eau et de l'écoulement de l'afflux urbain, dispose d'un outillage considérable, qui comprend : Pour les eaux d'alimentation, 7 dérivations, dont 5 très importantes, d'un débit de plus de 400 000 mètres cubes d'eau par jour ;

1. Exposition du Service technique des eaux et de l'assainissement au pavillon de la Ville de Paris. Notice, mai 1900.

23 usines élévatoires ou à vapeur, représentant une puissance totale de plus de 6000 chevaux et capables d'élever en 24 heures un volume d'eau équivalent; 18 réservoirs d'une capacité supérieure à 800 000 mètres cubes ; 2 réseaux complets de conduites publiques d'une longueur de 2 600 kilomètres, avec 26 000 appareils divers et 80 000 prises pour abonnements.

Principes généraux. — Conformément au programme magistral élaboré par l'ingénieur Belgrand, décédé en 1878, inspecteur général des ponts et chaussées et directeur des eaux et égouts, la distribution d'eau a pour base la division absolue en deux services distincts, l'un pour la voie publique, l'industrie, les cours, les écuries, les jardins, l'autre pour les habitations ; au service privé ont été attribuées les eaux de source limpides, fraîches, captées au loin, amenées par des aqueducs fermés dans des réservoirs couverts, et conduites sans voir le jour, sans variation sensible de température, du point où elles émergent du sol jusqu'au robinet du consommateur et qui, depuis peu, sont soumises à un service spécial de surveillance chargé de veiller sans cesse à la défense efficace de leur pureté.

Alimentation du service privé. — Les eaux de source affectées au service privé sont amenées à Paris par les quatre aqueducs de la Dhuis, de la Vanne, de l'Avre, du Loing et du Lunain. Le captage de ces eaux est fait avec un soin particulier dans des chambres maçonnées et voûtées. Lorsque au moment des grandes chaleurs la consommation s'élève brusquement, il arrive que l'approvisionnement d'eau de source se trouve momentanément en déficit et que les réservoirs baissent rapidement. Depuis 1897, on pare à ces défaillances au moyen d'eau de rivière épurée par filtration lente sur un lit de sable fin. Des bassins filtrants, précédés de canaux décanteurs, sont établis à l'usine de Saint-Maur pour traiter 25 à 30 000 mètres cubes d'eau de Marne par jour, et à Ivry pour traiter par jour 35 000 mètres cubes d'eau de Seine. Une usine élévatoire nouvelle est en construction sur ce point.

Les analyses montrent que cette eau est aussi salubre et plus pauvre en bactéries que l'eau de source ; elle ne le cède qu'au point de vue de la température qui se rapproche toujours de celle de l'air.

Alimentation du service public et industriel. — Le service public et industriel est fait dans tout le centre de Paris par les 150 000 mètres cubes d'eau qu'amène chaque jour au bassin de la Villette le canal de 107 kilomètres de longueur dérivé de la rivière d'Ourcq, dont la construction a été entreprise sous Napoléon Ier et achevée par une Compagnie, à qui la Ville l'a racheté en 1876. Dans les périodes sèches, deux usines puisant en Marne complètent l'alimentation de ce canal.

Dans les quartiers situés à une altitude moyenne, le même service est fait par l'eau de Seine que fournissent trois groupes de réservoirs disposés au sud, à l'est et à l'ouest, à des altitudes comprises entre 89 et 76 mètres, et reliés entre eux par un réseau unique de conduites.

Dans les quartiers hauts, au nord et à l'est, c'est l'eau puisée en Marne par la grande usine de Saint-Maur avec ses huit machines hydrauliques et ses quatre machines à vapeur, d'une puissance totale de 1 500 chevaux, qui alimente le service public et industriel.

Vente de l'eau. — Tarifs. — Produits. — Le service municipal, qui fait directement l'exploitation technique de la distribution, n'est cependant pas lui-même en rapport avec les consommateurs : la vente de l'eau est confiée, par un traité qui remonte à 1860 et doit durer jusqu'en 1910, à la Compagnie générale des eaux, chargée de la régie intéressée. L'eau de source est tarifée 35 centimes le mètre cube, sauf le cas où elle est employée pour la production de force motrice, où ce prix est porté à 60 centimes afin d'en restreindre l'usage, peu rationnel dans une ville située loin des hautes altitudes et où l'eau en pression reviendra toujours cher, tandis que d'autres forces motrices peuvent desservir plus économiquement les moteurs domestiques et les ascenseurs.

Pour les emplois industriels desservis en eau de rivière à la pression variable de la canalisation du service public, le tarif est progressivement décroissant; le prix s'abaisse à mesure que le volume augmente, partant de 60 francs par an pour 1 000 litres par jour, soit 16 centimes environ le mètre cube, pour descendre par échelons jusqu'à 7 centimes environ.

Égouts. — Le réseau d'égouts est aussi l'œuvre de Belgrand qui a eu le haut mérite d'en faire un corps dont toutes les parties sont agencées pour concourir au même objet; son utilisation primitivement limitée aux eaux pluviales, ménagères et industrielles, a été] successivement étendue aux eaux vannes par application des tinettes filtrantes, puis aux matières de vidange, en réalisant ce qu'on a dénommé le « tout à l'égout » et qu'Alfred Durand-Claye a su faire adopter, en dépit de nombreuses résistances, rattachant ainsi définitivement le système d'assainissement parisien au type unitaire. Le réseau est caractérisé par l'emploi exclusif d'égouts d'assez grande hauteur pour qu'on puisse les parcourir debout, véritables voies souterraines où l'eau sale coule en temps sec dans une cunette étroite, bordée de banquettes de circulation, et où l'on a pu donner place aux deux canalisations d'eau, aux câbles télégraphiques et téléphoniques, aux canalisations pour la distribution de force motrice et le transport des cartes pneumatiques de la poste, etc.

En temps de pluie, l'eau s'élève, surmonte les banquettes et trouve un écoulement facile grâce à la dimension des galeries, de sorte qu'il n'y a nulle part d'inondation dans les rues, même par les plus grandes averses; des déversements se produisent alors comme dans toutes les villes où l'on admet les pluies d'orage dans les égouts; mais ces déversements en Seine sont rares et de courte durée.

Ainsi que le montre le plan général au 1/500ᵉ du réseau des

égouts de Paris, les grands collecteurs vont déboucher en un
point situé à Clichy, au nord-ouest de l'enceinte, après avoir
franchi par des percées en souterrain les coteaux de l'Étoile et
de Monceau. Ces collecteurs, d'abord au nombre de deux, dits
collecteurs d'Asnières et Marceau, ont été récemment renforcés
par un troisième, tracé suivant une direction à peu près paral-
lèle et dénommé collecteur de Clichy; ils recueillent la totalité
des eaux usées de la rive gauche, y compris la Bièvre, petit
affluent de la Seine, transformé depuis longtemps en égout,
celles des îles et la majeure partie de celles de la rive droite. Le
surplus est intercepté au pied des coteaux de Ménilmontant par un
collecteur de moindre section dit collecteur du Nord.

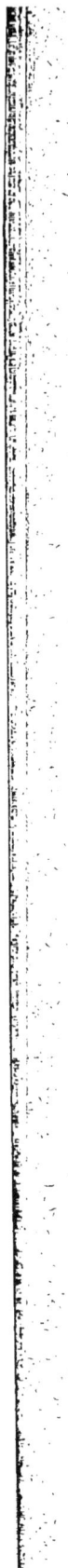

ANNEXES

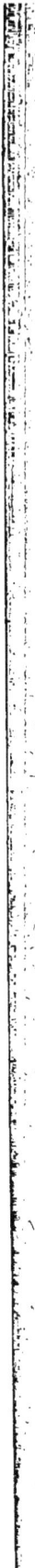

ACADÉMIE DE MÉDECINE

Liste des associés et correspondants nationaux et étrangers
et Commissions[1].

Associés nationaux.

MM.

1883.	Ollier (Léopold-L.-X.-É.).	Lyon.
1889.	Sirus-Pirondi (François).	Marseille.
1890.	Herrgott (François-J.).	Nancy.
1891.	Mignot (Antoine).	Chantelle.
1893.	Arloing (Saturnin),	Lyon.
1894.	Zambaco (Démétrius-A.),	Constantinople.
1894.	Jacquemin (Eugène-T.),	Nancy.
1896.	Renaut (Joseph-L.),	Lyon.
1896.	Lépine (Jacques-R.),	Lyon.
1898.	Baillet (Casimir-C.),	Toulouse.
1898.	Grasset (Joseph),	Montpellier.
1898.	Pitres (Albert),	Bordeaux.
1898.	Ehrmann (Jules-A.),	Mulhouse.
1898.	Schlagdenhauffen (Ch.-F.),	Nancy.
1899.	Doyon (Pierre-A.-A.),	Uriage.
1899.	Pamard (Alfred-P.-H.),	Avignon.
1900.	Bondet (Marie),	Lyon.
1900.	Andouard (Ambroise),	Nantes.
1900.	Pierret (Antoine).	Lyon.
1900.	Morache (Georges),	Bordeaux.

1. Cette liste nous a été demandée par un certain nombre de membres du Congrès. Nous l'ajoutons ici, le règlement annuel qui la contient, tiré à petit nombre, en janvier dernier, étant absolument épuisé.

Associés étrangers.

1867. Virchow (Rudolf),	Berlin.
1875. Hooker (Sir Joseph Dalton),	Londres.
1886. Paget (Sir James),	Londres.
1891. Fayrer (Sir Joseph),	Londres.
1891. Bateman (Sir Frédéric),	Norwich (Angleterre).
1898. Vanlair (Constant-F.).	Liège.
1899. Lister (Joseph),	Londres.
1899. Koch (Robert),	Berlin.
1900. Metchnikoff (Élie),	Saint-Pétersbourg.
1900. Albert (Édouard),	Vienne.
1900. Manson (Patrich),	Londres.
1900. Bergmann (Ernest),	Berlin.
1900. Sklifosovski (Paul-Nicolas).	Saint-Pétersbourg.
1900. Roentgen (Wilhelm).	Munich.
1900. Behring (Emil),	Marbourg.
1900. Golgi,	Pavie.
1900. Tilanus (Jean),	Amsterdam.
1900. Pawloft (Jean),	Saint-Pétersbourg.
1900. Bang (Bernhard),	Copenhague.
1900. Stokvis,	Amsterdam.
1900. Fischer (Emil),	Berlin.

Correspondants nationaux.

1re *Division.* — *Anatomie et physiologie, pathologie médicale, thérapeutique et histoire naturelle médicale, anatomie pathologique, hygiène publique et médecine légale.* — 50 *membres.*

1866. Rouget (Charles),	Montpellier.
1875. Bérenger-Féraud (L.-J.-B.),	Toulon.

MM.

1885. Manouvriez (Anatole-H.-A.),	Valenciennes.
1885. De Ranse (Félix-H.),	Néris (Allier).
1886. Tillot (Émile-A.),	Luxeuil (Hte-Saône).
1887. Picot (Jean-J.),	Bordeaux.
1887. Marquez (Pierre-N.-M.-O.),	Hyères.
1887. Bonnet (Ossian),	Rio-de-Janeiro.
1888. Mordret (Ambroise-E.),	Le Mans
1888. Chédevergne (Antoine-S.),	Poitiers.
1889. Duclos (Michel),	Tours.
1889. Fabre (Paul-P.-S.),	Commentry.
1890. Henrot (Henri-A.),	Reims.
1890. Villard (Auguste-G.-C.),	Marseille.
1890. Lacassagne (Jean-A.-E.),	Lyon.
1891. De Brun (Hippolyte-M.-A.),	Beyrouth (Syrie).
1891. Duché (Émile-C.),	Ouanne (Yonne).
1891. Spillmann (Paul),	Nancy.
1893. Liétard (Alexandre-G.),	Plombières (Vosges).
1893. Costa (François-M.),	Ajaccio.
1894. Layet (Alexandre-E.),	Bordeaux.
1894. Alison (Joseph-M.-A.),	Baccarat.
1894. Mairet (Albert-J.-J.),	Montpellier.
1894. Vergely (Lucien-P.-M.),	Bordeaux.
1895. Liégeois (Charles-A.),	Bainville-aux-Saules (Vosges).
1895. Teissier (Louis-A.-M.-J.),	Lyon.
1895. Testut (Jean-L.),	Lyon.
1895. Bertrand (Edmond-J.-L.), médecin en chef de la Marine,	Toulon.
1896. Fiessinger (Charles-A.),	Oyonnax (Ain).
1896. Soulier (Henri),	Lyon.
1896. Glénard (Claude-M.-F.),	Lyon.
1896. Mossé (Alphonse),	Toulouse.

MM.

1897. Debierre (Marie-C.), Lille.
1897. Renou (Joseph-A.), Saumur.
1897. Lemaistre (Martial-P.), Limoges.
1897. Vidal (Léon-E.). Hyères. .
1898. Bertin (Georges-Jean), Nantes.
1898. Ledouble (Félix-Anatole), Tours.
1898. Marvaud (Angel-J.-L.). Toulouse.
1898. Du Cazal (Léon), Nice.
1899. Moniez (Romain-Louis). Lille.
1899. Brunon (Raoul-Albert). Rouen.
1899. Vincent (Louis-Alex.). Rochefort-sur-Mer.
1899. Coyne (Paul-Louis). Bordeaux.
1900. Catrin (Louis), Valenciennes.
1900. Lalesque (Fernand). Arcachon.
1900. Lortet (Louis), Lyon.
1900. Triaire (Paul), Tours.

2ᵉ division. — Pathologie chirurgicale, médecine opératoire, accouchements.

MM.

1878. Notta (Alphonse-H.). Lisieux.
1884. Delore (Xavier), Lyon.
1886. Heurtaux (Alfred-A.). Nantes.
1886. Paulet (Vincent), inspecteur de l'armée (en retraite). Montpellier.
1887. Thomas (Louis), Tours.
1888. De Closmadeuc (Th.-G.-A.). Vannes.
1888. Joüon (François), Nantes.
1889. Gayet (Charles-J.-A.), Lyon.
1890. Lanelongue (Jean-B.-P.-M.). Bordeaux.
1892. Duplouy (Charles-J.), Rochefort.

MM.

1892. Queirel (Auguste),	Marseille.
1892. Demons (Jean-O.-A.),	Bordeaux.
1892. Dubar (Louis-E.-É.),	Lille.
1894. Herrgott (Louis-A.),	Nancy.
1895. Bœckel (Jules),	Strasbourg.
1895. Combalat (Barthélemy),	Marseille.
1896. Gross (Charles-Frédéric),	Nancy.
1896. Poncet (Antonin),	Lyon.
1898. Folet (Henri-Lucien),	Lille.
1898. Hache (Louis-Marie M.),	Beyrouth
1899. Auffret (Charles-Louis-Em.),	Brest.
1899. Forgue (Émile-Auguste),	Montpellier.
1900. Laroyenne (Lucien),	Lyon.
1900. Duret (Henri),	Lille.

3e Division. — Médecine vétérinaire.

MM.

1889. Peuch (François).	Lyon.
1889. Signol (Jean-J.),	Villiers (I.-et-L.).
1893. Galtier (Victor-P.),	Lyon.
1893. Baillet (Louis-R.),	Bordeaux.
1898. Laulanié (Ferdinand),	Toulouse.
1898. Thierry (Auguste E.-L.),	Beaune.

4e Division. — Physique et chimie médicales, pharmacie.

MM.

1867. Béchamp (Pierre-J.-A.),	Montpellier.
1880. Heckel (Édouard-M.),	Marseille.
1881. Daremberg (Georges),	Cannes.
1882. Boudier (Émile-J.-L.),	Montmorency.
1885. Cazeneuve (Paul),	Lyon.

1884. Périer (Jean-P.-L.),	Pauillac (Gironde).
1888. Engel (Rodolphe-C.),	Montpellier.
1888. Barnsby (Robert-D.),	Tours.
1888. Charpentier (Pierre-M.-A.),	Nancy.
1889. Balland (Joseph-A.-F.), pharmacien	
principal de l'armée,	Amiens
1891. Haller (Albin),	Nancy.
1891. Crié (Louis-A.),	Rennes.
1893. Fleury (Gustave-C.),	Nantes.
1893. Linossier (Jules-G.),	Lyon.
1895. Bergonié (Jean-A.),	Bordeaux.
1895. Hugounenq (Louis-M.-G.),	Lyon.
1895. Bleicher (Marie-G.),	Nancy.
1899. Dupuy (Pierre-Édouard),	Toulon.
1899. Imbert (Armand),	Montpellier.

Correspondants étrangers.

1re Division. — Anatomie et physiologie, pathologie médicale, thérapeutique et histoire naturelle médicale, anatomie pathologique, hygiène publique et médecine légale.

MM.

1889. Rommelaere (Willem),	Bruxelles.
1889. Ringer (Sydney),	Londres.
1890. Van den Corput (Bernard-É. H.-J.),	Bruxelles.
1890. Moncorvo (Charles-A.),	Rio-de-Janeiro.
1890. Kalindéro (Nicolas),	Bucarest.
1891. De Rindfleish (Édouard),	Wurtzbourg.
1891. Costomiris (Georges),	Athènes.
1892. Babes (Victor),	Bucarest.
1892. D'Espine (Adolphe),	Genève.
1893. Hlava (Iaroslav),	Prague.
1894. Revilliod (Léon),	Genève.

MM.

1895. Perroncito (Edoardo),			Turin.
1895. Adamkiewicz (Albert),			Vienne.
1896. Stiles (Charles-W.),			Washington.
1897. Coni (Émile),				Buenos-Ayres.
1897. Janssens (Eugène),			Bruxelles.
1897. Benedikt (Maurice),			Vienne.
1897. De Mierzejewski (Jean),			St-Pétersbourg.
1898. Barella (Hippolyte-P.-B.),		Chapelle-lez-Herlaimont.

1898. Petrini (Michel),				Bucarest.
1900. Kaposi (Maurice),				Vienne.
1900. Erb (Guillaume),				Heidelberg.
1900. Hansen (Gérard),				Bergen.
1900. Mendelsohnn (Maurice),			St-Pétersbourg.
1900. Stoïcesco (Georges).			Bucarest.

2ᵉ *Division.* — *Pathologie chirurgicale, médecine opératoire, accouchements.*

MM.

1888. Saboïa (vicomte de) (Vincent-F.),		Rio-de-Janeiro.
1893. Mac Cormac (Sir William),			Londres.
1895. Morisani (Octave),			Naples.
1895. Julliard,					Genève.
1895. Von Esmarch (Fredrich),			Kiel.
1895. Durante (Francisco),			Rome.
1897. Demosthen (Athanase),			Bucarest.
1897. Reverdin (Jaques-L.),			Genève.

3ᵉ *Division.* — *Médecine vétérinaire.*

MM.

1887. Roell (Maurice-F.),			Vienne.
1890. Lemoigne (Alexis),			Milan.
1891. Degive (Vincent-J.-A.),			Bruxelles.

4ᵉ Division. — Physique et chimie médicales, pharmacie.

MM.

1873	Howard (J.-Elliot),	Londres.
1895.	De Nencki (Marcel),	St-Pétersbourg.
1895.	Ludwig (Ernest),	Vienne.
1896.	De Bunge (Gustave),	Bâle.
1896.	Schmiedeberg (Johann-O.),	Strasbourg.

COMMISSIONS.

Épidémies.

MM. Laveran, Rendu, Fernet, Landouzy, Hérard, Railliet.

Eaux minérales.

MM. Robin, Monod (H.), Hanriot, Jungfleisch, Gauthier, Proust, Laveran.

Remèdes secrets.

MM. Bourquelot, Pouchet, Hayem, Bouchardat, Hallopeau, Fernet.

Vaccine.

MM. Guéniot, Colin (Léon), Nocard, Hervieux, Kelsh, Blache.

Hygiène de l'enfance.

MM. Roussel, Pinard, Porak, Poran, Ribemont-Dessaignes, Budin.

Tuberculose.

MM. Brouardel, Colin (L.), Napias, Nocard, Roux, Vallin, Grancher, Monod (H.), Besnier, Proust.

Comité de publication.

MM. Bergeron, Vallin, Hanriot, Gariel, Perier, Bucquoy, Lucas-Championnière, Empis.

Commission des Associés nationaux et étrangers.

MM. Vallin, Hayem, Berger, Lucas-Championnière, Nocard, Railliet, Guignard, Jungfleisch.

Commissions des Correspondants nationaux et étrangers.

1re Division.

MM. François-Franck, Dieulafoy, Vallin, Hayem, Fournier, Gassicourt.

2e Division.

MM. Panas, Berger, Porak, Lucas-Championnière, Reclus. Richelot.

3e Division.

MM. Leblanc, Trasbot, Nocard, Weber, Mégnin, Railliet.

4e Division.

MM. Hanriot, Javal, Guignard, Marty, Jungfleisch, Gariel.

ASSOCIATIONS MUTUELLES

Il existe à Paris un certain nombre d'Associations et de Sociétés des médecins destinées à venir en aide à ceux de leurs membres et aux veuves et orphelins que des circonstances malheureuses ont laissés dans une situation difficile. Quelques-unes de ces Sociétés donnent aide et protection à leurs souscripteurs toutes les fois qu'une intervention peut utilement faciliter l'exercice de la profession. Parmi ces Associations nous citerons :

L'Association des médecins du département de la Seine, fondée en 1855, reconnue d'utilité publique en 1851 (siège social, à la Faculté de médecine).

Président : M. Brouardel ; *Vice-Présidents* : MM. Guyon et Fernet ; *Secrétaire général* : M. Barth ; *Trésorier* : M. Dubuc ; *Trésorier adjoint* : M. Gaston Lacaze ; *Archiviste* : M. Nélaton. — Cette Association donne des secours indéterminés sous une forme très discrète.

Association générale des médecins de France, fondée en 1848 (siège social, rue de Surène, 5).

Cette Association forme une Société centrale, pour les médecins du département de la Seine, et relie entre elles les Sociétés qui ont adopté ses statuts.

Président : M. Lannelongue ; *Vice-Présidents* : MM. Léon Colin, Cornil, Hameau (d'Arcachon), Tourdes (de Nancy) ; *Secrétaire général* : M. Lereboullet ; *Vice-Secrétaires* : MM. Richelot et Philbert ; *Trésorier général* : M. Blache. Un *Conseil général*, composé d'un certain nombre de délégués, pris parmi les membres des Sociétés locales, est élu chaque année, par une assemblée générale à laquelle peuvent assister tous les membres de l'Association. Les questions de mutualité ou de déontologie qui doivent être traitées dans cette Assemblée, sont toujours soumises, au préalable, à chacune des Sociétés locales.

Concours médical. Société professionnelle, a été fondé en 1879, par le Dr A. Cézilly (siège social, rue de Dunkerque, 25).

Association générale des médecins, officiers de santé de France (siège social, rue d'Hauteville, 57).

Fondée en 1881. *Président* : M. Bouveret (de Nolay); *Vice-Président* : M. Sabathé (de Saint-Branchs); *Secrétaire* : M. Maillard (de Duclair); *Administrateur* : M. Loya.

Union des Syndicats médicaux de France. Rue Serpente, 28. Fondée en 1885, a pour but l'étude des questions professionnelles et la poursuite des améliorations à apporter dans les textes des règlements concernant l'exercice de la profession médicale.

Présidents d'honneur : MM. Cornil, Brouardel, Cézilly et Porson; *Président* : M. Comby; *Vice-Présidents* : MM. Pouliot, Cellier, Gairal, Lasalle; *Secrétaire général* : M. J. Noir; *Secrétaire général adjoint* : M. A. Girerd; *Secrétaires* : MM. Méline, Millon; *Trésorier* : M. L. Duchesne.

L'Association médicale mutuelle du département de la Seine a été fondée en 1887. Son but est de donner des pensions à tous ses sociétaires (siège social, rue Étienne-Marcel, 57).

Président : M. Descoust; *Vice-Présidents* : MM. Letulle, Signez; *Secrétaire général* : M. Thoumas; *Secrétaires annuels* : MM. Nogué, Laurand; *Trésoriers* : MM. Fissiaux, Mennocque.

Syndicat des médecins de la Seine (siège rue Serpente, 28), fondée en 1892.

Présidents d'honneur : MM. Brouardel et Le Baron; *Prési-*

dent : M. Jamin; *Vice-Président* : M. Paul Richard; *Secrétaire général* : M. Séailles; *Trésorier* : M. Philippeau.

SERVICE DE LA STATISTIQUE MUNICIPALE

Le service de la statistique municipale de la ville de Paris est chargé de recueillir tous les documents statistiques concernant les services ci-après : météorologie, climatologie, voie publique, service des eaux, démographie, circulation, transports, enseignement, Assistance publique, enfants assistés et moralement abandonnés, protection du premier âge, hygiène des habitations, police, etc., etc.... Chef des travaux de la statistique : M. Jacques Bertillon.

COMMISSION DE STATISTIQUE MUNICIPALE

La commission de statistique municipale, nommée par le Préfet de la Seine, est composée comme suit :

MM. De Selves. préfet de la Seine, *président*.

Bruman, secrétaire général de la préfecture de la Seine, *vice-président*.

Jacques Bertillon, chef des travaux de la statistique municipale.

Bezançon, chef de division à la Préfecture de police.

Bloch, médecin adjoint de la Préfecture de la Seine.

Chautemps, député.

Chervin, docteur-médecin.

Cheysson. inspecteur général des ponts et chaussées. professeur à l'École des sciences politiques.

Clamageran, sénateur.

Émile Ferry, maire du IXe arrondissement.

Girard, chef du Laboratoire municipal de chimie.

MM. Jacques, député.

Jaubert, inspecteur de la vérification des décès.

Lafabrègue, ancien directeur de l'Hospice des Enfants-Assistés.

Lamouroux, membre du Conseil municipal de Paris.

Lemoine, ingénieur en chef des ponts et chaussées.

Le Roux, directeur des affaires départementales à la Préfecture de la Seine.

Levasseur, membre de l'Institut.

Loua, ancien chef du bureau de la statistique générale de France au ministère du Commerce.

Georges Martin, docteur-médecin.

Mascart, directeur du bureau central météorologique.

Pallain, conseiller d'État, directeur au ministère des finances.

Picot, juge de paix du IIIe arrondissement de Paris.

Georges Renaud, directeur de la *Revue géographique internationale*.

Socquet (Jules-Adolphe), médecin expert près les tribunaux.

Chaumont, sous-chef du service de la statistique municipale, *secrétaire*.

Nous avons déjà indiqué l'organisation de ceux de ces services qui intéressent la science médicale ; il nous reste à indiquer ci-après ce qui concerne la démographie.

La population de Paris, d'après le recensement de 1896, s'élève à 2 511 629 habitants, savoir : hommes, 1 190 597 ; femmes 1 321 032.

Naissances. — D'après la loi les déclarations de naissance sont faites dans les trois jours de l'accouchement à l'officier de l'état civil du lieu ; l'enfant lui sera présenté.

La naissance de l'enfant sera déclarée par le père, ou à défaut du père par les docteurs en médecine ou en chirurgie, sages-femmes, officiers de santé, ou autres personnes qui auront assisté à l'accouchement, et lorsque la mère sera accouchée hors de son domicile, par la personne chez qui elle sera accouchée.

Le nombre des naissances constatées à Paris, pendant l'année 1897 (dernière année publiée), s'est élevé à 64 522, savoir : garçons, 33 411 ; filles, 31 111.

Décès. — Aux termes de la loi aucune inhumation ne peut être faite sans une autorisation de l'officier de l'état civil et seulement vingt-quatre heures après le décès, hors les cas prévus par les règlements de police. La vérification des décès est confiée, à Paris, à des docteurs en médecine désignés par les maires.

Lorsqu'il y aura des signes ou des indices de mort violente ou d'autres circonstances qui donneront lieu de le soupçonner, on ne pourra faire l'inhumation qu'après qu'un officier de police, assisté d'un docteur en médecine ou en chirurgie, aura dressé procès-verbal de l'état du cadavre et des circonstances y relatives, ainsi que des renseignements qu'il aura pu recueillir sur les prénoms, nom, âge, profession, lieu de naissance et domicile de la personne décédée.

Le nombre des décès publiés en 1897 (dernière année publiée) a été de 46 988, savoir : sexe masculin, 24 688 ; sexe féminin, 22 300.

Mariages. — Le nombre des mariages s'est élevé à Paris, pendant la même année 1897, à 23 853.

Divorces. — Le nombre des divorces prononcés pendant la même année s'est élevé à 1506.

Personnel médical. — Les médecins chargés du service des naissances et décès sont au nombre de 90; ils sont nommés par le préfet après présentation par les maires.

Pompes funèbres. — Le service des inhumations est confié à une administration dite des pompes funèbres par suite d'un traité avec la Ville de Paris. — Les inhumations effectuées en concessions se sont élevées pendant l'année 1897 à 47 281, savoir :

Concessions perpétuelles.	7,116
Concessions conditionnelles.	284
Concessions trentenaires.	157
Concessions temporaires.	12 654
Concessions gratuites.	27 090
Total.	47 281

VILLE DE PARIS

(Extraits du Budget de 1899).

CHAPITRE XX

Assistance publique : Aliénés, Enfants assistés, Établissements de bienfaisance.

PREMIÈRE SECTION. — SUBVENTIONS A L'ADMINISTRATION DE L'ASSISTANCE PUBLIQUE.

Subvention pour les dépenses annuelles des hospices et hôpitaux et des secours à domicile. . . . . . 21.654.795 »

Subvention spéciale pour pensions annuelles de 120 francs à des indigents âgés de plus de 70 ans ou dans l'impossibilité de pourvoir à leur existence (application de la loi du 29 mars 1897). . . . . 595.440 »

Subvention spéciale destinée à l'allocation des secours aux mères nécessiteuses, pour prévenir ou faire cesser les abandons. . . .   618.140   »

Subvention spéciale pour secours représentatifs d'hospice. . . . .   500.000   »

Écoles municipales d'infirmiers et d'infirmières laïques de Bicêtre, de la Salpêtrière et de la Pitié. . . . .   19.400   »

Subvention à l'Assistance publique pour les cours pratiques destinés aux infirmiers et infirmières. . . . .   4.700   »

Subvention à l'Assistance publique pour l'entretien des services d'électrothérapie à la Salpêtrière et dans les hôpitaux. . . . . . .   10.200   »

Subvention à l'Assistance publique pour dépenses du dispensaire créé dans le 20ᵉ arrondissement. (Loyer, annuité d'amortissement des travaux d'appropriation.). 2.035 50

Traitement de la directrice de l'école des enfants assistés, à la Salpêtrière. . . . . . .   3.600   »

Subvention spéciale en faveur des études médicales :

Bibliothèques médicales dans les hospices et hôpitaux ; achat et entretien de livres. . .   27.700   »

Laboratoires des hôpitaux et hospices. . .   52.700   »

Laboratoire de photographie et de radiographie de la Salpêtrière. . . . .   6.000   »

Bourses de voyage pour étude à l'étranger de la médecine, de la chirurgie et de la pharmacie. . . . .   9.000   »

Amphithéâtres, frais d'études physiologiques. . . . .   2.400   »

Musées des divers établissements. . . . .   18.400   »

Produits chimiques et instruments pour
laboratoires. . . . .   18.600   »
Subvention spéciale pour le service des
vaccinations à domicile. . . . .   20.000   »
Subvention pour secours de grossesse aux
femmes indigentes. . . . .   100.000   »

DEUXIÈME SECTION. — Aliénés, Enfants assistés,
Établissements charitables divers.

A. — *Aliénés, Enfants assistés, Établissements divers.*

Contingent de la Ville de Paris dans les
dépenses du service extérieur des enfants
assistés, maltraités ou moralement aban-
donnés. . . . .   1.638.000   »
Dépenses des aliénés indigents à la charge
de la Ville de Paris. . . . .   3.300 000   »
Secours d'urgence aux victimes de
malheurs publics. . . . .   10.000   »
Secours de loyers. . . . .   306.000   »
Encouragements et secours à divers établissements charitables. . . . .   67.800   »
Encouragements et secours pour l'amélioration de crèches, et la création de nouvelles
crèches. . . . .   170.000   »
Location d'un immeuble, rue du Télé-
graphe, 33, pour l'installation de la crèche
laïque du quartier Saint-Fargeau. . . . . .   2.500   »
Subvention de la Ville de Paris à l'asile
d'aliénés de Sainte-Anne, pour le fonctionnement des bains médicamenteux de cet
établissement. . . . .   25.000   »

Subvention pour le service dentaire de consultation externe à l'asile Sainte-Anne. .   1.000   »

Subvention aux bureaux de placement gratuit. . . . .   35.000   »

Subvention à la clinique ophtalmologique des Quinze-Vingts pour le fonctionnement du pavillon spécial affecté au traitement de l'ophtalmie purulente. . . . .   16.670   »

Subvention à la « Polyclinique de Paris » (siège social, rue Antoine-Dubois, 4) et à la « Polyclinique de l'Hôpital international » (siège social, rue de la Santé, 11). . . . . .   14.000   »

Subvention à la « Clinique dentaire » (siège social, ci-devant, rue Richer, 23, et actuellement boulevard Saint-Denis, 1). . .   1.000   »

Laboratoire spécial de la Ville de Paris pour l'étude des teignes et des maladies de la peau dans l'enfance et dans l'adolescence . .   8.900   »

Maison maternelle, rue Troyon, 26, à Sèvres. Loyer, contributions et charges diverses . . . .   11.000   »

Asile George-Sand (refuge de nuit pour femmes). . . . .   26.300   »

Asile Pauline-Roland (refuge-ouvroir de femmes). . . . .   113.800   »

Asile Michelet (refuge-dortoir pour femmes enceintes). . . . .   129.600   »

Asile de convalescence Ledru-Rollin pour les femmes relevant de couches. . . . . . .   74.105   »

Asile Léo-Delibes, pour enfants momentanément abandonnés. . . . .   35.600   »

Orphelinat municipal Sainte-Jeanne. . . .   58.800   »

Refuges de nuit municipaux. . . . . . . 173.600 »
Colonie agricole d'indigents de la Chalmelle. 47.800 »

Établissements et transports sanitaires.

Service municipal de désinfection. 519.746 65
Désinfection des écoles. . . . . 11.000 »
Ambulances municipales et urbaines. . . 377.500 »
Piscines municipales. . . . . 65.700 »

Services généraux.

Poste central d'avertissement et de contrôle de l'Inspection générale de l'assainissement et de la salubrité de l'habitation. . . 7.000 »
Traitement et indemnité du régisseur-
comptable des refuges municipaux, étuves
sanitaires et stations de voitures d'ambulance. 2.600 »
Gratifications aux gardes du Bois de Bou-
logne pour secours aux blessés. . . . . . 2.500 »
Subvention à l'Institut Pasteur, pour la
préparation et la distribution du sérum antidiphtérique pour la Ville de Paris. . . . . 15.000 »

JOURNAUX DE MÉDECINE ET ANNUAIRES

Les périodiques consacrés à la médecine, journaux, annuaires
et comptes rendus, publiés à Paris, dépassent le nombre de 500.
Nous ne les connaissons pas tous et ne pouvons indiquer ici que
ceux qui parviennent à la bibliothèque de l'Académie de médecine :

Abeille médicale, rue Jacob, 54.
Actualité médicale, rue de Châteaudun, 2.
Agenda médical, librairie Asselin et Houzeau.

Annales de chirurgie et d'orthopédie, avenue de l'Opéra, 5.

Annales de dermatologie et de syphiligraphie, boulevard Saint-Germain, 120.

Annales d'électrobiologie, d'électrothérapie et d'électrodia gnostic, boulevard Saint-Germain, 108.

Annales de gynécologie et d'obstétrique, rue Casimir-Delavigne, 2.

Annales d'hydrologie et de climatologie médicales, 5, rue Racine.

Annales d'hygiène et de médecine coloniales, place de l'Odéon, 8.

Annales d'hygiène publique et de médecine légale, rue Hautefeuille, 19.

Annales de l'Institut Pasteur, boulevard Saint-Germain, 120.

Annales des maladies de l'oreille et du larynx, boulevard Saint-Germain, 120.

Annales des maladies des organes génito-urinaires, place Saint-Georges, 22.

Annales médico-psychologiques, boulevard Saint-Germain, 120.

Annales d'oculistique, rue de l'École-de-Médecine, 23 et 25.

Anthropologie, boulevard Saint-Germain, 120.

Annuaire civil et militaire, 28, rue Serpente.

Annuaire médical (Roubaud), rue Tiquetonne, 62.

Annuaire du corps de santé militaire de l'armée de terre et de mer, boulevard Saint-Germain, 120.

Annales de médecine et de chirurgie infantiles, 71, avenue d'Antin.

Archives de l'anthropologie criminelle, boulevard Saint-Germain, 120.

Archives d'anatomie microscopique, boulevard Saint-Germain, 120.

Archives de biologie, boulevard Saint-Germain, 120.

Archives de médecine expérimentale et d'anatomie pathologique, boulevard Saint-Germain, 120.

Archives générales de médecine, place de l'École-de-Médecine.

Archives internationales de laryngologie, d'otologie et de
rhinologie, rue de l'École-de-Médecine, 23 et 25.

Archives générales d'hydrologie, de climatologie et d'hydrothérapie, rue Boileau, 12, Paris.

Archives de médecine navale et coloniale, librairie Doin.

Archives de médecine et de pharmacie militaires, rue de Vaugirard, 75.

' Archives de médecine des enfants, boulevard Saint-Germain, 120.

Archives de neurologie, rue des Carmes, 12.

- Archives de parasitologie, rue Racine, 3.

Archives provinciales de chirurgie, boulevard Saint-Germain, 93.

Archives d'ophtalmologie, rue Casimir-Delavigne, 2.

Archives provinciales de médecine, boulevard Saint-Germain, 93.

Archives des sciences médicales, boulevard Saint-Germain, 120.

Bulletin de l'Académie de médecine, boulevard Saint-Germain, 120.

Bulletin de laryngologie, otologie et rhinologie, rue Racine, 3.

Bulletin médical, rue Jacob, 9.

Bulletin du service de santé militaire, rue de Vaugirard, 75.

Bulletin de la Société de chirurgie de Paris, boulevard Saint-
Germain, 120.

Bulletin de la Société française de dermatologie, boulevard
Saint-Germain, 120.

Bulletin de la Société médicale des hôpitaux, boulevard Saint-
Germain, 120.

Bulletin de la Société d'obstétrique de Paris, rue Racine, 3.

Bulletin de la Société de pédiatrie de Paris, rue Casimir-Delavigne, 2.

Bulletin général de thérapeutique, place de l'Odéon.

Bulletin hebdomadaire de statistique municipale de la Ville de Paris, avenue Victoria, 3.

Bulletin mensuel de l'Œuvre des enfants tuberculeux, rue de Miromesnil, 73.

Bulletins et mémoires de la Société de thérapeutique, place de l'Odéon.

Bulletins de la Société anatomique, librairie Steinheil.

Bulletins de la Société d'anthropologie, rue de l'École-de-Médecine, 15.

Comptes rendus de la Société d'obstétrique, de gynécologie et de pédiatrie de Paris, rue Casimir-Delavigne, 2.

Concours médical, rue Antoine-Dubois, 4.

Courrier médical, rue de la Sorbonne, 2.

France médicale, rue des Pyramides, 9.

Gazette des Eaux, rue Bausset, 1.

Gazette de gynécologie, place de l'Odéon.

Gazette des Hôpitaux, rue Saint-André-des-Arts, 49.

Gazette hebdomadaire de médecine et de chirurgie, boulevard Saint-Germain, 120.

Gazette médicale de Paris, boulevard Saint-Germain, 93.

Gynécologie, place de l'Odéon.

Indépendance médicale, librairie Maloine.

Journal de médecine de Paris, boulevard Haussmann, 47.

Journal de médecine et de chirurgie pratiques, rue de Nesles, 8.

Journal de l'anatomie et de la physiologie, boulevard Saint-Germain, 108.

Journal des maladies cutanées et syphilitiques, rue de Lisbonne, 11.

Journal de physiologie et de pathologie générale, boulevard Saint-Germain, 120.

Journal des sages-femmes, rue de la Chaise, 8.

Médecine moderne, boulevard Saint-Germain, 106.

Médecine scientifique, rue de Buci, 12.

Mémoires de l'Académie de médecine, librairie Masson.

Nouveaux remèdes, place de l'Odéon.

Nouvelle iconographie de la Salpêtrière, boulevard Saint-Germain, 120.

Obstétrique, place de l'Odéon.

Œuvre médico-chirurgicale, boulevard Saint-Germain, 120.

Presse médicale, rue Racine, 3.

Progrès médical, rue des Carmes, 14.

Propagateur médical et scientifique, rue Antoine-Dubois, 4.

Recueil d'ophtalmologie, boulevard Saint-Germain, 108.

Répertoire de pharmacie, rue de Turenne, 45.

Revue chimique d'andrologie et de gynécologie, rue de l'Ancienne-Comédie, 11.

Revue générale de clinique et de thérapeutique, avenue de Saxe, 58.

Revue de gynécologie et de chirurgie abdominale, boulevard Saint-Germain, 120.

Revue générale d'ophtalmologie, boulevard Saint-Germain.

Revue générale de pathologie interne, rue Singer, 24.

Revue hebdomadaire de laryngologie, d'otologie et de rhinologie, place de l'Odéon, 8.

Revue d'hygiène et de police sanitaire, boulevard Saint-Germain, 120.

Revue internationale d'électrothérapie, place de l'École-de-Médecine.

Revue internationale de médecine et de chirurgie pratiques, boulevard Montmorency, 99.

Revue internationale de thérapeutique et pharmacologie, place de l'École-de-Médecine.

Revue des maladies cancéreuses, rue Antoine-Dubois, 4.

Revue médicale, rue Cujas, 21.

Revue de médecine légale et de jurisprudence médicale, place de l'École-de-Médecine.

Revue de médecine, boulevard Saint-Germain, 108.

Revue de chirurgie, boulevard Saint-Germain, 108.

Revue mensuelle des maladies de l'enfance, rue Casimir-Delavigne, 2.

Revue neurologique, boulevard St-Germain, 120.

Revue odontologique, place de l'Odéon.

Revue d'orthopédie, boulevard St-Germain, 120.

Revue pratique d'obstétrique et de pédiatrie, librairie Steinheil, rue Casimir-Delavigne, 2.

Revue de psychiatrie, place de l'École-de-Médecine, 2.

Revue de stomatologie, rue Casimir-Delavigne, 2.

Revue de thérapeutique médico-chirurgicale, boulevard St-Germain, 108.

Revue de la tuberculose, boulevard St-Germain, 120.

Semaine médicale, rue de l'Abbé-de-l'Épée, 18.

Travaux de neurologie chirurgicale, place de l'École-de-Médecine.

Tribune médicale, 71, rue de Rennes.

Tuberculose infantile, boulevard St-Germain, 104.

Enfin, il y a lieu d'ajouter à cette liste, la **Bibliographia medica** (index medicus), recueil mensuel. Directeurs : MM. C. Potain, membre de l'Institut et Charles Richet, membre de l'Académie de médecine ; rédacteur en chef : M. Marcel Baudouin, directeur de l'Institut bibliographique de Paris (boulevard St-Germain, 93).

Ce recueil est le classement méthodique de la bibliographie

internationale des sciences médicales, et succède à l'Index
medicus américain qui n'a pu continuer. Chaque numéro contient plusieurs milliers d'articles cités, c'est un vade-medicum,
indispensable dans toutes les bibliothèques, indispensable à tous
ceux qui professent, écrivent, ou font des recherches.

Institut bibliographique. — Pour terminer, nous devons
mentionner l'Institut bibliographique créé par le Dr Marcel Baudouin, grâce à une persévérance bien rare. Il a pu dépouiller un
nombre incroyable d'imprimés, livres et journaux et dresser
deux millions de fiches bibliographiques et analytiques, que
l'on peut consulter ou dont on peut demander copie. L'œuvre de
M. Baudouin, résultat de l'initiative privée, mérite les plus grands
encouragements, l'aide et le concours de tous les travailleurs.

BIBLIOGRAPHIE

Celui des membres du Congrès à qui le Comité a bien voulu confier le soin de recueillir et de coordonner les matériaux de ce volume, regrette que le manque de temps ne lui ait pas permis d'utiliser, d'une manière plus complète, tous les documents reçus. Il croit devoir en indiquer ici un certain nombre qui permettront aux lecteurs de compléter l'étude des divers sujets traités dans ce volume.

Il ne doit pas omettre d'adresser ses remerciements à tous les chefs de service des diverses administrations et à tous les auteurs qui lui ont facilité sa tâche, parfois, assez dificile.

Rapports sur le service des Enfants assistés du département de la Seine. In-4°.

Rapports sur les enfants maltraités et moralement abandonnés. In-4°.

Renseignements statistiques sur la ·population indigente de Paris. In-4°.

Budgets de l'administration générale de l'Assistance publique à Paris. In-4°.

Répartition des fonds aux Bureaux de bienfaisance. In-4°

Rapports sur la protection des enfants du premier âge et en particulier des nourrissons dans le département de la Seine. In-4°.

Rapports sur le service des secours à domicile, à Paris. In-4°.

Rapports sur le traitement des malades à domicile, à Paris. In-4°.

Budgets de la Ville de Paris. In-4°.

Rapports généraux sur les travaux du Conseil d'hygiène publique et de salubrité du département de la Seine. In-4°.

Administration générale de l'Assistance publique à Paris. — Plans de masse des hôpitaux, hospices, maisons de retraite, établissements de service général, écoles professionnelles ; Album, Montévrain, 1899.

Paris charitable et prévoyant ; tableau des œuvres et institutions du département de la Seine. In-8°, Paris, 1897.

Conseil de l'Université de Paris, Conseil académique. — I. Rapport présenté au ministre de l'Instruction publique, sur la situation de l'enseignement supérieur en 1898-1899, par le Conseil de l'Université de Paris. — II. Rapports présentés au Conseil académique, sur les travaux et les actes des établissements d'enseignement supérieur pendant l'année scolaire 1898-1899, par MM. les Doyens des facultés de théologie protestante, de droit, de médecine, des sciences, des lettres, et MM. les Directeurs de l'École supérieure de pharmacie de Paris et de l'École préparatoire de médecine et de pharmacie de Reims. Paris, 1900. In-8°.

Université de Paris. — Le livret de l'étudiant de Paris, publié sous les auspices du Conseil de l'Université de Paris. Paris, 1899-1900. In-8°.

Indication aux aspirants aux grades de docteur en médecine, d'officier de santé, de chirurgien-dentiste et de sage-femme. Année scolaire, 1899-1900. Paris, 1900. In-16.

La Faculté de médecine de Paris : ses chaires, ses annexes et son personnel enseignant de 1794 à 1900, par M. A. Prévost, rédacteur au secrétariat de la Faculté de médecine de Paris, officier d'académie. Paris, 1900. In-8°.

Administration générale de l'Assistance publique, à Paris. — Décret portant règlement d'administration publique pour l'organisation de l'assistance à domicile à Paris. Paris, 1895. In-8°.

Instructions pour l'admission dans les trois Écoles annexes de médecine navale en 1900 ; renseignements sur le fonctionnement de l'École du service de santé de la marine à Bordeaux ; programme du concours d'admission à l'École du service de santé de la marine à Bordeaux en 1900. Paris, 1900. In-8°.

Histoire du Collège de France, depuis ses origines jusqu'à la fin du premier empire, par M. Abel Lefranc, secrétaire. Paris, 1893. In-8°.

Annuaire du corps de santé militaire. Paris, 1900, oblong.

Préfecture de police. — Salubrité des hôtels meublés et des logements loués en garnis ; service de l'Inspection sanitaire à Paris et dans les communes du ressort de la Préfecture de police. Paris, 1895. In-8°.

Annuaire statistique de la Ville de Paris, 1897. Paris, 1899. In-8°.

Les secours publics en cas d'accidents, par M. Albin Rousselet. Paris, 1892. In-8°.

Annuaire de la Société des secouristes français, infirmiers volontaires. Paris, 1899. In-8°.

TABLE DES MATIÈRES

42973. — Imprimerie Lahure, 9, rue de Fleurus, Paris

MASSON ET Cⁱᵉ

Libraires de l'Académie de Médecine

Extrait du
Catalogue Médical

Traité d'Anatomie Humaine

PUBLIÉ SOUS LA DIRECTION DE

P. POIRIER	**A. CHARPY**
Professeur agrégé	Professeur d'anatomie
à la Faculté de Médecine de Paris	à la Faculté de Médecine
Chirurgien des Hôpitaux.	de Toulouse,

AVEC LA COLLABORATION DE

O. Amoëdo. — A. Branca. — B. Cunéo. — P. Fredet. — P. Jacques.
Th. Jonnesco. — E. Laguesse. — L. Manouvrier. — A. Nicolas.
M. Picou. — A. Prenant. — H. Rieffel. — Ch. Simon. — A. Soulié.

5 volumes grand in-8°. *En souscription* : **150** fr.
Chaque volume est illustré de nombreuses figures, la plupart tirées en plusieurs couleurs.

ÉTAT DE LA PUBLICATION AU 1ᵉʳ JUILLET 1900

TOME PREMIER
(Volume complet.)

Embryologie; Ostéologie; Arthrologie. *Deuxième édition.* Un volume grand in-8° avec 807 figures en noir et en couleurs. . . . . . . **20 fr.**

TOME DEUXIÈME

1ᵉʳ Fascicule : **Myologie.** — Un vol. grand in-8° avec 312 figures. **12 fr.**
2ᵉ Fascicule : **Angéiologie** (*Cœur et Artères*). Un volume grand in-8° avec 145 figures en noir et en couleurs. . . . . **8 fr.**
3ᵉ Fascicule : **Angéiologie** (*Capillaires, Veines*). Un volume grand in-8° avec 75 figures en noir et en couleurs. . . . . **6 fr.**

TOME TROISIÈME
(Volume complet.)

1ᵉʳ Fascicule : **Système nerveux** (*Méninges, Moelle, Encéphale*). 1 volume grand in-8° avec 201 figures en noir et en couleurs. . **10 fr.**
2ᵉ Fascicule : **Système nerveux** (*Encéphale*). Un volume grand in-8° avec 206 figures en noir et en couleurs. . . . . **12 fr.**
3ᵉ Fascicule : **Système nerveux** (*Les Nerfs, Nerfs crâniens, Nerfs rachidiens*). Un volume grand in-8° avec 205 figures en noir et en couleurs. **12 fr.**

TOME QUATRIÈME
(Volume complet.)

1ᵉʳ Fascicule : **Tube digestif.** Un volume grand in-8°, avec 158 figures en noir et en couleurs. . . . . **12 fr.**
2ᵉ Fascicule : **Appareil respiratoire** (*Larynx, Trachée, Poumons, Plèvres, Thyroïde, Thymus*). Un volume grand in-8°, avec 121 figures en noir et en couleurs. . . . . **6 fr.**
3ᵉ Fascicule : **Annexes du tube digestif** (*Dents, Glandes salivaires, Foie, Voies biliaires, Pancréas, Rate*). **Péritoine.** Un volume grand in-8° avec 361 figures en noir et en couleurs. . . . . . . **16 fr.**

IL RESTE A PUBLIER :

Les **Lymphatiques** qui termineront le tome II. Les **Organes génito-urinaires** et les **Organes des sens** feront, afin d'éviter des volumes d'un maniement difficile, l'objet d'un tome V qui contiendra, en outre, un chapitre *d'Indications anthropométriques* et la *Table alphabétique des matières* de l'ouvrage.

CHARCOT — BOUCHARD — BRISSAUD

BABINSKI, BALLET, P. BLOCQ, BOIX, BRAULT, CHANTEMESSE,
CHARRIN, CHAUFFARD, COURTOIS-SUFFIT, DUTIL, GILBERT, GUIGNARD,
L. GUINON, GEORGE GUINON, HALLION, LAMY, LE GENDRE, MARFAN, MARIE,
MATHIEU, NETTER, OETTINGER, ANDRÉ PETIT, RICHARDIÈRE, ROGER, RUAULT,
SOUQUES, THIBIERGE, THOINOT, FERNAND WIDAL.

Traité de Médecine

DEUXIÈME EDITION

(ENTIÈREMENT REFONDUE)

PUBLIÉ SOUS LA DIRECTION DE MM.

BOUCHARD	BRISSAUD
Professeur de pathologie générale	Professeur
à la Faculté de médecine de Paris,	à la Faculté de médecine de Paris,
Membre de l'Institut.	Médecin de l'hôpital Saint-Antoine.

CONDITIONS DE PUBLICATION

Les matières contenues dans la deuxième édition du TRAITÉ DE MÉDECINE seront augmentées d'un cinquième environ. Pour la commodité du lecteur, cette édition formera dix volumes qui paraissent successivement et à des intervalles rapprochés. Chaque volume est vendu séparément. Le prix de l'ouvrage est fixé dès à présent pour les souscripteurs, jusqu'à la publication du Tome V, à 150 fr.

TOME Iᵉʳ

1 vol. gr. in-8 de 845 pages, avec figures dans le texte.   **16 fr.**

Les Bactéries, par L. GUIGNARD, membre de l'Institut et de l'Académie de médecine. professeur à l'École de Pharmacie de Paris. — **Pathologie générale infectieuse,** par A. CHARRIN, professeur remplaçant au Collège de France, directeur du laboratoire de médecine expérimentale, médecin des hôpitaux. — **Troubles et maladies de la Nutrition,** par PAUL LE GENDRE, médecin de l'hôpital Tenon. — **Maladies infectieuses communes à l'homme et aux animaux,** par G.-H. ROGER, professeur agrégé, médecin de l'hôpital de la Porte-d'Aubervilliers.

TOME II

1 vol. gr. in-8 de 845 pages, avec figures dans le texte.   **16 fr.**

Fièvre typhoïde, par A. CHANTEMESSE, professeur à la Faculté de médecine, médecin des hôpitaux de Paris. — **Maladies infectieuses,** par F. WIDAL, professeur agrégé, médecin des hôpitaux de Paris. — **Typhus exanthématique,** par L.-H. THOINOT, professeur agrégé, médecin des hôpitaux de Paris. — **Fièvres éruptives,** par L. GUINON, médecin des hôpitaux de Paris. — **Diphtérie,** par A. RUAULT. — **Rhumatisme,** par OETTINGER, médecin des hôpitaux de Paris. — **Scorbut,** par TOLLEMER.

TOME III

1 vol. gr. in-8 de 702 pages, avec figures dans le texte.   **16 fr.**

Maladies cutanées, par G. THIBIERGE, médecin de l'hôpital de la Pitié. — **Maladies vénériennes,** par G. THIBIERGE. — **Maladies du sang,** par A. GILBERT, professeur agrégé, médecin des hôpitaux de Paris. — **Intoxications.** par A. RICHARDIÈRE, médecin des hôpitaux de Paris.

TOME IV

1 vol. grand in-8, avec figures dans le texte. **16** fr.

Maladies de la bouche et du pharynx. par A. RUAULT. — **Maladies de** l'estomac, par A. MATHIEU, médecin de l'hôpital Andral. — **Maladies du Pancréas,** par A. MATHIEU. — **Maladies de l'intestin,** par COURTOIS-SUFFIT, médecin des hôpitaux de Paris. — **Maladies du péritoine,** par COURTOIS-SUFFIT.

Les tomes VI (**Maladies du nez, Asthme, Coqueluche, Maladies des bronches, Troubles circulatoires du poumon, Maladies aiguës du poumon**) et VII (**Maladies chroniques du poumon, Phtisie, Maladies de la plévre et du médiastin**) seront publiés au mois d'octobre 1900. — Les autres volumes paraîtront successivement.

Traité de Pathologie générale

Publié par **Ch. BOUCHARD**

Membre de l'Institut
Professeur de Pathologie générale à la Faculté de Médecine de Paris.

COLLABORATEURS :

MM. ARNOZAN — D'ARSONVAL — BENNI — R. BLANCHARD — BOULAY — BOURCY
BRUN. — CADIOT — CHABRIÉ — CHANTEMESSE — CHARRIN
CHAUFFARD — COURMONT — DÉJERINE — PIERRE DELBET — DEVIC — DUCAMP
MATHIAS DUVAL — FÉRÉ — FRÉMY — GAUCHER — GILBERT
GLEY — GUIGNARD — LOUIS GUINON — J.-F. GUYON — HALLÉ — HÉNOCQUE
HUGOUNENQ — LAMBLING — LANDOUZY — LAVERAN — LEBRETON
LE GENDRE — LEJARS — LE NOIR — LERMOYEZ — LETULLE — LUBET-BARBON
MARFAN — MAYOR — MENETRIER — NETTER — PIERRET — G.-H. ROGER
GABRIEL ROUX — RUFFER — RAYMOND TRIPIER — VUILLEMIN — FERNAND WIDAL

SECRÉTAIRE DE LA RÉDACTION : **G.-H. ROGER**
Professeur agrégé à la Faculté de médecine de Paris, Médecin des hôpitaux.

6 volumes grand in-8°, avec figures dans le texte.
Prix en souscription jusqu'à la publication du t. V. **112** fr.

TOME I er

1 vol. grand in-8° de 1018 pages avec figures dans le texte : **18** fr.

TOME II

1 vol. grand in-8° de 940 pages avec figures dans le texte : **18** fr.

TOME III

1 vol. in-8° de plus de 1400 pages, avec figures dans le texte,
publié en deux fascicules : **28** fr.

TOME IV

1 vol. in-8° de 719 pages avec figures dans le texte : **16** fr.
Pour paraître prochainement

TOME V

1 fort vol. in-8° avec nombreuses figures dans le texte

Traité
de Chirurgie

PUBLIÉ SOUS LA DIRECTION DE MM.

Simon DUPLAY
Professeur à la Faculté de médecine
Chirurgien de l'Hôtel-Dieu
Membre de l'Académie de médecine

Paul RECLUS
Professeur agrégé à la Faculté de médecine
Chirurgien des hôpitaux
Membre de l'Académie de médecine

PAR MM.

BERGER, BROCA, PIERRE DELBET, DELENS, DEMOULIN, J.-L. FAURE, FORGUE
GÉRARD-MARCHANT, HARTMANN, HEYDENREICH, JALAGUIER, KIRMISSON
LAGRANGE, LEJARS, MICHAUX, NÉLATON, PEYROT
PONCET, QUÉNU, RICARD, RIEFFEL, SEGOND, TUFFIER, WALTHER

DEUXIÈME ÉDITION ENTIÈREMENT REFONDUE

8 vol. grand in-8 avec nombreuses figures dans le texte . . . **150 fr.**

Le succès de cet ouvrage auprès du public médical a été grand, puisque, malgré trois importants tirages, une deuxième édition est devenue nécessaire. Tous les soins ont été apportés à cette œuvre nouvelle. Certaines parties que les auteurs, trop pressés par le temps, avaient dû négliger, ont été complètement reprises, et il ne reste plus une ligne du travail primitif. Tous les articles, même les meilleurs, ont été remis au courant de la Science....

Plus de dix ans se sont écoulés depuis le jour où fut arrêté le programme du *Traité de Chirurgie*, et des vingt-quatre collaborateurs du début, aucun, par un rare bonheur, ne manque encore à l'entreprise. Les portes de l'Hôpital et de l'Agrégation se sont ouvertes devant les plus jeunes, le Professorat et l'Académie de médecine en ont élu de plus âgés; tous ont vu s'étendre leur sphère d'activité professionnelle. Aussi pouvons-nous affirmer que ce nouvel ouvrage portera la marque d'une expérience plus mûre et d'une plus grande autorité.

TOME I. — *1 vol. grand in-8° avec 218 figures. . . . . .* **18 fr.**

RECLUS.—Inflammations, traumatismes, maladies virulentes.
BROCA. — Peau et tissu cellulaire sous-cutané.

QUÉNU. — Des tumeurs.
LEJARS. — Lymphatiques, muscles, synoviales tendineuses et bourses séreuses.

TOME II. — 1 *vol. grand in-8° avec* 361 *figures* . . . . . **18** *fr.*

LEJARS. — Nerfs.
MICHAUX. — Artères.
QUÉNU. — Maladies des veines.

RICARD et DEMOULIN, — Lésions traumatiques des os.
PONCET. — Affections non traumatiques des os.

TOME III. — 1 *vol. grand in-8° avec* 285 *figures* . . . . **18** *fr.*

NÉLATON. — Traumatismes, entorses, luxations, plaies articulaires.
QUÉNU. — Arthropathies, arthrites sèches, corps étrangers articulaires.

LAGRANGE. — Arthrites infectieuses et inflammatoires.
GÉRARD MARCHANT. — Crâne.
KIRMISSON. — Rachis.
S. DUPLAY. — Oreilles et annexes.

TOME IV. — 1 *vol. grand in-8° avec* 354 *figures* . . . . . . **18** *fr.*

DELENS. — L'œil et ses annexes.
GÉRARD MARCHANT. — Nez, fosses

nasales, pharynx nasal et sinus
HEYDENREICH. — Mâchoires,

TOME V. — 1 *vol. grand in-8° avec* 187 *figures* . . . . . **20** *fr.*

BROCA. — Face et cou. Lèvres, cavité buccale, gencives, palais, langue, larynx, corps thyroïde.
HARTMANN. — Plancher buccal, glan-

des salivaires, œsophage et pharynx
WALTHER. Maladies du cou.
PEYROT. — Poitrine.
PIERRE DELBET. — Mamelle.

TOME VI. — 1 *vol. grand in-8° avec* 218 *figures* . . . . **20** *fr.*

MICHAUX. — Parois de l'abdomen.
BERGER. — Hernies.
JALAGUIER. — Contusions et plaies de l'abdomen, lésions traumatiques et corps étrangers de l'estomac et de l'intestin. Occlusion intestinale, péritonites, appendicite.

HARTMANN. — Estomac.
FAURE et RIEFFEL. — Rectum et anus.
HARTMANN et GOSSET. — Anus contre nature. Fistules stercorales.
QUÉNU. — Mésentère. Rate. Pancréas.
SEGOND. — Foie.

TOME VII. — 1 *vol. grand in-8° avec* 297 *figures dans le texte.* **25** *fr.*

WALTHER. — Bassin.
TUFFIER. — Rein. Vessie. Uretères. Capsules surrénales.

FORGUE. — Urètre et prostate.
RECLUS. — Organes génitaux de l'homme.

TOME VIII. — 1 *vol. grand in-8° avec* 163 *figures dans le texte.* **20** *fr.*

MICHAUX. — Vulve et vagin.
P. DELBET. — Maladies de l'utérus.
SEGOND. — Annexes de l'utérus,

ovaires, trompes, ligaments larges, péritoine pelvien.
KIRMISSON. — Maladies des membres.

Table alphabétique des 8 volumes du Traité de Chirurgie.

L'ŒUVRE MÉDICO-CHIRURGICAL

Dʳ CRITZMAN, directeur

SUITE DE MONOGRAPHIES CLINIQUES

SUR LES QUESTIONS NOUVELLES

en Médecine, en Chirurgie et en Biologie

La science médicale réalise journellement des progrès incessants ; les questions et découvertes vieillissent pour ainsi dire au moment même de leur éclosion. Les traités de médecine et de chirurgie, quelque rapides que soient leurs différentes éditions, auront toujours grand'peine à se tenir au courant.

C'est pour obvier à ce grave inconvénient, auquel les journaux, malgré la diversité de leurs matières, ne sauraient remédier, que nous avons fondé, avec le concours des savants les plus autorisés, un recueil de Monographies dont le titre, *l'Œuvre médico-chirurgical*, nous paraît bien indiquer le but et la portée.

Chaque monographie est vendue séparément . . . . **1** *fr.* **25**
Il est accepté des abonnements pour une série de 10 Monographies au prix à forfait et payable d'avance de **10** francs pour la France et **12** francs pour l'étranger (port compris).

MONOGRAPHIES PUBLIÉES

Nº 1. **L'Appendicite**, par le Dʳ Félix Legueu, chirurgien des hôpitaux.

Nº 2. **Le Traitement du mal de Pott**, par le Dʳ A. Chipault, de Paris.

Nº 3. **Le Lavage du Sang**, par le Dʳ Lejars, professeur agrégé, chirurgien des hôpitaux, membre de la Société de chirurgie.

Nº 4. **L'Hérédité normale et pathologique**, par le Dʳ Ch. Debierre, professeur d'anatomie à l'Université de Lille.

Nº 5. **L'Alcoolisme**, par le Dʳ Jaquet, privat-docent à l'Université de Bâle.

Nº 6. **Physiologie et pathologie des sécrétions gastriques**, par le Dʳ A. Verhaegen, assistant à la Clinique médicale de Louvain.

Nº 7. **L'Eczéma**, par le Dʳ Leredde, chef de laboratoire, assistant de consultation à l'hôpital Saint-Louis.

Nº 8. **La Fièvre jaune**, par le Dʳ Sanarelli, directeur de l'Institut d'hygiène expérimentale de Montévidéo.

Nº 9. **La Tuberculose du rein**, par le Dʳ Tuffier, professeur agrégé, chirurgien de l'hôpital de la Pitié.

Nº 10. **L'Opothérapie. Traitement de certaines maladies par des extraits d'organes animaux**, par A. Gilbert, professeur agrégé, chef du laboratoire de thérapeutique à la Faculté de médecine de Paris, et P. Carnot, docteur ès sciences, ancien interne des hôpitaux de Paris.

Nº 11. **Les Paralysies générales progressives**, par le Dʳ Klippel, médecin des hôpitaux de Paris.

Nº 12. **Le Myxœdème**, par le Dʳ Thibierge, médecin de l'hôpital de la Pitié.

Nº 13. **La Néphrite des Saturnins**, par le Dʳ H. Lavrand, professeur à la Faculté catholique de Lille.

Nº 14. **Le Traitement de la Syphilis**, par le Dʳ E. Gaucher, professeur agrégé, médecin de l'hôpital Saint-Antoine.

N° 15. **Le Pronostic des tumeurs basé sur la recherche du glycogène,** par le Dʳ A. Brault, médecin de l'hôpital Tenon.

N° 16. **La Kinésithérapie gynécologique** (*Traitement des maladies des femmes par le massage et la gymnastique*), par le Dʳ H. Stapfer, ancien chef de clinique de la Faculté de Paris.

N° 17. **De la Gastro-entérite aiguë des nourrissons** (*Pathogénie et Étiologie*), par A. Lesage, médecin des hôpitaux de Paris.

N° 18. **Traitement de l'Appendicite,** par Félix Legueu, professeur agrégé, chirurgien des hôpitaux.

N° 19. **Les lois de l'énergétique dans le régime du diabète sucré,** par le Dʳ E. Dufourt, ancien chef de clinique médicale a la Faculté de Lyon, médecin de l'hôpital thermal de Vichy.

N° 20. **La Peste** (*Épidémiologie. Bactériologie. Prophylaxie. Traitement*), par le Dʳ H. Bourges, chef du Laboratoire d'hygiène à la Faculté de médecine de Paris, Auditeur au Comité consultatif d'hygiène publique de France.

N° 21. **La moelle osseuse à l'état normal et dans les infections,** par MM. H. Roger, professeur agrégé à la Faculté de médecine de Paris, médecin des hôpitaux, et O. Josué, ancien interne, lauréat des hôpitaux de Paris.

N° 22. **L'entéro-colite muco-membraneuse,** par le Dʳ Gaston Lyon, ancien chef de clinique médicale de la Faculté de Paris.

N° 23. **L'Exploration clinique des fonctions rénales par l'élimination provoquée,** par le Dʳ Ch. Achard, professeur agrégé à la Faculté de médecine, médecin de l'hôpital Tenon.

TRAITÉ DE PHYSIOLOGIE

PAR

J. P. MORAT
Professeur à l'Université de Lyon.

Maurice DOYON
Professeur agrégé
à la Faculté de médecine de Lyon.

5 vol. gr. in-8° avec figures en noir et en couleurs.

En souscription . . . . **50 fr.**

I. — **Fonctions élémentaires.** — Prolégomènes. — Nutrition en général. — Physiologie des tissus en particulier (moins le système nerveux).

II. — **Fonctions d'innervation et du milieu intérieur.** — Système nerveux. — Sang; lymphe; liquides interstitiels.

III. — **Fonctions de nutrition.** — Circulation; calorification.

IV. — **Fonctions de nutrition** (suite). — Digestion; respiration; excrétion.

V. — **Fonctions de relation.** — Sens. — Langage; expression; locomotion. Fonctions de reproduction, à l'exception du développement embryologique.

Volumes publiés :

III. — **Fonctions de nutrition.** — Circulation, par M. Doyon ; Calorification, par P. Morat, 1 vol. gr. in-8° avec 173 figures en noir et en couleurs. **12 fr.**

IV. — **Fonctions de nutrition** (*suite et fin*). — Respiration, excrétion, par J.-P. Morat; Digestion, absorption, par M. Doyon. 1 vol. gr. in-8°, avec 167 figures en noir et en couleurs. . . . . **12 fr.**

Les volumes suivants seront publiés au fur et à mesure de leur achèvement.

Traité de Microbiologie, par E. DUCLAUX, membre de l'Institut de France, directeur de l'Institut Pasteur, professeur à la Sorbonne et à l'Institut national agronomique.

Tome I : **Microbiologie générale.** 1 volume grand in-8°, avec figures. . . . . **15 fr.**

Tome II : **Diastases, toxines et venins.** 1 volume grand in-8°, avec figures. . . . . **15 fr.**

Tome III : **Fermentation alcoolique.** 1 volume grand in-8°, avec figures. . . . . **15 fr.**

Traité du Paludisme, par A. LAVERAN, 1 volume grand in-8°, avec 27 figures dans le texte et une planche en couleurs. . . . . . . **10 fr.**

·**Les défenses naturelles de l'organisme**, leçons professées au Collège de France, par A. CHARRIN, professeur remplaçant au Collège de France, directeur du laboratoire de médecine expérimentale (Hautes Études), ancien vice-président de la Société de Biologie, médecin des hôpitaux. 1 volume in-8°. . . . . **6 fr.**

Leçons sur les Maladies par ralentissement de la nutrition, professées à la Faculté de médecine de Paris, par CH. BOUCHARD, membre de l'Institut. 3ᵉ *édition.* 1 volume grand in-8°. . . . **10 fr.**

Traité des maladies des yeux, par PH. PANAS, professeur de clinique ophtalmologique à la Faculté de médecine de Paris, chirurgien de l'Hôtel-Dieu. 2 volumes grand in-8°, avec 453 figures et 7 planches en couleurs. Reliés toile. . . . . **40 fr.**

Précis d'Histologie, par MATHIAS DUVAL, professeur à la Faculté de médecine de Paris, membre de l'Académie de médecine. *Deuxième édition, revue et augmentée,* illustrée de 427 figures dans le texte. 1 volume grand in-8° de 1020 pages. . . . . **18 fr.**

Atlas d'embryologie, par MATHIAS DUVAL, professeur à la Faculté de médecine de Paris, membre de l'Académie de médecine de Paris. 1 vol. in-4°, avec 40 planches en noir et en couleurs, comprenant ensemble 652 figures, et avec des figures dans le texte. Cartonné toile. . . . **48 fr.**

Du Paludisme et de son hématozoaire, par A. LAVERAN, membre de l'Académie de médecine, membre correspondant de l'Institut. 1 volume grand in-8°, avec 4 planches en couleurs et 2 planches photographiques. . . . . **10 fr.**

Traité des maladies chirurgicales d'origine congénitale, par le Dʳ KIRMISSON, professeur agrégé à la Faculté de médecine, chirurgien de l'hôpital Trousseau, membre de la Société de chirurgie. 1 volume grand in-8°, avec 311 figures dans le texte et 2 planches en couleurs . . . . **15 fr.**

Leçons sur les maladies nerveuses (Salpêtrière, 1893-1894), par le Dʳ E. BRISSAUD, recueillies et publiées par Henry MEIGE. 1 vol. grand in-8° avec 240 figures (schémas et photographies). . . . . . . **18 fr.**

Leçons sur les maladies nerveuses. *Deuxième série :* Hôpital Saint-Antoine, par E. BRISSAUD, professeur à la Faculté de Médecine de Paris, médecin de l'hôpital Saint-Antoine, recueillies et publiées par Henry MEIGE. 1 vol. grand in-8° avec 165 figures dans le texte. **15 fr.**

Anatomie du cerveau de l'homme. — *Morphologie des hémisphères cérébraux ou cerveau proprement dit.* Texte et figures, par le Dr E. BRISSAUD, professeur à la Faculté de médecine. 1 atlas grand in-4°, de 43 planches gravées sur cuivre, représentant 270 préparations, grandeur naturelle, avec explication en regard de chacune; et 1 vol. in-8° de 580 pages, avec plus de 200 figures schématiques dans le texte. 2 volumes reliés toile anglaise . . . . **80 fr.**

Traité des résections et des opérations conservatrices que l'on peut pratiquer sur le système osseux, par le Dr L. OLLIER, professeur de clinique chirurgicale à la Faculté de médecine de Lyon. 3 vol. grand in-8°, avec figures . . . . **50 fr.**

Leçons sur les maladies du sang (*Clinique de l'Hôpital Saint-Antoine*), par Georges HAYEM, professeur à la Faculté de médecine de Paris, membre de l'Académie de médecine, recueillies par MM. E. PARMENTIER, médecin des hôpitaux, et R. BENSAUDE, chef du Laboratoire d'anatomie pathologique à l'Hôpital Saint-Antoine. 1 vol. in-8°, broché, avec 4 planches en couleurs, par M. KARMANSKI. . . . . **15 fr.**

Leçons de thérapeutique, par M. Georges HAYEM, professeur à la Faculté de médecine, membre de l'Académie de médecine.
Les Médications. 4 volumes ainsi divisés :

     I. — Les médications. — Médication désinfectante. — Médication sthénique. — Médication antipyrétique. — Médication antiphlogistique. 1 volume grand in-8° . . . . **8 fr.**

     II. — De l'action médicamenteuse. — Médication antihydropique. — Médication hémostatique. — Médication reconstituante. — Médication de l'anémie. — Médication du diabète sucré. — Médication de l'obésité. — Médication de la douleur. 1 vol. grand in-8° (*épuisé*).

     III. — Médication de la douleur (suite). — Médication hypnotique. — Médication stupéfiante. — Médication antispasmodique. — Médication excitatrice de la sensibilité. — Médication hypercinétique. — Médication de la kinésitaraxie cardiaque. — Médication de l'ataxie et de la neurasthénie cardiaque. 1 vol. grand in-8° . . . . **8 fr.**

     IV. — Médication antidyspeptique. — Médication antidyspnéique. — Médication de la toux. — Médication expectorante. — Médication de l'albuminurie. — Médication de l'urémie. — Médication antisudorale. 1 volume grand in-8° . . . . **12 fr.**

Les agents physiques et naturels (agents thermiques, électricité, modifications de la pression atmosphérique, climats et eaux minérales). 1 volume avec nombreuses figures et carte des eaux minérales et stations climatériques. **12 fr.**

Traité de Gynécologie
Clinique et Opératoire

Par le Dʳ Samuel POZZI

Professeur agrégé à la Faculté de médecine, Chirurgien de l'hôpital Broca.
Membre de l'Académie de médecine.

TROISIÈME ÉDITION, REVUE ET AUGMENTÉE

1 vol. in-8° de XXII-1270 pages, avec 268 fig. dans le texte. Rel. toile : **30 fr.**

Je n'ai pas à faire l'éloge de ce traité qui, traduit en allemand, en anglais, en espagnol, en italien et en russe, a fait connaître la gynécologie française au monde entier. La troisième édition aura tout le succès des deux premières, si rapidement épuisées, parce que, comme ses sœurs aînées, elle a le mérite de contenir et de mettre au point les découvertes les plus récentes, sans rien négliger des acquisitions antérieures de la science gynécologique.

L'ordonnance générale du traité n'est pas changée, mais de nombreuses additions et des figures multiples sont venues l'enrichir. La thérapeutique chirurgicale des opérations pelviennes, en particulier, a été complètement revisée, et M. Pozzi, tout en restant laparotomiste convaincu, reconnaît à l'hystérectomie vaginale la large place qui lui est due.... Au point de vue thérapeutique, je mentionnerai, comme nouvelles, les pages relatives aux différents procédés d'hystéropexie vaginale recommandés ces derniers temps, celles qui sont consacrées au traitement chirurgical du prolapsus et de la périnéorraphie. — L'anatomie pathologique et la bactériologie tiennent une grande place ; de nombreuses figures originales inédites viennent très heureusement compléter des descriptions qui seraient un peu ardues à la simple lecture.

E. BONNAIRE *(Presse médicale).*

Précis d'Obstétrique

PAR MM.

A. RIBEMONT-DESSAIGNES	G. LEPAGE
Agrégé à la Faculté de médecine	Professeur agrégé à la Faculté
Accoucheur de l'hôpital Beaujon	de médecine de Paris
Membre de l'Académie de médecine	Accoucheur de l'hôpital de la Pitié

CINQUIÈME ÉDITION

AVEC 590 FIGURES DANS LE TEXTE DESSINÉES PAR M. RIBEMONT-DESSAIGNES

1 vol. grand in-8° de XXVII-1405 pages, relié toile : **30 fr.**

Le Précis d'Obstétrique de MM. Ribemont-Dessaignes et Lepage est un bel et bon ouvrage, appelé à rendre de grands services aux praticiens par son plan et son exécution qui sont parfaits. Tenant le milieu entre les Manuels qui tentent les étudiants, mais ne leur apprennent pas grand'chose, et les traités magistraux qu'ils n'ont guère le temps ni les moyens d'aborder, cet ouvrage nous paraît réaliser parfaitement le but des auteurs, d'être un livre d'enseignement proprement dit. Et cet enseignement, c'est, dans ses grandes lignes, celui de M. Tarnier et de M. Pinard.   *(Revue scientifique.)*

Cet ouvrage est appelé à rendre de grands services, non seulement à l'étudiant qui prépare ses examens, mais aussi au praticien, abandonné qu'il est, la plupart du temps, au milieu des multiples difficultés de la clinique et avec une instruction pratique souvent insuffisante...

...Nous devons aussi parler de la partie iconographique de l'ouvrage, tous les dessins qui sont l'œuvre personnelle de M. Ribemont-Dessaignes, joignant à une exactitude photographique un aspect artistique qui donne au livre un aspect particulier.

(Revue de chirurgie.)

Bibliothèque
d'Hygiène thérapeutique

DIRIGÉE PAR

Le Professeur PROUST

Membre de l'Académie de médecine, Médecin de l'Hôtel-Dieu,
Inspecteur général des Services sanitaires.

*Chaque ouvrage forme un volume in-16, cartonné toile, tranches rouges,
et est vendu séparément :* **4 fr.**

Chacun des ouvrages de cette collection n'est consacré qu'à une seule maladie ou à un seul groupe de maladies. Grâce à leur format, ils sont d'un maniement commode. D'un autre côté, en accordant un volume spécial à chacun des grands sujets d'hygiène thérapeutique, il a été facile de donner à leur développement toute l'étendue nécessaire.

L'hygiène thérapeutique s'appuie directement sur la pathogénie; elle doit en être la conclusion logique et naturelle. La genèse des maladies sera donc étudiée tout d'abord. On se préoccupera moins d'être absolument complet que d'être clair. On ne cherchera pas à tracer un historique savant, à faire preuve de brillante érudition, à encombrer le texte de citations bibliographiques. On s'efforcera de n'exposer que les données importantes de pathogénie et d'hygiène thérapeutique et à les mettre en lumière.

VOLUMES PARUS

L'Hygiène du Goutteux, par le professeur Proust et A. Mathieu, médecin de l'hôpital Andral.

L'Hygiène de l'Obèse, par le professeur Proust et A. Mathieu, médecin de l'hôpital Andral.

L'Hygiène des Asthmatiques, par le professeur E. Brissaud, médecin de l'hôpital Saint-Antoine.

L'Hygiène du Syphilitique, par H. Bourges, préparateur au laboratoire d'hygiène de la Faculté de médecine.

Hygiène et thérapeutique thermales, par G. Delfau, ancien interne des hôpitaux de Paris.

Les Cures thermales, par G. Delfau, ancien interne des hôpitaux de Paris.

L'Hygiène du Neurasthénique, par le professeur Proust et G. Ballet, professeur agrégé, médecin des hôpitaux de Paris. *(Deuxième édition.)*

L'Hygiène des Albuminuriques, par le Dr Springer, ancien interne des hôpitaux de Paris, chef de laboratoire de la Faculté de médecine à la Clinique médicale de l'hôpital de la Charité.

L'Hygiène du Tuberculeux, par le Dr Chuquet, ancien interne des hôpitaux de Paris, avec une introduction du Dr Daremberg, membre correspondant de l'Académie de médecine.

Hygiène et thérapeutique des maladies de la Bouche, par le Dr Cruet, dentiste des hôpitaux de Paris, avec une préface de M. le professeur Lannelongue, membre de l'Institut.

Hygiène des maladies du Cœur, par le Dr Vaquez, professeur agrégé à la Faculté de médecine de Paris, médecin des hôpitaux, avec une préface du professeur Potain.

Hygiène du Diabétique, par A. Proust et A. Mathieu.

L'Hygiène du Dyspeptique, par le Dr Linossier, professeur agrégé à la Faculté de médecine de Lyon, membre correspondant de l'Académie de médecine, médecin à Vichy.

VOLUMES EN PRÉPARATION

Hygiène thérapeutique des maladies de la Peau, par le Dr Thibierge.

LA PRATIQUE DERMATOLOGIQUE

Traité de Dermatologie appliquée

Publié sous la direction de MM.

ERNEST BESNIER, L. BROCQ, L. JACQUET

Par MM. AUDRY, BALZER, BARBE. BAROZZI, BARTHÉLEMY, BENARD, ERNEST BESNIER, BODIN, BROCQ, DE BRUN, DU CASTEL, J. DARIER, DEHU, DOMINICI, W. DUBREUILH. HUDELO, L. JACQUET, J.-B. LAFFITTE, LENGLET, LEREDDE, MERKLEN, PERRIN, RAYNAUD, RIST, SABOURAUD, MARGEL SÉE, GEORGES THIBIERGE, VEYRIÈRES.

4 volumes richement cartonnés toile formant ensemble environ 3600 *pages, très largement illustrées de figures en noir et de planches en couleurs. En souscription jusqu'à la publication du tome II. . .* **140** fr.

Les volumes paraîtront à des intervalles assez rapprochés pour que l'ouvrage soit complet à la fin de l'année 1901.

Chaque volume sera vendu séparément.

Tome Premier. 1 fort vol. in-8ᵒ avec 230 figures en noir et 24 planches en couleurs. — Richement cartonné toile. . . . . **36** fr.

Traité de Chirurgie d'urgence

Par Félix LEJARS

Professeur agrégé à la Faculté de Médecine de Paris, Chirurgien de l'hôpital Tenon, membre de la Société de Chirurgie.

DEUXIÈME ÉDITION, REVUE ET AUGMENTÉE

1 vol. grand in-8ᵒ de 908 pages, avec 617 figures dont 249 dessinées d'après nature, par le Dʳ E. DALEINE, et 150 photographies originales, relié toile. **25** fr.

Au nombre des additions qui ont été faites à cette seconde édition, il faut signaler particulièrement : *les Corps étrangers des fosses nasales, les Plaies du crâne, de la face et de la langue; les Abcès de la bouche et de la gorge, les Phlegmons du cou, la Néphrotomie d'urgence, les Abcès de la prostate, le Paraphimosis, les abcès de l'anus et du rectum, la Dilatation anale d'urgence, les Plaies articulaires,* et toute une série de questions de pratique journalière, *les Sutures, les Plaies des parties molles, les Abcès chauds, les Adéno-phlegmons et le Panaris, le Phlegmon et l'Anthrax diffus, etc.* Une large place a été faite à la *Chirurgie des membres,* et le chapitre des *Fractures* a été plus que doublé. Enfin, plus de 130 dessins inédits et de photographies originales ont enrichi encore une illustration déjà hors de pair et universellement appréciée.

42973. — Imprimerie Lahure, rue de Fleurus, 9, à Paris.

www.ingramcontent.com/pod-product-compliance
Lightning Source LLC
Chambersburg PA
CBHW061000220326
41599CB00023B/3783